六经辨病

崔书克◎著

郑州大学出版社

郑州

图书在版编目(CIP)数据

六经辨病/崔书克著. —郑州:郑州大学出版社,
2020.7
ISBN 978-7-5645-7014-9

Ⅰ.①六… Ⅱ.①崔… Ⅲ.①六经辨证 Ⅳ.①R241.5

中国版本图书馆 CIP 数据核字(2020)第 083894 号

郑州大学出版社出版发行

郑州市大学路 40 号　　　　　　邮政编码:450052
出版人:孙保营　　　　　　　　发行电话:0371-66966070
全国新华书店经销
河南文华印务有限公司印制
开本:710 mm×1 010 mm　1/16
印张:27.75
字数:312 千字
版次:2020 年 7 月第 1 版　　　　印次:2020 年 7 月第 1 次印刷

书号:ISBN 978-7-5645-7014-9　　　定价:79.00 元

法从仲景思常沛

医学长沙自有真

崔书克教授雅正

　　陈可冀

　　二〇一九岁末

　　于北京

陈可冀院士题字

自 序

　　《伤寒论》乃首部理法方药完备、理论联系实际之医学巨著。非但外感疾病，亦为临床各科阐发病证方药规律，于后世医家最有启发。复因其药少方精，出神入化，起死回生，效如桴鼓，而被誉为"方书之祖"。至于仲景才高识妙，特有神功，寻思旨趣，莫测其致，而被后世尊称为"医中圣人"。

　　《伤寒论》为《伤寒杂病论》之伤寒部。《伤寒杂病论》包括伤寒、杂病两部，成书于东汉末年。彼时，社会矛盾丛生，外戚宦官轮替登场，封建割据，战争频仍，几经兵燹，而使该书散佚不全。后经晋·王叔和将原书伤寒部整理成册，名为《伤寒论》。然东晋、南北朝分裂对立，该书时隐时现。至唐·孙思邈撰《千金要方》，对该书少有征引，未窥全貌，故有"江南诸师秘仲景方而不传"之语。唯孙氏晚年撰《千金翼方》，《伤寒论》全书方载于其中，亦为《伤寒论》最早之版本。孙氏提出"旧法方证，意义幽隐，览之者造次难悟"，故主张"方证同条，比类相附"，方随证立，证随方呈，方证由不相顺接，而变为"方证互相对应"，链在一起，互不分离。"方证相对论"系孙思邈之改革创新，为后学者视为有效学习方法与登堂入室之捷径，乃唐代伤寒学一大发明。

　　迨宋复经林亿等加以校正，全书分十卷，计三百九十七条，除重复和佚方外，计一百一十二方。现流行《伤寒论》一则宋版本，另一则金·成无己注解之成注本。至于原书杂病部，经整理为《金匮要略》。明、清两朝继成氏之后，整理注解《伤寒论》者如雨后春笋，王肯堂、方中行、喻嘉言、李中梓、张隐庵、张路玉、钱天来、柯韵伯、徐灵胎、尤在泾、吴谦诸家，或循原书之旧，或本仲景故说，或间附后世类方，或以法类证，或以方类证，见仁见智，对仲景学说代有昌明。近读《临证指南医案》，言简意赅，立法妥帖，用药灵活，颇中肯綮。《临证指南医案》为叶天士门人所作。《四库全书总目》言：《临证指南医案》十卷，国朝叶桂撰。桂字天士，吴县人，以医术名于近时，然生平无所著述，是乃门人取方药治验，分门别类，集为一书，附以论断，未必尽桂本意也。既为门人，华岫云等必受叶氏"匪面命之，言提其耳"，其辑集编撰最为允当。然一句"未必尽桂本意也"既是无奈之语，亦是中肯之言。"未必"二字道出总结前人经验如此之难。以上历代诸家距仲景千余年，成长经历、临床实践各有不同，其从不同角度之释注，岂可与叶氏门人相论耶？可谓一家之言，尚需在临床实践中——验证之。

晋·皇甫谧《针灸甲乙经》序文说："伊尹以元圣之才，撰用《神农本草》以为《汤液》。近世太医令王叔和撰次仲景遗论甚精，皆可施用，是仲景本伊尹之法，伊尹本神农之经，得不谓祖述大圣人之意乎？"从生平年代论，皇甫谧与仲景相差不足百年，其言可信。

《神农本草经》与《伊尹汤液经》为经验方之最早典籍。由本经知，古人首用单味药治病，累积单方方证经验，其后渐识疾病更须二味、三味……组成方剂治疗，即为复方方证经验。反映此发展历程者《汤液经》，该书在《汉书·艺文志·方技略》中有"《汤液经法》三十二卷"记载，并简述了经方医学特点："经方者，本草石之寒温，量疾病之深浅，假药物之滋，因气感之宜，辨五苦六辛，致水火之齐，以通闭解结，反之于平。"东汉社会历经变革、动荡、地震、疫疠与战争，仲景救治疾病，累积经验，又勤求古训，探幽发微，寻求病证规律，博采众方，结而成集，名曰《伤寒杂病论》，此书既出，则辨病规律、证治经验方得流传，此即仲景之圣功也。由此而知，《神农本草》《汤液经》与《伤寒杂病论》实乃一脉相承。

溯源伤寒，精读百遍，再结合临床，优劣了然胸中，是其是而非其非，所得更多，是一而广百也。笔者针对单味、二味、三味乃至多味药物治病演变规律，提出"六经辨病、病证相应，证方一体，方药对证"诊疗思维，以期方家指导。六经乃六种疾病之总纲，诊断治疗之六种路径。六经辨病思维即先诊断疾病，诸般疢难，不外太阳、阳明、少阳、太阴、少阴、厥阴六病；再辨别方证，寻找方证对应线索。如是，则病下是证、证下是方、证方一体、药随方出，病证方药一气呵成，减少主观臆测与经验偏差，提高诊疗水平。

《伤寒论》之六经，乃基于《素问·热论》六经分证而名。然两者又有异同。《素问·热论》之六经，虽以六经作为分证纲领，然只论热证、实证，未论虚证、寒证，治仅汗、下两法。《伤寒论疏义》曰："所谓三阴三阳，不过表里寒热虚实之意，固非脏腑经络相配之谓也。"《岳美中医学文集》亦云："重读张仲景的《伤寒论》《金匮要略》，见其察证候而罕言病理，出方剂而不言药性，准当前之象征，投药石以祛疾，直逼实验科学的堂奥。《伤寒论》所论六经与《内经》迥异，强合一起只会越讲越糊涂，于读书临证毫无益处。"是故《伤寒论》之六经，实乃六种疾病之谓。临证时，但把握病证规律与方证特点（见《经方图骥》一书），即可快速做出准确诊断。

太阳病关键在于表证阳证，多与肺脏有关。太阳统摄营卫，主一身之大表，为诸经藩篱。凡外感风寒邪气，自表而入，每先侵犯太阳，故太阳病多见于疾病早期。仲景概括为"脉浮，头项强痛而恶寒"。脉浮，为外邪袭表，卫气向外抗邪，病位在表。头项强痛，乃太阳经脉循行部位为风寒外束,经气运行受阻。恶寒者,卫阳为寒邪郁遏,不能温煦分肉而致。诸证乃外邪侵袭太阳经脉,体表受邪,卫外不固,营卫不调,正邪交争浅表之故,其为太阳病主要脉证。徐大椿言:"脉浮头项强痛而恶寒八字,为太阳一经受病之纲领,无论风寒湿热,疫疬杂病,皆当仿此,以分经定证也。"

感邪有轻重,体质有强弱,故而病理变化亦各有特点。太阳表证,又因病人体质、感邪性质各异,而有中风、伤寒两证:中风者发热、恶风、头项强痛、自汗、鼻鸣、干呕、脉浮缓,其病机营卫不和,卫强营弱。因其自汗、脉缓特征,又称表虚证。伤寒者恶寒、发热、头痛、身痛、骨节痛、无汗而喘、脉浮紧,其病机卫阳被遏,营阴凝滞。因其无汗、脉紧特征,又称表实证。太阳里证,有蓄水、蓄血之别。蓄水证表邪不解,内入于膀胱之腑,阳不得化,水蓄不行,发热、汗出、烦渴,小便不利,脉浮数。蓄血证邪热深入下焦,与血相结,小便自利,少腹急结硬满,如狂发狂。太阳表证邪虽轻浅,若失治、误治,每致表邪不解又兼见他证;或表证虽罢而又现新证,即兼变病证。他证、新证、兼变证添列于太阳病章,提示太阳病复杂多变,六淫、痰饮、瘀血之邪皆可为患。

阳明病多为阳气偏亢、邪热极盛证候,故其关键在于里热实证,包括实热、痰热、湿热、瘀热、水热互结在里,多与胃肠有关,仲景概括为"胃家实",实乃针对病理机制而言,指邪气实。胃家,泛称整个肠胃,即《灵枢·本输篇》"大肠小肠皆属于胃"之说。病邪深入阳明,肠胃功能失常,邪从燥化,故病以里热实证为特征,一则燥热亢盛,身大热、汗出、烦渴、脉洪大,为阳明病热证;二则燥热之邪与肠中糟粕搏结而成燥屎,腑气通降失顺,而致潮热、谵语、腹满便闭,手足濈然汗出,舌焦干起刺,苔黄燥,脉沉实有力,为阳明病实证;又有阳明热邪不解,与太阴脾湿相合,湿热蕴中,致身热发黄,小便不利。亦有阳明热甚,深入血分,而见吐衄等证。

阳明病成因有三:一由太阳转属而来,谓之太阳阳明,多因发汗解表,损伤体液,胃热肠燥,传导失司而致;二由外邪入里直犯阳明,谓之正阳阳明,多由肠胃素有内热,或挟有宿食,病邪入里,化燥成实;三由少阳传变而来,谓之少阳阳明,多由误用发汗、吐下、利小便等法,损伤津液,而致邪入阳明化燥成实。故尤在泾说:"胃者,津液之腑也。汗、下、利小便,津液外亡,胃中干燥,此时寒邪已变为热。热犹火也,火必就燥,所以邪气转属阳明也。"

少阳居于太阳阳明之间,既非太阳之表,又非阳明之里,其关键在于半表半里阳证,多与肝胆有关,包括寒热往来、气滞、肝郁、胆火上炎、诸孔窍疾患、淋巴结炎等。少阳病以"口苦、咽干、目眩"为提纲。病入少阳,邪在半表半里,以致枢机不利,胆火上炎,灼伤津液,故见口苦、咽干;手足少阳经脉起于目锐眦,且胆与肝合,肝开窍于目,邪热循经上扰空窍,故头目昏眩。除口苦,咽干、目眩外,其主证尚有往来寒热,胸胁苦满,默默不欲饮食,心烦喜呕。成无己说:"足少阳,胆经也。《内经》曰有病口苦者,名曰胆瘅。《甲乙经》曰胆者,中精之府,五脏取决于胆,咽为之使。少阳之脉,起于目锐眦,少阳受邪,故口苦、咽干、目眩。"少阳为枢,外邻太阳,内近阳明,病邪每多传变,则证情多有兼挟,常有兼表、兼里征象。如症见发热微恶寒、肢节烦疼、微呕、心下痞者,即少阳兼表未解之证;症见往来寒热、热结在里、呕不止、心下急、郁郁微烦,或兼潮热,大便硬者即少阳兼里热实证。若伤寒八九日,下之,胸满烦惊,小便不利,谵语,一身尽重,不可转侧者,是少阳病失治误治,病邪内陷,弥漫全身,表里相兼,虚实错杂之证也。

太阴病以"腹满而吐,食不下、自利益甚、时腹自痛,若下之,必胸下结硬"为提纲,其关键在于里虚寒证,包括虚寒、水湿、血虚、气虚等,多与脾胃有关。脾主运化,外受寒邪,内伤生冷,皆可损伤脾阳而致运化失职,寒湿停滞,胃肠气机不畅,腹满时痛,饮食不下;升降功能失常,清阳不升,浊阴不降,胃气上逆则吐,脾气下陷则利;证属虚寒,误用下法,则中阳更伤,中气更虚,故胸下结硬。不论外感、杂病,凡具上述证候者,皆可诊为太阴病,故为太阴病之审证提纲。程扶生"此言太阴总证也。太阴之脏为脾,太阴之脉入腹,故腹满时痛吐利,为太阴病也。食邪在腹,则秽行而利减,此寒邪在脏,故自利日益甚也。阳邪所干,则痛而暴烦。此阴邪在腹,故腹时自痛也。盖邪逼于上则吐而食不下,邪逼于下则利甚而腹痛,上下交乱,中州无主,此但可行温散,设误下之,则在下之邪可去,而上之邪陷矣,故胸下结硬。"此可谓本证之高度概括。

太阴病可由三阳治疗失当损伤脾阳而发病,亦可由风寒外邪直接侵袭而发病,其病机为脾阳虚弱,寒湿内盛,运化失常。若太阴病进一步发展,演变为脾肾阳虚,则成少阴虚寒之证。

少阴病关键在于里虚证,多值六经病后期危重阶段,与心肾相关。心主血,属火;肾藏精,主水,病则心肾两虚,阳气衰微,无力鼓动气血,则脉微;阴血不足,脉道不充,则脉细。心肾阳虚,阴寒内盛,神失所养,则但欲寐。故而少阴病以"脉微细,但欲寐"为提纲。《医宗金鉴》言:"少阴肾经,阴盛之脏也。少阴受邪则阳气微,故脉微细也。卫气行阳则寤,行阴则寐,少阴受邪则阴盛而行阴者多,故但欲寐也,此少阴病之提纲。后凡称少阴病者,皆指此脉证而言也。"《素问·生气通天论》云:"阳气者,精则养神。"但欲寐即精神萎靡不振,神志恍惚而似睡非睡,临证之时,无论何病何证,但

6

凡见脉微细,但欲寐者,即知少阴之阳已虚,可诊为少阴病证。

少阴病当分寒化热化两证:少阴寒化证为心肾阳气虚衰,而呈虚寒征象,即少阴病本证,除"脉微细,但欲寐"外,当有畏寒、低热、蜷卧、吐利、小便清长,甚则手足厥逆,亦有阳气被阴寒格拒,反见真寒假热征象;少阴热化证为少阴阴虚而呈热化征象,可见心中烦,不得卧、咽干痛、舌质绛、脉细数等证。少阴病变亦有阴阳两虚者,里虚寒兼表证者,亦有转阳明燥化而成里实者。

少阴病,或由本经感受外邪,或由他经病传变而来。太阳和少阴为表里关系,若正气虚衰,太阳之邪最易陷入少阴,故有"实则太阳,虚则少阴"之说;太阴和少阴有子母关系,太阴脾阳虚甚,最易累及肾阳,而为脾肾阳虚。

厥阴病见于六经病末期,病情复杂而危重,其关键在于半表半里阴证,虚实并见,寒热错杂,多与肝脾有关。厥阴病以"消渴,气上撞心,心中疼热,饥而不欲食、食则吐蛔,下之,利不止"为提纲。厥阴肝经为风木之脏,内寄相火,木火上炎,疏泄失常,而见上热下寒之证候。厥阴属木,木火燔炽,津液被耗,肝胃阴伤,所以消渴;其气横逆,所以气上撞心;厥阴经脉挟胃贯膈,肝火循经上扰,所以心中疼热;肝木乘脾,脾虚不运,则不欲食;若肠中素有蛔虫,脾虚肠寒则蛔不安;若误用下法,必致中阳更伤,而生下利不止之变证。肝胆性喜条达,功擅疏泄,与脾胃受纳运化密切相关。厥阴之病,亦多犯胃乘脾,每致胃热脾寒,既非太阴,亦非少阴。故《医宗金鉴》说:"此条总言厥阴为病之大纲也。厥阴者,阴尽阳生之脏,与少阳为表里者也。邪至其经,从阴化寒,从阳化热,故其为病阴阳错杂、寒热混淆也。"

临床多见上热下寒、厥热胜复及厥逆、下利、呕、哕等证。厥热

7

胜复以厥逆与发热交错出现,厥逆为阴胜,发热为阳复,厥热胜复可推测邪正胜负及预后演变:厥热相等,抑或热多于厥,是正能胜邪,若厥多于热,则是邪胜正衰。但亦有阳复太过转为热化而为喉痹或下利脓血者,如麻黄升麻汤证、白头翁汤证等。厥逆即手足逆冷,轻者冷至指(趾)节,重者不过腕踝,更甚者可至肘膝,《伤寒论》所谓"凡厥者,阴阳气不相顺接"。厥阴下利有寒利、热利、寒热错杂之别。呕有下焦阴寒或厥阴上逆之分。哕有虚寒之证,亦有实热之证。

太阳、阳明、少阳,谓之三阳;太阴、少阴、厥阴,谓之三阴。从病之属性,三阳病多属于热证、实证,概为阳证;三阴病多属于寒证、虚证,概为阴证。从邪正盛衰论,三阳病正气盛,抗病力强,邪气实,病情亢奋;三阴病正气衰,抗病力弱,病邪未除,病情虚衰。故曰:"病有发热恶寒者,发于阳也;无热恶寒者,发于阴也。"六经辨病甫定,即可病中筛选方证,方证判出,方剂药物水到渠成,所谓"六经辨病,病证相应,证方一体,方药对证"者即是。如此,病证方药,环环相扣,一气呵成,既有行云流水之妙,亦有循证链条之实。六经辨病确定疾病东西南北方向,方向既定,选方用药方能更加精准。六经辨病亦可喻为"六个篮子",分别为太阳病篮子、阳明病篮子,依此类推。临证时,先诊病入适当篮子,再据标准化诊断要点,寻找方证,匹配方药。每个篮子皆有若干方证,比如,太阳病篮子有桂枝汤方证、麻黄汤方证、大青龙汤方证、小青龙汤方证等。如此诊疗具有精准性与可重复性,用"靶子理论"解释即是"命中靶子,常中靶心"。昔者,苦于无书可读;今者,窘于书多难择。传统中医千人千方,从四诊采集、病因病机分析、证型判定到处方用药,皆取决于医家主观性能,其知识结构、用药经验、学派传承、思维创新等皆为影响因素，故而不同医家辨证论治结果显著差异。然，六经辨病创客观标准与诊断指南法式检押，对号入座（详见《经方图骥》），避免诊治大开大阖，甚则天马行空，减少主观臆测与经验偏差，亦无时方理法与方药有缝对接之弊。纵经方之墙数仞，亦能破其门而入，可见"宗庙之美，百官之富"。此柯韵伯所谓"仲景之道，至平至易，仲景之门，人人可入"之言也。

《伤寒论》秉岐黄之学，发汤液之旨，非但总结六经辨病规律，亦厘定主证、兼证、变证与夹杂之证。六经主证乃辨病核心，决定全局占主导地位，先抓定主证，方能突出辨病重点，解决主要矛盾。主证既抓，则纲举而目张，主证既除，兼证、变证、夹杂证迎刃而解。

此外，六经辨病应与脏腑、经络、气化、病位等有机结合，综合研判。脏腑乃人体功能核心，影响周身各部，而各部功能从属脏腑，故而脏腑病变应从多方因素研究探求；经络根源于脏腑，网络全身，运行气血；气化乃脏腑经络功能活动总括，人体罹患疾病，则气化活动必有变化，气化离开脏腑经络即无物质基础，脏腑经络离开气化即无功能活动；至于疾病部位，每每亦有显著特征，准确把握，总收事半功倍之效。

证之精微之处，古人称之为机，凡事物初现端倪即有机义。医者因象识变、见微知著，非但勤奋好学、师良友益，亦赖其多思善悟。仲景每览越人入虢之诊，望齐侯之色，慨然叹其才秀。然见侍中王仲宣，候色验眉，亦可谓预知生死神乎其神。从其"色候固非服汤之诊"而言，乃凭色脉之诊而知，所谓月晕而风，础润而雨，一叶落而知天下秋也。古人云"医者意也"，非教条也。"意"字道出医家圆机活法、神思妙用、追求工巧神圣之特质。仲景"夫天布五行，以运万类，人禀五常，以有五脏，经络府俞，阴阳会通，玄冥幽微,变化极难,自非才高识妙,岂能探其理致哉"之叹亦应是此意。

　　古人云:大道至简。"六经辨病"乃伤寒论诊治思维探赜,至平至易,庶几为仲景心法。然柯氏"著书固难,而注疏更难"之叹音犹在耳,遂未敢自信,不免心中惴惴焉。而庚子新春,新冠肺炎肆虐,汪氏《〈温病条辨〉序》"譬如拯溺救焚,岂待整冠束发?"音犹在耳,又有陈可冀院士"法以仲景思常沛,医学长沙自有真"题字勉励,遂不揣浅陋,率众弟子查阅文献,增益书稿,局促成册,敢就正高明,其相成之德,亦稍慰夫愚者之千虑矣。

2019 年 11 月初稿于北京中研宾馆
2020 年 2 月定稿于郑州景云轩

目 录　CONTENTS

一、肺疫

2019 年 12 月以来,全世界 200 多个国家暴发了新型冠状病毒肺炎疫情。该病作为急性呼吸道传染病已纳入《中华人民共和国传染病防治法》规定的乙类传染病,按甲类传染病管理。世界卫生组织将本病命名为新型冠状病毒肺炎,简称"新冠肺炎",英文名称修订为 COVID-19(2020 年 2 月 11 日)。

本病属于中医学"疫病"范畴,多因感受湿、温、热毒所致,病位在肺,故而,名之曰肺疫。《黄帝内经》曰:"五疫之至,皆相染易,无问大小,病状相似。""避其毒气,天牝从来,复得其往,气出于脑,即不邪干。"吴又可认为"疫者,感天行之疠气也",指出疫是自然界疫疠之气,《温疫论》记载:"此气之来,无论老少强弱,触之者即病。"《温病条辨》言"疫者,疠气流行,多兼秽浊",也提出了疫病即为相互传染,病症相似的一种疾病,并兼有秽浊之气。2019 年是己亥年,亥年是厥阴风木司天,吴鞠通言"厥阴司天之年终之气,民病温厉"。温邪上受,首先犯肺,逆传心包。本病主症初起多为发热、咳嗽、气喘、乏力等症,肺主气,司呼吸,咳嗽、气喘均为肺失宣肃所致。"肺手太阴之脉,起于中焦,下络大肠,还循胃口,上膈属肺。"肺经与胃经相通,肺与大肠相表里,因此肺部疾病多见阳明胃肠症状,出现胸闷、呃逆、便溏等症。在治疗方面,首推张仲景。东汉末年战乱频仍,疾病流行,张仲景在《伤寒杂病论》序言中说"建安纪年以来,犹未十稔,其死亡者,三分有二","感往昔之沦丧,伤横夭之莫救,乃勤求古训,博采众方",遂撰写出划时代的巨著《伤寒杂病论》。虽然该书参考《素问》"夫热病者,皆伤寒之类也"之论,主要讨论外感热病的诊治,但温疟、风温、温毒、温疫等病散见其中,指导着后世历代医家在伤寒、杂病和疫病方面的辨证与治疗。吴鞠通在《温病条辨》中言,温病自口鼻而入,鼻气通于肺,口气通于胃。肺病逆传,则为心包;上焦病不治,则传中焦,胃与脾也;中焦病不治,即传下焦,肝与肾也。始上焦,终下焦。吴氏又言:"面目俱赤,语声重浊,呼吸俱粗。"对于以呼吸困难为特征的邪入阳明经方证叙述清晰明确,并为后世立法用药提出了新的见解。从《伤寒论》提出辨证与治法以后,历代医家对外感病理论代有昌明。及至叶天士、吴鞠通提出卫气营血与三焦辨证,标志着温病学理论体系已臻成熟。

新冠肺炎作为一种烈性传染病,主要传染源为新冠肺炎患者,无症状感染者也可能为传染源。基于目前的流行病学调查,潜伏期1~14天,多为3~7天。以发热、干咳、乏力为主要表现,少数患者伴有鼻塞、流涕、咽痛、肌痛和腹泻等症状。重症患者多在发病1周后出现呼吸困难和(或)低氧血症,严重者可快速进展为急性呼吸窘迫综合征、脓毒症休克、难以纠正的代谢性酸中毒和出凝血功能障碍及多器官功能衰竭等。实验室检查:外周白细胞总数正常或减少,淋巴细胞计数减少,C反应蛋白和血沉升高。影像学检查:CT常表现为肺部毛玻璃样混浊和双侧斑片状阴影。确诊依据为新型冠状病毒核酸阳性或病毒基因测序与已知的新型冠状病毒高度同源。临床根据症状轻重,分为轻型、普通型、重型和危重型。一般治疗采用卧床休息、支持治疗,密切监测生命体征、氧饱和度,及时给予有效氧疗措施、抗病毒治疗等。本病具有传染性强、人群普遍易感、病情发展迅速、症状相似、病死率高的特点。针对本次疫情,国家卫健委发布了新冠肺炎诊疗方案,全国各地也陆续发布了诊疗方案,内容庞杂诊疗标准不一,给临床运用增加了难度。鉴于此,特以"六经辨病"理论为指导,就新冠肺炎诊治提出以下分类与诊疗方案。

(一)太阳病肺疫

太阳病属表证、阳证。太阳主表统摄营卫,疫邪侵袭,或从体表,或从口鼻进入,伤及肺气,肺卫郁闭,则发热恶寒,咳嗽气喘。外邪初起侵犯肺卫,邪气在表,治疗以扶正祛邪为原则,防止病邪深入,阻止病情发展。代表方有银翘散、荆防败毒散、柴葛解肌汤、射干麻黄汤、藿朴夏苓汤、小青龙加石膏汤、葛根汤、麻杏石甘汤、大青龙汤等。

1.银翘散证

本证以发热微恶寒或未发热、咽干、咽痛、乏力、肌肉酸痛,舌淡红,苔薄,脉浮数为主要表现,治以辛凉透表,清热解毒。肺居上焦,外合皮毛,温邪犯表,治宜宣肺透邪。银翘散出自《温病条辨》:"太阴风温、温热、温疫、冬温,初起恶风寒者,桂枝汤主之;但热不恶寒而渴者,辛凉平剂银翘散主之。"该方是温病外感的基础方,为温病初起,邪在上焦所设,其立方旨在辛凉清宣、透热外达,是温病学中辛凉清解法的代表方剂。方中金银花、连翘、薄荷、牛蒡子等芳香辛凉之品配伍荆芥穗、淡豆豉等辛而微温之品,疏散风热,清热解毒,辟秽化浊,解毒利咽;入芦根、竹叶清热生津,桔梗开宣肺气合甘草止咳利咽,调和诸药,既有外散风热之效,又有内清热毒之功。

现代药理研究证明,银翘散具有抗炎止痛、防止过敏以及杀灭细菌、抑制病毒等作用。常用于急性上呼吸道感染、咽喉炎、扁桃体炎、腮腺炎、麻疹、肺炎、水痘、猩红热、出血热等多具有传染性的病毒性疾病(徐海青等《论银翘散现代临床应用》)。临证时,只要把握温病初起,发热、微恶风寒、头痛、无汗或汗出不畅,口渴、咳嗽咽痛,舌尖红,苔薄白或微黄,脉浮数等几个方证要点,即可对证运用。

2. 荆防败毒散证

本证以恶寒、发热、无汗、头项强痛、胸闷脘痞、肌肉关节酸痛,舌淡苔白腻,脉浮或浮紧为主要表现,治以发汗解表,散寒祛湿。

疫毒之邪夹湿外侵,卫气受邪,正邪相争则发热,卫阳郁闭则恶寒,肌表腠理闭塞,开阖失司,则无汗;湿遏经脉,脉络失和,则肢节肌肉酸痛,阻滞气机,升降失常,则胸闷脘痞。本方出自《摄生众妙方》,方中荆芥、防风可发汗解表,透邪散寒;柴胡透表泻热;羌活、独活祛风除湿止痛;川芎为血中之气药,行气和血,祛风止痛;羌活、独活宣痹止痛,配伍川芎可除肢节疼痛;桔梗、枳壳一升一降,宣畅气机;茯苓健脾渗湿,甘草益气和中健脾,调和诸药。吴有性的《瘟疫论》对"疫毒"的论述开启了温病学治疗疫病采用解毒法的先河。荆防败毒散内含透邪与解毒之法,透邪以助解毒,解毒以利透邪两者相辅相成,可用于疫毒邪侵袭人体所致疾病。实验与临床研究亦证实,透邪解毒法对呼吸道病毒感染性疾病疗效确切。临证时,把握好表湿重而里热轻的病机和发热、恶寒、无汗,头项强痛、肌肉关节酸痛、胸闷脘痞,舌淡苔白腻、脉浮或浮紧的方证要点,便可标本兼顾,共奏散寒祛湿、透邪解毒之效。

3. 柴葛解肌汤证

本证以发热,无汗头痛,鼻干,眼眶痛,心烦不眠,舌苔薄黄,脉浮洪为主要表现,治以解肌清热之法。本方出自明代陶节庵《伤寒六书》,为太阳风寒未解,入里化热之三阳合病代表方。太阳表邪未解,风寒阻滞经脉,则恶寒发热、头痛,故以柴胡解表退热,生姜、羌活发表散寒、祛风止痛,桔梗宣畅肺气以利解表;表邪入里侵犯阳明、少阳,故鼻干、眼眶痛,黄芩、柴胡透解少阳之邪热,葛根解肌清热,石膏清泄里热;大枣、芍药敛阴养血,以防疏散太过伤及阴液;甘草调和诸药。此方温清同用,表里合治,既疏散太阳风寒,又清解阳明、少阳内在之郁热,共奏辛凉解肌、清泄里热、和解少阳之效。临证时,但需把握邪在三阳的病机和发热、无汗、头痛,鼻干、眼眶痛、心烦不眠,舌苔薄黄,脉浮大的方证要点即可收桴鼓之效。

4. 射干麻黄汤证

本证以咳而上气,喉中水鸡声,痰稀而白,遇寒加重,胸膈满闷,不能平卧,舌苔白腻或白滑,脉象浮紧或浮弦为特征,治以温肺化饮,降逆止咳。本方见于《金匮要略·肺痿肺痈咳嗽上气病脉证并治第七》第6条:"咳而上气,喉中水鸡声,射干麻黄汤主之。"寒邪入侵,寒饮郁肺,宣肃失职,痰液内生,阻塞气道,气机壅塞,痰气相搏,肺气上逆而致咳喘。方中麻黄温肺散寒化饮,宣肺止咳平喘;射干泻肺降逆,祛痰化饮;生姜、细辛散寒行水;紫菀、款冬花温肺化痰以止咳;半夏降逆化痰,五味子敛肺止咳,大枣补益中气,使邪祛而不伤正。应用时,要把握寒饮郁肺的病机和咳嗽、气喘不能平卧,吐痰、痰白而稀、遇寒或劳累加重,胸膈满闷,舌苔白润或白滑、脉象浮紧或浮弦的方证要点。

5. 藿朴夏苓汤证

本证以恶寒无汗,身热不扬,倦怠乏力,肌肉烦疼,胸脘痞闷,面色垢腻,口不渴或渴不欲饮,便溏,舌苔白滑或腻,脉濡缓为辨证要点,治以宣通气机,燥湿利水,方用藿朴夏苓汤。本方出自《医原·湿气论》,主治湿温初起,湿阻中焦,湿盛热微之证。方中藿香、淡豆豉芳香化湿;厚朴、半夏燥湿运脾,白蔻仁芳香醒脾,使脾能运化水湿,不为湿邪所困;杏仁开泄肺气,肺气宣降,水道自调;茯苓、猪苓、泽泻、薏苡仁淡渗利湿,使湿从小便而出。诸药共用,兼顾上、中、下三焦,以燥湿为主,开宣肺气、淡渗利湿为辅。本方要把握身热恶寒,肢体倦怠、胸闷口腻,舌淡苔薄白、脉濡缓的方证要点,常用于治疗感冒、肝胆脾胃疾患证属湿热内蕴或湿阻中焦者。

6. 小青龙加石膏汤证

临床症见咳喘,痰多清稀,无汗,发热,烦躁,苔白而黄,脉浮者,即为小青龙加石膏汤方证,治以祛寒解表,清泻内热。《金匮要略·肺痿肺痈咳嗽上气病脉证并治篇》第14条:"肺胀,咳而上气,烦躁而喘,脉浮者,心下有水,小青龙加石膏汤主之。"方中麻黄辛温,发汗散寒;桂枝发汗解肌,助阳化气,配伍麻黄,即可发汗解表散邪,又可温阳化气利饮。干姜温中散寒,燥湿消痰;细辛可祛风散寒、温肺化饮,二药共助麻桂温肺化饮散邪;五味子、芍药收敛之性,既助止咳平喘,又制约君臣之燥性;半夏燥湿化痰,生石膏以清热除烦,炙甘草调和诸药,诸药相伍,共奏散寒祛饮、清泻里热之功。本证病机为太阳病痰饮,表寒外束,内有郁热;方证要点为小青龙汤方证合咳喘、烦躁之证。

7. 葛根汤证

本证以发热恶寒、头痛、颈项强直、脉浮紧为主要表现,治以发汗解表,升津舒筋。本方见于《伤寒论·辨太阳病脉证并治》第31条:"太阳病,项背强几几,无汗恶风,葛根汤主之。"主治风寒束表,经输不利之太阳表实证。葛根解肌散邪生津舒筋,麻黄、桂枝合用发汗解表,疏风散寒,芍药配伍桂枝,调和营卫,配伍甘草,补养阴血;生姜、大枣调和脾胃,助津液升发之源。诸药合用,共奏解表散寒、解肌舒筋之功效。药理研究发现,葛根汤具有调节免疫、抗炎、抗过敏、解热,以及抑制病原微生物等作用。

8. 麻杏石甘汤证

症见发热或高热、咳嗽或喘、咽干少痰、口渴,小便赤,大便溏,舌红苔黄,脉濡数者,即为麻杏石甘汤证,治以清宣肺热,解毒祛湿。本方证病机为湿疫毒邪入里化热,热毒夹湿,肺失宣降。方中麻黄、石膏相配,宣肺平喘而不温燥,清泄肺热而不凉滞;杏仁宣肺降气平喘;甘草和中缓急,调和诸药,共收清肺泻热之效。现代药理研究表明,麻杏石甘汤具有解热、抗炎、镇咳、抑菌的作用。可加金银花、连翘以增强清热解毒之力,加入苍术、藿香以助祛湿之功。

9.大青龙汤证

本证以发热,恶寒,身疼痛,不汗出而烦躁,脉浮紧为辨证要点,治以解表清热,方选大青龙汤。《伤寒论》第38、39条载:"太阳中风,脉浮紧,发热,恶寒,身疼痛,不汗出而烦躁者,大青龙汤主之。""伤寒,脉浮缓,身不疼,但重,乍有轻时,无少阴证者,大青龙汤发之。"即明确了本方主治寒邪束表,热邪郁里之证。方中麻黄、桂枝、生姜外散风寒,内泄郁热,使表邪随汗而出;生姜、大枣、甘草补中焦,益阴血,以补热伤之津;石膏配麻黄透达郁热,杏仁肺降祛邪。全方表里同治,散寒清热并用,针对病机,以收解表清里之功。

(二)阳明病肺疫

阳明病属阳证、热证、实证。机体脏腑阳气亢盛,或疫毒邪气入里化热,热邪壅肺,肺与大肠相表里,肺气肃降功能失常,腑气不通,太阴阳明脏腑同病。此阶段邪气亢盛,病情较重,治宜快速祛邪为要,口服药物的同时,可煎汤灌肠以助药力。代表方有宣白承气汤、葶苈大枣泻肺汤、厚朴大黄汤、解毒活血汤、甘露消毒丹、葛根芩连汤、黄芩滑石汤等。

1.宣白承气汤证

本证可见发热,咳喘气逆,口渴不欲饮水,腹胀便秘,乏力倦怠,舌暗红或红,苔浊腻或黄腻,脉滑数或沉实,治以清肺定喘,泻热通便。"宣白"是指宣通肺气,"承气"即顺承畅通腑气。本方出自吴鞠通的《温病条辨》:"喘促不宁,痰涎壅盛,右寸实大,肺气不降者,宣白承气汤主之",是"脏腑合治"的代表方剂。疫毒入里化热,与肠道糟粕互结,故大便干结;邪毒壅肺,肺气宣降失司则喘憋气逆,乏力倦怠;湿热困阻,则口渴不欲饮。方中石膏清肺泄热;大黄泻热通便;杏仁宣肺止咳;栝楼皮润肺化痰,四药合用,宣肺、通腑、泄热,痰热除则咳喘止,腑气通则大便畅。临床运用时,需把握发热咳喘、憋闷气急、口渴不欲饮水、腹胀、便秘、倦怠乏力、舌白或红、苔黄腻或厚腻、脉滑数或沉实的方证要点,还需根据证情变化,加减用药。伴咳血者,为毒伤肺络,加解毒活血汤以增强清热解毒、凉血活血之力;伴高热烦躁、神昏谵语者,加安宫牛黄丸或紫雪丹以清热解毒、醒脑开窍。

2.葶苈大枣泻肺汤证

本证以咳逆上气,胸满而胀,喘息不得卧,面目浮肿,鼻塞流涕为主要表现,治以泻肺行水,下气平喘。本方出自《金匮要略·肺痿肺痈咳嗽上气病脉证并治第七》第 11 条:"肺痈,喘不得卧,葶苈大枣泻肺汤主之。"第 5 条:"肺痈胸满胀,一身面目浮肿,鼻塞清涕出,不闻香臭酸辛,咳逆上气,葶苈大枣泻肺汤主之。"主治邪实气闭喘甚之支饮或肺痈。此方由葶苈子、大枣两味药物组成,葶苈子开泻肺气,消痰逐饮,佐以大枣甘温安中,顾护脾胃,缓和药性,防止泻力太过损伤正气。本方药力峻猛,临证时针对形气俱盛之人,需把握咳喘不得卧、痰涎壅塞、口渴、面浮肿、鼻塞流涕、胸满而胀或胸中隐痛,舌淡红、苔白腻或滑、脉数而实的方证要点。

3.厚朴大黄汤证

本证以胸腹胀满、咳喘气急、大便秘结为主要症状,治以理气逐饮,荡邪通腑,方用厚朴大黄汤。本方见于《金匮要略·痰饮咳嗽病脉证治第十二》第 26 条:"支饮胸满者,厚朴大黄汤主之。"主治饮邪蕴肺,壅滞肠胃之痰饮结实证。本方重在荡涤中焦而下水饮,厚朴行气除满,大黄泻下通腑,枳实破结逐饮。清代名医张璐在《千金方衍义》中云:"此即小承气汤,以大黄多,遂名厚朴大黄汤;若厚朴多,即名厚朴三物汤。此支饮胸满,必缘其人素多湿热,浊饮上逆所致,故用荡涤中焦药治之。"药理研究发现,厚朴大黄汤止咳化痰作用明显,临床应用时,重点把握咳喘多痰,支饮胸满、腹胀便干,舌红苔黄腻、脉滑数的方证要点。

此外,对发热困倦、咽痛吐泻者,可选用甘露消毒丹;对太阳阳明合病的协热利,可选用葛根芩连汤;对发热身痛、汗出热解者,可选用黄芩滑石汤;痰盛黏腻者可合用皂荚丸、千缗汤等。

(三)少阳病肺疫

少阳病属半表半里证,邪在膜原。邪犯少阳,枢机不利,故见胸胁苦满;正邪分争,消长变化,故寒热往来;肝胆气郁,疏泄失职,可致脾胃不和;邪郁少阳,化热成实,则腑气不通燥屎内结。治宜和解少阳,畅达气机,攻下逐邪,辟秽化浊之法。代表方有小柴胡汤、达原饮、大柴胡汤、柴胡桂枝汤等。

1. 小柴胡汤证

本方证以往来寒热、胸胁苦满,心烦喜呕,不欲饮食,口苦咽干为主,治以和解少阳法宣通内外,方选小柴胡汤。本方见于《伤寒论·辨太阳病脉证并治》第 96 条:"伤寒五六日,中风,往来寒热,胸胁苦满,嘿嘿不欲饮食,心烦喜呕,或胸中烦而不呕,或渴,或腹中痛,或胁下痞硬,或心下悸、小便不利,或不渴、身有微热,或咳者,小柴胡汤主之。"方中柴胡专入少阳、疏邪透表;黄芩清少阳胆腑之郁火,共为君药;气逆不降,以半夏降泄浊气,气郁不升,以生姜辛升宣散,兼制柴胡、黄芩苦寒伤胃,为臣药;正气虚,以人参补益中气,扶正抗邪为佐药;甘草益气和中,调和诸药,共同维护少阳水火气机之通道,通利上下内外之枢机。

2. 达原饮证

本证邪在膜原,以恶寒、发热,头疼、身痛,舌红苔垢腻如积粉状为主,治宜开达膜原、辟秽化浊,方选达原饮。邪居膜原,阻滞三焦气机,致内外表里气机不通。方中槟榔辛散湿邪,化痰破结,厚朴、草果祛湿化浊,辟秽止呕,三药合用以透达膜原,逐邪外出;温热疫毒易化火伤阴,故用知母、芍药清热滋阴;黄芩苦寒以增强清热之力,甘草清热解毒,调和诸药。全方合用,使秽浊之气有外达之机,邪气溃散,速离膜原,故名"达原饮"。临证时,需要把握憎寒壮热、发无定时,头痛身痛、呕恶烦躁,舌红苔厚腻糙如积粉、脉弦滑的方证要点。

3. 大柴胡汤证

本方证以往来寒热、胸胁苦满、腹胀便秘、呕吐、纳差,舌红苔腻,脉弦兼滑、紧、沉、数等为主要表现,治疗以和解少阳,通下里实为主,方选大柴胡汤。本方见于《伤寒论·辨太阳病脉证并治》第136 条:"伤寒十余日,热结在里,复往来寒热者,与大柴胡汤……"《金匮要略·腹满寒疝宿食病脉证治第十》第 12 条:"按之心下满痛者,此为实也,当下之,宜大柴胡汤。"方中柴胡疏肝透表,黄芩清少阳郁热,柴芩合用以和解少阳,清肝胆之热,专为往来寒热、胸胁苦满而设;大黄泻下通腑,枳实行气除痞;芍药缓急止痛;半夏、生姜和胃降逆止呕;大枣益气和中,合芍药酸甘化阴,又能缓枳实、大黄泻下伤阴之弊。

此外,如有太阳少阳合病者,可选用柴胡桂枝汤;如有一身尽痛、手足沉重、寒多热少、脉濡者,选用《景岳全书》柴平散。

(四)太阴病肺疫

太阴病为里证、阴证。疫毒夹湿,阻滞气机,易困脾胃,导致脾胃功能失常,出现恶心、纳差、便溏、腹胀等为主,治以化浊利湿、理气健脾之法,代表方有泽漆汤、三仁汤、平胃散等。素体中焦阳虚者,湿浊之邪易伤阳气,腹痛泄泻,手足不温,治以温中复阳,代表方有甘草干姜汤、附子理中丸。脾为生痰之源,肺为储痰之器,脾虚则痰生,母病及子,痰湿壅肺日久化热,则咳吐腥臭脓痰,治以清肺祛痰、化瘀排浊,代表方有千金苇茎汤。

1. 泽漆汤证

本证以咳喘,脉沉为主,伴有胸胁引痛,甚或兼有身肿,小便不利等症,治以通阳逐饮、益气健脾、降逆平喘,方用泽漆汤。《金匮要略·肺痿肺痈咳嗽上气病脉证并治第七》:"脉沉者,泽漆汤主之。"水饮内停,气机逆乱,上迫于肺则咳喘胸满;水饮结于胸胁,故胸胁引痛;痰饮外溢于表,则身体浮肿沉重;水阻气化不行,故小便不利。方中泽漆逐水通阳、止咳平喘,紫参利二便以逐水;桂枝通阳,温化水饮;半夏燥湿化痰,生姜温胃散饮;黄芩清郁久之肺热,白前温肺降逆,止咳平喘;人参、甘草益气健脾,培土制水。诸药合用,祛邪扶正,共奏祛逐痰饮、止咳平喘之功效。临证时要把握咳喘、泡沫黏痰,或全身浮肿、纳差、大便不畅、小便短少,舌淡胖苔白滑、脉沉的方证要点和水饮内停的病机。

2. 甘草干姜汤证

本证以肢厥,咽干,烦躁,吐逆为主,治以温中复阳。甘草干姜汤见于《伤寒论·辨太阳病脉证并治》第 29 条:"伤寒脉浮,自汗出,小便数,心烦,微恶寒,脚挛急,反与桂枝汤,欲攻其表,此误也。得之便厥,咽中干,烦躁,吐逆者,作甘草干姜汤与之,以复其阳。"主治中焦阳虚之证,阳虚难以温煦四末,故见厥逆;汗后津伤,阴液不能上乘则咽干;阴阳两虚,心神失养,故烦躁;阴寒犯胃,胃气上逆则吐逆。方中以甘草为重,滋补津液,干姜温中,辛甘化阳,益气和中、温中复阳,是保胃气,存津液的应用典范。

3. 附子理中丸证

本证以脘腹冷痛,手足不温,呕吐,泄泻,舌淡苔白滑,脉沉细迟缓为主,治以温中健脾,方用附子理中丸。疫疠夹湿之邪易伤脾胃,或误治失治后致阳气亏损,中焦虚寒,运化失职,全身失养,故呈一派寒象。方中附子为大辛大热之品,温阳祛寒,合干姜以增温补中阳之力,人参益气健脾,白术健脾燥湿,甘草补中解毒,调和诸药,全方共奏补虚回阳、温中祛寒之功效。临证时,要把握中焦虚寒、畏寒怕冷、小便清长,舌淡苔白、脉沉细的方证要点。

4. 千金苇茎汤证

本证以咳嗽痰多,胸中隐痛,身有微热,心烦为主,治以清热化痰,活血排脓,方用千金苇茎汤。本方主治疫毒壅肺,痰瘀互结之肺痈,疫毒壅肺,肺气失宣而咳嗽;损伤肺络,故胸中隐痛。《金匮要略论注》曰："此治肺痈之阳剂也。盖咳而有微热,是在阳分也;烦满,则挟湿矣;至胸中甲错,是内之形体为病,故甲错独见于胸中,乃胸上之气血两病也。"临证时,但把握咳嗽、咳唾腥臭大量黏痰,胸痛、胸满烦躁,舌红苔黄,脉滑数的方证要点即可应用。

此外,若见头痛恶寒、午后身热、身重疼痛,面色淡黄、胸闷纳差,舌淡苔腻,脉弦细而濡者,治以三仁汤;若见脘腹胀满、肢体沉重、怠惰嗜卧、纳差便溏,口淡无味、恶心呕吐、嗳气吞酸,舌淡胖苔白腻而厚、脉缓为方证要点者,治以平胃散;若素有脾虚,以倦怠嗜卧,饮食不化,二便不调,舌淡苔白腻、脉濡缓为方证要点者,治以燥湿健脾,化湿去浊,用升阳益胃汤。

(五)少阴病肺疫

邪犯少阴,病情进入危重阶段,热邪闭阻心包,上扰神明,可出现内闭外脱的危重症候,急以开闭固脱,解毒救逆,代表方为参附汤、茯苓四逆汤、黑锡丹;亦可出现心肾阴阳两虚的真武汤证、附子汤证、麻黄细辛附子汤证、黄连阿胶汤证。

1. 参附汤证

本证以高热,神昏,呼吸喘促为主,伴有烦躁,口唇紫暗,手足逆冷,冷汗淋漓,脉沉细欲绝等症,予参附汤加减以回阳救逆。参附汤始载于《圣济总录》,主治元气大亏、阳气暴脱证。方中人参大补元气,附子辛热温阳回厥,两者相伍为用,气阳同救,开闭固脱。临证时,但把握神疲欲寐、恶寒倦怠,手足逆冷、汗出不止,舌淡苔白、脉微的方证要点,热闭者可冲服安宫牛黄丸或紫雪散以清热解毒开窍;湿邪困阻心包窍者,可冲服苏合香丸以芳香开窍。

2. 茯苓四逆汤证

本证以烦躁,肢厥,恶寒,脉微细为主,为阳亡液脱之烦躁证,治以回阳益阴,方用茯苓四逆汤。该方见于《伤寒论·辨太阳病脉证并治》第 69 条:"发汗,若下之,病仍不解,烦躁者,茯苓四逆汤主之。"因汗下之法伤及阴阳,致阴阳两虚,阴虚神无所依,阳虚神失所养。茯苓四逆汤由四逆汤加茯苓和人参组成,干姜温运中阳,生附子回阳救逆,人参大补元气,茯苓淡渗利水、健脾益气,甘草补土制水、调和诸药,全方共奏温阳、利水、除烦之功效。药理研究发现,茯苓四逆汤有强心及抗休克作用。

此外,若见痰壅胸中、上气喘促,四肢厥逆、冷汗不止的上盛下虚证,可选用黑锡丹;若见发热、心悸、小便不利的阳虚水泛证,可选用真武汤;若见神情倦怠、发热畏寒、脉细微的太少合病者,可选用麻黄细辛附子汤或麻黄附子甘草汤。

(六)厥阴病肺疫

厥阴病见于六经病末期,多由他经传变而来,病情复杂而危重,其关键在于半表半里阴证,虚实并见,寒热错杂,多与肝脾有关。厥阴肝经为风木之脏,内寄相火,疫毒余邪侵犯厥阴,致木火上炎,疏泄失常,一则木火燔炽,津液被耗,肝胃阴伤;二则肝木乘脾,脾虚不运,则不欲饮食,脾阳受损,则生下利不止之变证。故《医宗金鉴》言:"厥阴者,阴尽阳生之脏,与少阳为表里者也。邪至其经,从阴化寒,从阳化热,故其为病阴阳错杂、寒热混淆也。"针对厥阴病机,治疗上多采用土木两调,清上温下之法,代表方有青蒿鳖甲汤、麻黄升麻汤、干姜芩连人参汤等。

1. 青蒿鳖甲汤证

本方证以夜热早凉，热退无汗，能食形瘦，舌红苔少，脉沉细略数为主，治以滋阴透热。疫毒后期，余邪留伏阴分。人体卫气日行于阳，夜行于阴。阴虚余热内留，卫气夜入阴分鼓动余热，则两阳相得，阴不能制，故入夜身热，本证特点是热虽退而身无汗。方以鳖甲滋阴入络搜邪，青蒿芳香通络，配合鳖甲领阴分余热外出。丹皮泻伏火，生地黄清余热，知母清热润燥，合为养阴透邪之方。本方把握发热、夜热早凉、热退无汗，五心烦热、骨蒸潮热，舌红苔少、脉细数等阴虚证候的方证要点，不仅对温病有效，对于其他病证，只要具有"阴虚夜热"症者皆可使用。

2. 麻黄升麻汤证

麻黄升麻汤为厥阴病上热下寒、邪陷阳郁之证而设，出自《伤寒论·辨厥阴病脉证并治》第 357 条："伤寒六七日，大下后，寸脉沉而迟，手足厥逆，下部脉不至，喉咽不利，唾脓血，泄利不止者，为难治，麻黄升麻汤主之。"方中麻黄、升麻、当归为本方主药，故用量较大，他药则用量极少，除知母、黄芩、葳蕤用十八铢以外，其余八味仅用六铢，堪称主次分明。本方药物配伍立足于肺热脾寒、虚实互见、寒热错杂的病因病机，具有发越郁阳、清上温下、调和营卫之功，且无顾此失彼之弊，正合仲景治疗大法。其方证要点是：手足逆冷、泄泻不止，咽喉部干燥或不利，舌红、苔薄白、脉沉或沉迟。

此外，若出现食入即吐、腹胀便溏的寒格证，可用干姜芩连人参汤；若出现头痛烦躁、手足逆冷的肝胃虚寒证，可用吴茱萸汤。

疾病发展至后期，疫毒之邪虽除，但正气未复，可见困倦乏力、自汗、纳差腹胀，低热，口燥咽干，食少，舌红少苔等气阴两虚的表现，治以健脾、益气、养阴之法，顾护胃气，扶正为主，代表方有参苓白术散、沙参麦冬汤、麦门冬汤证、小建中汤、竹叶石膏汤、人参蛤蚧散等。

（1）参苓白术散证

本方证以困倦乏力、纳差、腹胀、便溏为主，伴有自汗，心慌，口干等症，舌淡胖，苔白，脉沉迟无力，治以健脾益气，用参苓白术散加减。本方主治脾虚湿盛证，人参、茯苓、白术为君药，益气、健脾、渗湿；山药、莲子肉健脾止泻；白扁豆、薏苡仁以增强健脾渗湿之功，砂仁醒脾和胃；桔梗宣肺利气，载药上行，有培土生金之意，甘草健脾和中。诸药相伍，益气健脾、利水渗湿，扶正祛邪，邪气去而诸症除。临证时，但把握纳差、便溏、呕吐，面色萎黄、四肢乏力脘腹闷胀，舌淡、苔白、脉虚缓等方证要点，若兼有咳声低微、气短者，可合用补肺汤加减以补益肺气，降逆止咳；若兼有咳喘、痰黏黄或咳吐脓血，胸中烦热，舌红苔少，脉浮虚者，可合用人参蛤蚧散以善其后。

（2）麦门冬汤证

本证以咳嗽气喘，咽喉不利，咯痰不爽或咳吐涎沫，口干咽燥，手足心热，舌红少苔，脉细数为主，治以清养肺胃，降逆下气，方用麦门冬汤加减。本方见于《金匮要略·肺痿肺痈咳嗽上气病脉证并治第七》第10条："大逆上气，咽喉不利，止逆下气者，麦门冬汤主之。"疫戾之邪日久，耗伤津液，肺胃阴虚，虚火上炎。方中麦冬为君药，养阴生津，清虚热；人参健脾益气，生津；粳米、甘草、大枣益脾胃，滋养肺胃，培土生金，共为臣药；半夏降逆化痰，为佐药。

诸药配伍,滋养肺胃之津,使津液复,虚火降,则咳喘自愈。临证时,需把握其咳喘气逆、咽喉不利,咳痰不爽或咳吐涎沫,口干口渴、咽干咽燥,舌红少苔、脉虚数等方证要点。

（3）小建中汤证

本证以四肢酸楚,手足烦热,咽干口燥,舌淡苔白,脉细弦为辨证要点,治以温中补虚,缓急止痛,方选小建中汤加减。本方见于《金匮要略·血痹虚劳病脉证并治第六》第13条:"虚劳里急,悸,衄,腹中痛,梦失精,四肢酸疼,手足烦热,咽干口燥,小建中汤主之。"本方是由桂枝汤加芍药,重用饴糖组成,然理法与桂枝汤有别。本方为平补阴阳,健运中焦,生化气血,缓急止痛之剂。如王子接《绛雪园古方选注》中所言:"建中者,建中气也。名之曰小者,酸甘缓中,仅能建中焦营气也。前桂枝汤是芍药佐桂枝,今建中汤是桂枝佐芍药,义偏重于酸甘,专和血脉之阴。芍药、甘草有戊己相须之妙,胶饴为稼穑之甘,桂枝为阳木,有甲乙化土之意。使以姜、枣助脾与胃行津液者,血脉中之柔阳,皆出于胃也。"培补中焦,调和脾胃,开气血生化之源,而使血气和、正气扶,是本方求本之治。

新冠肺炎传染性强,变化多端。虽然疫病有"五疫之至,皆相染易,无问大小,病状相似"的特点,但在疫病发展过程中,由于各地气候特点、生活方式、个人体质不同,会出现很复杂的病机变化。有邪伏未发无症状者,有在表而解者,有自太阳直入少阴厥阴者,也有久居膜原邪留日久不去者;至于三阴病,有内陷厥阴者,有内闭外脱者,有阴竭者,有阳亡者,也有阴阳两虚者。故诊疗时,依据病情变化和病症特点,既要抓住方证要点,又要切中病机,六经辨病,病证相应,证方一体,方药对证。有的仅一方便可,中病即止;有的需诸方合并,加减运用,有是证,用是方,不可拘泥于某一个方子因循不变,在危重症治疗中,尤其如此。那种机械地欲以一方通治百病或包治某病某证的做法,远离了中医最基本的治疗原则,无异于刻舟求剑。

二、感冒

感冒是感受触冒风邪，邪犯卫表而导致的常见外感疾病，临床表现以鼻塞、流涕、喷嚏、咳嗽、头痛、恶寒、发热、全身不适、脉浮为其特征。本病四季均可发生，尤以冬春两季为多。病情轻者多为感受当令之气，称为伤风、冒风、冒寒；重者多为感受非时之邪，称为重伤风；在一个时期内广泛流行、病情类似者，称为时行感冒。早在《内经》已有外感风邪引起感冒的论述，如《素问·骨空论》云："风者百病之始也……风从外入，令人振寒，汗出头痛，身重恶寒……"《素问·风论》也说："风之伤人也，或为寒热……"汉代张仲景在《伤寒论》中论述太阳病时，以桂枝汤治表虚证，以麻黄汤治表实证，提示感冒风寒有轻重之不同，为感冒的辨证治疗奠定了基础。感冒病名出自北宋《仁斋直指方·诸风》。元·朱丹溪《丹溪心法·中寒二》提出："伤风属肺者多，宜辛温或辛凉之剂散之。"明确本病病位在肺，治疗应分辛温、辛凉两大法则。该书在"伤风方论"中论及参苏饮时谓其："治感冒风邪，发热，头痛，咳嗽声重，涕唾稠黏。"至于时行感冒，隋·巢元方《诸病源候论·时气病诸候》中即已提示其属"时行病"之类，具有较强的传染性。如所述"时行病者，是春时应暖而反寒，夏时应热而反冷，秋时应凉而反热，冬时应寒而反温，此非其时而有其气。是以一岁之中，病无长少,率相近似者,此则时行之气也。"即与时行感冒密切相关。至清代,不少医家进一步强化了本病与感受时行之气的关系,林佩琴在《类证治裁·伤风》中明确提出了"时行感冒"之名。徐灵胎在《医学源流论·伤风难治论》中说:"凡人感风寒,头痛发热,咳嗽涕出,俗谓之伤风……乃时行之杂感也。"指出感冒乃属触冒时气所致。

现代医学认为,感冒是一种常见的急性上呼吸道病毒性感染性疾病,多由鼻病毒、副流感病毒、呼吸道合胞病毒、埃可病毒、柯萨奇病毒、冠状病毒、腺病毒等引起,临床表现为鼻塞、喷嚏、流涕、发热、咳嗽、头痛等,多呈自限性。大多散发,冬春季节多发,但不会出现大流行。本病通常可做白细胞计数及分类检查,胸部 X 线检查。部分患者血常规可见白细胞总数及中性粒细胞升高或降低;有咳嗽、痰多等呼吸道症状者,胸部 X 线摄片可见纹理增粗。治疗以解热、镇痛、抗炎、化痰、止咳及其他对症处理为主。

(一)太阳病感冒

太阳病属阳证、表证。"太阳之为病,脉浮,头项强痛而恶寒。"外邪侵袭太阳肌表,直中太阳经络,正邪交争,营卫失调,经输不利,从而出现恶寒发热、头痛项强、脉浮等一系列反映太阳肌表、经络、气化方面病变的脉证。因病变在太阳,故称"太阳病";又因脉证见于肌表,故亦称"太阳表证"。太阳病感冒即为恶寒、发热、头痛等一系列典型的太阳经证表现。代表方有麻黄汤、桂枝汤等。

1. 麻黄汤证

太阳病感冒,出现恶寒、发热、脉浮紧,同时伴有无汗而喘且有明显的全身肌肉或关节疼痛等症状,即所谓的太阳伤寒证,治以辛温发汗,宣肺平喘,予麻黄汤加减。本方见于《伤寒论·辨太阳病脉证并治》第35条:"太阳病,头痛,发热,身疼,腰痛,骨节疼痛,恶风,无汗而喘者,麻黄汤主之。"第46条:"太阳病,脉浮紧,无汗,发热,身疼痛,八九日不解,表证仍在,此当发其汗;服药已微除,其人发烦目瞑,剧者必衄,衄乃解。所以然者,阳气重故也。麻黄汤主之。"本方主治外感风寒表实证。方中麻黄辛温解表,善开泄腠理,宣肺平喘,启闭郁之肺气,为君药;桂枝解肌发表、温经通脉,可助麻黄解表,使发汗之力倍增,又畅行营阴,使疼痛之症得解,为臣药。杏仁宣降肺气,与麻黄为伍,一宣一降,使肺气之宣降恢复如常,更兼有平喘之功,为佐药;炙甘草味甘,能缓和麻、桂之峻烈,还可调和诸药,为使药。本方药味虽少,但配伍精当,四药合用,解表散寒,和营通卫,为辛温发汗之峻剂。

刘某,43岁。2018年2月12日以"恶寒发热,伴周身疼痛1天"为主诉来诊。自诉因出差外行,途中不慎感受风寒,当晚即发高热,体温达39.8℃,恶寒甚重,虽覆两床棉被,仍恶寒、寒战,周身关节疼痛,无汗。时症见:恶寒发热,身体疼痛,触之皮肤滚烫,咳嗽不止,无汗,舌苔薄白,脉浮紧有力。遂诊断为太阳病麻黄汤证,治以辛温发汗,解表散寒,方用麻黄汤。处方:麻黄9 g,桂枝6 g,苦杏仁18 g,炙甘草9 g,1剂,服药后,温覆衣被,周身汗出而解。

2.桂枝汤证

本方证可见恶风、汗出、脉浮缓,且伴有头痛、发热等太阳中风证,治以解肌发表,调和营卫,用桂枝汤加减。本方首见于《伤寒论·辨太阳病脉证并治》第12条:"太阳中风,阳浮而阴弱,阳浮者热自发,阴弱者汗自出,啬啬恶寒,淅淅恶风,翕翕发热,鼻鸣干呕者,桂枝汤主之。"第13条:"太阳病,头痛,发热,汗出,恶风,桂枝汤主之。"本方为外感风寒表虚证之主方,桂枝辛温解表,长于散外感之风寒,芍药敛阴和营,两药合用,既治卫强,又调营弱;生姜性味辛温,既可助桂枝通阳解表,又能温胃止呕;大枣甘平,补脾生津,姜、枣相合,还可加强脾胃生发之气而调和营卫;炙甘草益气和中,与桂枝相合可以解肌,与芍药相合可以益阴。

麻黄汤与桂枝汤均为辛温解表的代表方,前者擅于散寒发汗,后者擅于调和营卫,各有所长。太阳病感冒并不局限于单纯的伤寒与中风,若伤寒兼内有水饮,如呕、渴、利、噎、少腹满者,可用小青龙汤加减;伤寒兼有胸中烦躁等里热表现者,可用大青龙汤加减;中风兼有项背强急不舒者,可用桂枝加葛根汤加减;中风兼有咳痰、喘息者,可用桂枝加厚朴杏子汤加减;恶寒重,发热轻,肢节酸疼,鼻塞声重,脉浮紧者,也可用荆防达表汤或荆防败毒散加减;风热表邪较重,如身热明显,微恶风,头胀痛,咽喉疼痛,鼻塞且流黄浊涕者,可用银翘散或葱豉桔梗汤加减;气虚感冒,由于卫气不固,邪不易解,除感冒症状外,还有身楚倦怠、咳嗽,咯痰无力者,治以益气解表,方用参苏散加减;暑湿伤表,以身热,微恶风,头昏重胀痛,心烦口渴,小便短赤等症状为主者,可用新加香薷饮加减。

(二)阳明病感冒

阳明病属里证、热证、实证。"阳明之为病,胃家实是也。"阳明病属里实热证,本经感冒多为太阳经表邪不解,内传阳明所致,除有恶寒、发热等症状外,亦或多或少伴有阳明里实热证的表现,即所谓二阳合病或三阳合病。代表方有白虎汤、葛根汤、葛根芩连汤等。白虎汤为阳明经证代表方剂,后两方本为太阳病方,此处归为阳明病,即为合病故也。

1. 白虎汤证

阳明病感冒以发热,汗出,口渴,脉洪大等症为主要表现治以辛寒清热,方用白虎汤加减。本方首见于《伤寒论·辨阳明病脉证并治》第176条:"伤寒脉浮滑,此以表有热,里有寒,白虎汤主之。"方中石膏辛甘大寒,功擅清热;知母苦寒而润,长于泄火润燥;石膏、知母相伍,以清阳明独盛之热而保胃津。炙甘草、粳米益气和中,一则气足则津生,再则可免寒凉伤胃之弊。四药相合,共成辛寒清热之重剂。本方证所治感冒未见恶寒,只因表邪入阳明,极易化热化燥,而成里实热证,故即使有恶寒,程度也较轻,时间也极其短暂。

李某,当夏暑时,初患外感,医治不如法。十余日后,忽大汗大渴,身大热,时作谵语,群医以症属罕见,却辞不治。踵门求诊,询知身虽恶热,而足下却畏风而冷,切脉洪大而缓,舌色红而苔白且厚。曰:大渴、大汗、身大热而谵语者,三阳合病,为白虎汤之证,仲景《伤寒论》已明言之,足下畏风而冷者,兼有湿也。即与白虎汤加苍术,一剂知,二剂已。(选自《遯园医案》)

2. 葛根汤证

阳明病感冒除恶寒、发热、头身疼痛、脉浮紧等太阳表证外,伴有呕吐、下利等症,治以发汗解表,升清止利,方用葛根汤加减。《医宗金鉴·伤寒心法要决》论述:"葛根浮长表阳明,缘缘面赤额头痛,发热恶寒身无汗,目痛鼻干卧不宁。"表明葛根汤擅治阳明感冒。葛根汤见于《伤寒论·辨太阳病脉证并治》第 32 条:"太阳与阳明合病者,必自下利,葛根汤主之。"太阳阳明合病的治疗应遵循表里双解之法,故在选方用药上应侧重太阳伤寒之表邪,兼及阳明受邪之里证。因其下利为风寒之邪侵犯胃肠,邪迫液泄所致,故主以麻黄发表,辅以桂枝解肌,更用葛根升发清阳而止利,使风寒之邪得解又无邪迫液泄之碍,故而治之。

余某,男,24 岁,2016 年 5 月 2 日就诊。自诉前日因淋雨后出现头身困倦,恶寒发热,体温 39.5 ℃,头痛身重,项背僵硬,呕吐,腹痛,泄泻,黄色水样便,夹有少许白色黏冻,日行 3～4 次。手足欠温,胸腹灼手,无汗,苔白滑,脉浮紧数。此乃太阳与阳明合病,治以表里双解、发汗逐邪之法,予葛根汤加减:葛根 30 g,麻黄 12 g,白芍 20 g,甘草 6 g,桂枝 9 g,黄芩 10 g,生姜 6 g,大枣 3 枚。1 剂汗出热退,痛消泄止,便无黏冻。

3. 葛根芩连汤证

本证感冒,以身热下利、暴注下迫为主要症状,同时表邪未解,有恶寒、发热等表现,治以解表清里,方用葛根芩连汤加减。本方见于《伤寒论·辨太阳病脉证并治》第 34 条:"太阳病,桂枝证,医反下之,利遂不止,脉促者,表未解也;喘而汗出者,葛根黄芩黄连汤主之。"本方表里双解所说为协热利,即表邪未解,又有里热下利。方中葛根性味辛凉,可解表退热,升阳止泻,为君药;黄芩、黄连清热燥湿,坚阴止利,共为臣药;甘草和中,为佐使药。四药相伍,治以清热坚阴止利,兼以解表。

葛根汤与葛根芩连汤均可治疗阳明病感冒,前者以表实证为主,辨证关键在于无汗;后者以里热证为主,辨证关键在于汗出。阳明病感冒若出现呕吐且无下利者,可用葛根加半夏汤加减;麻黄汤、桂枝汤证明显者,可分别用麻黄汤、桂枝汤加减治疗。正如《伤寒论·辨阳明病脉证并治》第 234 条:"阳明病,脉迟,汗出多,微恶寒者,表未解也,可发汗,宜桂枝汤。"第 235 条:"阳明病,脉浮,无汗而喘者,发汗则愈,宜麻黄汤。"柯韵伯对此两条注曰:"此阳明之表证、表脉也。二证全同太阳,而属之阳明者,不头项强痛故也。要知二方专为表邪而设,不为太阳而设。见麻黄证即用麻黄汤;见桂枝证,即用桂枝汤,不必问其太阳、阳明也。若恶寒一罢,则二方所必禁矣。"

(三)少阳病感冒

少阳病属半表半里证。"少阳之为病,口苦、咽干、目眩也。"太阳表证不解,传入少阳,或外邪直犯少阳,导致少阳枢机不利,表现以寒热往来,胸胁苦满,口苦,咽干,目眩为主。此时外感病邪未除,正气已虚,病邪内侵,结于胆腑,所以,少阳病除了恶寒、发热或寒热往来之外,同时兼有少阳病胆腑郁热证。代表方有小柴胡汤、柴胡桂枝汤。

1. 小柴胡汤证

本方证多出现往来寒热、胸胁苦满、心烦喜呕、默默不欲饮食等症状,治以和解少阳,方选小柴胡汤。本方见于《伤寒论·辨太阳病脉证并治》第 96 条:"伤寒五六日中风,往来寒热,胸胁苦满、嘿嘿不欲饮食、心烦喜呕,或胸中烦而不呕,或渴,或腹中痛,或胁下痞硬,或心下悸、小便不利,或不渴、身有微热,或咳者,小柴胡汤主之。"方中柴胡专入少阳、疏邪透表;黄芩清少阳胆腑之郁火,共为君药;气逆不降,以半夏降泄浊气,气郁不升,以生姜辛升宣散,兼制柴胡、黄芩苦寒伤胃,为臣药;人参补益中气,扶正抗邪为佐药;甘草益气和中,调和诸药,为使药。

患者,女,28岁。以"反复发热1周"为主诉来诊。患者以发热为主,体温38.6℃,午后热甚,入夜渐降,次日复又发热,伴有胸胁满闷,心烦躁扰,多方诊治无效。时症见:寒热往来,胸胁苦满,口干口苦,恶心,心烦躁扰,不欲饮食,二便正常,眠差,舌红苔薄白,脉弦细,四诊合参,诊断为少阳病小柴胡汤证,予以小柴胡汤疏肝退热,和解少阳。处方:柴胡24 g,黄芩9 g,清半夏12 g,党参10 g,甘草9 g,大枣、生姜为引,3剂,日一剂,水煎温服。复诊时诉身热未再作,恶心、口干口苦明显缓解,无心烦躁扰,睡眠时间延长1个小时,仍有胸胁苦满。上方黄芩加至12 g,继服6剂而愈。

宝庆杨氏妇,初患感冒,医治不效。久之,傍晚谵语见鬼,群疑为祟,遂绝药,专信僧巫符箓,亦不验。一日,其夫踵门求诊,余曰:"毋庸往视,尔妻病起时,必值月事,试逆计之。"其夫曰:"正当月经初来,以冷水洗濯,即患寒热,屡变至此,何见之神也?"余曰:"昼日明了,暮则谵语,为热入血室,仲景已有明训,吾从读书得来,并无他奇。"为疏小柴胡汤服之,三剂而瘥。(选自《邂园医案》)

2. 柴胡桂枝汤证

本证因表邪日久未去,可见发热汗出、微恶风寒等太阳中风表证,又伴有胸胁苦满、心烦喜呕之少阳证,方用柴胡桂枝汤以和解少阳,调和营卫。本方出自《伤寒论·辨少阳病脉证并治》第146条:"伤寒六七日,发热,微恶寒,支节烦疼,微呕,心下支结,外证未去者,柴胡桂枝汤主之。"由小柴胡汤、桂枝汤各用半量而成。小柴胡汤和解少阳,通利枢机,桂枝汤调和营卫,解肌祛风,两方共用既能祛除表邪,又可通利经脉。

此外,本证若小柴胡证仍在,且伴有腹胀便秘,呕吐不利等里实热证者,属少阳阳明合病,予大柴胡汤加减以和解少阳,内泻热结;若小柴胡证仍在,且伴有日晡潮热,下利或便秘者,应予柴胡加芒硝汤以解表攻里。大柴胡汤证需与柴胡加芒硝汤证相鉴别,两者都有少阳证及便秘症状,前者病位在"心下",以呕不止,胃脘部拘急疼痛、心烦为主;后者病位在"大肠",以日晡潮热、下利或燥结为主。

(四)太阴病感冒

太阴病属里证、虚证、寒证。"太阴之为病,腹满而吐,食不下,自利益甚,时腹自痛。若下之,必胸下结硬。"本经病证以脾阳虚弱,运化失职,寒湿内盛为主要病理变化。太阴病感冒即为太阴病表证,乃太阴虚弱,气血化生乏源,卫气生成不足,无以顾护机体,复感外邪而发病,临床以发热恶风、肢体痛楚、腹胀纳呆、脉浮弱为特点。代表方有小建中汤、理中汤等。以小建中汤证为例。

太阴病感冒以发热、恶风寒等表证为主,伴有腹中拘急疼痛,面色无华、心中悸而烦等虚劳里急诸症者,方选小建中汤以解表和中。小建中汤见于《伤寒论·辨太阳病脉证并治》第 102 条:"伤寒二三日,心中悸而烦者,小建中汤主之。"《伤寒论·辨太阳病脉证并治》第 100 条:"伤寒,阳脉涩,阴脉弦,法当腹中急痛,先与小建中汤;不差者,小柴胡汤主之。"《金匮要略·血痹虚劳病脉证并治第六》第 13 条:"虚劳里急,悸,衄,腹中痛,梦失精,四肢酸疼,手足烦热,咽干口燥,小建中汤主之。"本方由桂枝加芍药汤、重用饴糖而成,然理法与桂枝汤有别。方以饴糖为君,意在温中补虚,缓急止痛,主治中焦虚弱证。《医宗金鉴》言:"伤寒二三日,未经汗下,即心悸而烦,必其人中气素虚,虽有表证,亦不可汗之。盖心悸阳已微,心烦阴已弱,故以小建中汤先建其中,兼调荣卫也。"

黄某,女,12 岁。2014 年 3 月 6 日以"反复发热、咳嗽、咽痛20 天"为主诉来诊。患者 20 天前因出汗受凉后出现发热、咳嗽、咽喉肿痛,口服抗生素治疗后,病情好转,停药 2 天后症状再发。时症见:咳声低微,痰多,气短汗出,时有恶寒,发热(体温 38.2 ℃),神疲乏力,腹部隐痛,纳少,便溏,舌淡、苔薄,脉细。遂诊断为太阴病小建中汤证,予小建中汤加减。处方:饴糖(烊化)60 g,桂枝12 g,白芍 30 g,炙甘草 6 g,百部 6 g,紫菀 6 g,白前 6 g,桔梗 3 g,陈皮 6 g,生姜 3 g,大枣 5 枚。3 剂,日一剂,水煎温服。复诊时,热退,咳嗽、畏寒、腹痛均减轻,精神好转,纳可。继服 3 剂巩固疗效,药尽病愈。

此外,太阴病感冒,若脾胃虚寒较重者,可予理中汤合桂枝汤以温中健脾,解表散寒;若腹痛时作时止者,可予桂枝加芍药汤以通阳活络、缓急止痛;若恶寒较重,发热,无汗,伴咳嗽、声低无力,神疲气弱,短气懒言者,方选参苏饮以益气解表,化痰止咳;若表虚自汗,易感风邪者,给予小建中汤合玉屏风散加减以益气固表。

(五)少阴病感冒

少阴病属里证、阴证。本经病证以"脉微细,但欲寐"为特征。

邪入少阴,心肾阳虚,阴寒内盛,以全身虚寒的证候为多见。少阴病感冒,因邪气在表,正气不足,不能达表抗邪而出现恶寒、发热、脉沉等症状,代表方有麻黄附子甘草汤、麻黄细辛附子汤。

1. 麻黄附子甘草汤证

本证以神疲倦怠、手足厥冷、小便清长等少阴寒化证为主,同时兼有发热、恶寒等太阳表证,治以解表散寒,固本通阳,予麻黄附子甘草汤加减。本方见于《伤寒论·辨少阴病脉证并治》第302条:"少阴病,得之二三日,麻黄附子甘草汤微发汗。以二三日无证,故微发汗也。"此方为温经解表之缓剂,方中附子温少阴之阳,麻黄散太阳之寒,炙甘草补中缓急,以防辛散太过,取其"微发汗"之义,全方以温阳解表之功而取效。

潘某,女,46岁。2016年6月7日以"月经淋漓不尽15天"为主诉来诊。患者15天前于月经末期淋雨受凉,即出现月经淋漓不尽,量少,色黑,无腹痛。伴见:恶寒,无汗,手足不温,小便频,大便可,舌淡,苔薄白,脉沉。诊断为少阴病麻黄附子甘草汤证,给予麻黄附子甘草汤加减,7剂而愈。

2. 麻黄细辛附子汤证

本证以"恶寒无汗,发热轻,无汗蜷卧,脉沉"为特点,治以扶正解表,予麻黄细辛附子汤。本方见于《伤寒论·辨少阴病脉证并治》第301条:"少阴病,始得之,反发热,脉沉者,麻黄细辛附子汤主之。"《伤寒贯珠集》云:"此寒中少阴之经,而复外连太阳之证,以少阴与太阳为表里,其气相通故也。少阴始得本无热,而外连太阳则反发热。阳病脉当浮而仍紧,脉不浮而沉,故与附子、细辛专温少阴之经,麻黄兼发太阳之表,乃少阴经温经散寒,表里兼治之法也。"方中麻黄发汗解表,附子温经助阳,以鼓邪外出,两药相合,温散寒邪以复阳,共为主药;细辛既能外解太阳之表,又能内散少阴之寒,三药合用,补散兼施,使寒邪走表而出,又能护阳,使里寒为之散逐,共奏助阳解表之功。

麻黄附子甘草汤与麻黄细辛附子汤均为治疗少阴病感冒之主方,然前者病程已久,正虚较甚,药力相对缓和;后者为病程初始,表邪较重,药力相对猛烈。正如柯韵伯所说:"少阴之麻黄细辛附子汤,犹太阳之麻黄汤,是急汗之峻剂,麻黄附子甘草汤犹太阳之桂枝汤,是缓汗之和剂。"

此外,若里证较重,以发热恶寒,吐利汗出,神疲倦怠,脉沉细弱为表现者,方用麻黄细辛附子汤合四逆汤加减;若素体阴虚,以身热恶寒,心烦口干,舌红少苔,脉细数为表现者,单用或合用加减葳蕤汤以滋阴解表。

(六)厥阴病感冒

厥阴病属半表半里阴证。多为病程的后期,属六经阴阳胜复阶段,多为上热下寒、寒热错杂证。麻黄升麻汤为治疗厥阴病感冒的代表方。以麻黄升麻汤证为例。

厥阴病感冒,若见手足逆冷、咽喉不利或疼痛,甚则吐脓血等上热下寒症状者,治以发越郁阳,清上温下,予麻黄升麻汤加减。本方见于《伤寒论·辨厥阴病脉证并治》第357条:"伤寒六七日,大下后,寸脉沉而迟,手足厥逆,下部脉不至,喉咽不利,唾脓血,泄利不止者,为难治,麻黄升麻汤主之。"方中用麻黄、升麻、桂枝汗之解其表,以发越其阳气。麻黄为发散肺经火郁之药;升麻主解百毒,辟温疾、瘴邪;佐以石膏、黄芩、知母、葳蕤、天冬、当归、芍药等育阴清热,润肺解毒,泄利不止,为脾伤气陷,故用小量之白术、干姜、甘草、茯苓等温中健脾,以补下后之虚。此方集温、清、补、散于一体,共奏发越郁阳、清上温下之功。

患者,女,20岁,2016年12月21日以"恶寒、发热,咳嗽,汗出半月"为主诉来诊。半月前因受凉后出现恶寒发热,干咳少痰,未予重视。来诊时,咳嗽加重,咯吐黄稠痰,其味腥苦,咽痛,恶寒发热,腹痛自利,伴有手足逆冷,咳吐脓血,舌质红,苔薄白,脉沉。四诊合参,诊断为厥阴病麻黄升麻汤证,予麻黄升麻汤加减,3剂,日一剂,水煎温服。药后微汗出,手足温,自利止,腹痛减轻,下利次数减少,仍有咳嗽,吐痰,原方合服止嗽散6剂,诸症悉平。

综上,六经辨病在治疗感冒时有其独特的优势。临证时,抓住病机和方证要点,可为感冒的选方用药提供较为明确的思路和方向。此外,感冒重在预防,在生活上应避风寒,慎起居,适寒温,尤其在冬春之际当注意防寒保暖,盛夏亦不可贪凉露宿,平时坚持锻炼,增强体质,以御外邪。

三、咳嗽

咳嗽是因肺失宣降,肺气上逆所致的以咳而有声,伴或不伴咳吐痰液为主要证候的一种肺系疾病。本病既是独立性的病症,又是多种肺系疾病的一个症状。历代医家认为,有声无痰为咳,有痰无声为嗽,有声有痰谓之咳嗽。临床因痰声并见而难以区分,故称为咳嗽。

该病名始见于《内经》,书中较为全面地论述了本病的病因、症状、证候分类、病理转归、治疗及预后。如《素问·刺禁论》言"刺中肺,五日死,其动为咳。"指出外伤伤肺可致咳嗽。《素问·咳论》说"皮毛先受邪气,邪气以从其合也",说明外邪犯肺也可以导致咳嗽;又说"五脏六腑皆令人咳,非独肺也"。认为咳嗽病位在肺,但又不局限于肺,其他脏腑受邪后病及至肺,亦可出现咳嗽;而且确立了脏腑辨证,为后世医家研究该病奠定了理论基础。《诸病源候论·咳嗽候》中有十咳之说,其辨证较为具体,认为咳嗽不仅有五脏咳,还有风咳、寒咳、六腑咳等。张介宾在《景岳全书·咳嗽》中提出"以余观之,则咳嗽之要,止唯二证……一曰外感,一曰内伤而尽之矣。"将咳嗽按照病因分为外感和内伤两大类。同时论述了治法,如"外感之邪多有余,若实中有虚,则宜兼补以散之。内伤之病多不足,若虚中夹实,亦当兼清以润之",即外感咳嗽宜辛温发散为主，内伤咳嗽宜甘平养阴为主，使得辨证论治更加完善。《医门法律》论述了燥邪伤肺致咳的理论，创立凉润和温润治咳之法。《临证指南医案·咳嗽》中提到"若因于风者，辛平解之。因于寒者，辛温散之。因于暑者，为熏蒸之气，清肃必伤，当与微辛微凉，苦降甘淡……"明确了治疗咳嗽的基本规律，对后世治疗咳嗽具有重要的指导意义。《千金要方》《外台秘要》收集了许多治疗咳嗽的方剂。《明医杂著》指出咳嗽"治法须分新久虚实"，至此咳嗽的理论渐趋完善。

现代医学认为，咳嗽既是人体的一种保护性反应，又是引发其他疾病的重要病因。咳嗽一症多出现在呼吸系统疾病中，也是其他多种疾病较为常见的临床症状之一。人体可以通过咳嗽排出自外界入侵呼吸道的异物或分泌物，有效预防呼吸道感染；同时，咳嗽会使呼吸道内的感染扩散，诱发新的感染病灶，甚至剧烈的咳嗽可以导致呼吸道出血，加重病情。本病多发于西医学的支气管炎、慢性阻塞性肺病、支气管扩张症、哮喘、慢性咽炎、肺癌、肺结核等多种呼吸道疾病因。咳嗽不单独为病，故临床根据症状、体征，结合生化、影像等辅助检查，查明病因，明确诊断后予以病因治疗或对症支持治疗，如抗炎、止咳、化痰等疗法。

目前，中医治疗咳嗽临床多以脏腑辨证、气血津液辨证、八纲辨证等辨证方法为主，但证型繁多，难以把握。六经辨病、方证对应的辨证方法提纲挈领，独具一格，通过分析六经的性质、六经病的提纲、症状及方药，对咳嗽六经辨病规律进行归纳，为临床选方用药提供有效的治疗思路及方案。

（一）太阳病咳嗽

太阳病属阳证、表证。太阳为六经之藩篱，主一身之表，外邪侵袭人体，正邪交争于肌表，营卫功能失调。皮毛为肺所主，外邪入侵，首先犯肺，肺气失宣则咳嗽不止。咽喉为肺之门户，外邪犯肺，亦可见咽喉不利。太阳病咳嗽多为外感病初期，临床症状除咳嗽外，常伴有恶寒发热、有汗或无汗、头痛等表证。代表方有桂枝加厚朴杏子汤、小青龙汤、越婢加半夏汤、麻杏石甘汤等。

1. 桂枝加厚朴杏子汤证

太阳病咳嗽，出现咳喘气逆，咳清稀白痰，胸满闷，同时伴见发热恶风，汗出头痛，苔薄白，脉浮缓等太阳中风证，治以解肌发表，降气平喘，方用桂枝加厚朴杏子汤。本方见于《伤寒论·辨太阳病脉证并治》第43条："太阳病，下之微喘者，表未解故也，桂枝加厚朴杏子汤主之。"用于太阳病误用下法后，表证未解，兼有喘证者，因误下伤肺，致肺气上逆而咳喘。第18条："喘家作，桂枝汤加厚朴杏子佳。"用于内有宿疾，复感风寒邪气，引动宿疾，故而咳喘者。太阳表虚患者，素有喘疾，以桂枝汤解表祛风，调和营卫，再加厚朴、杏子，厚朴辛温，可下肺气、消痰而平喘，杏子苦温，苦泄降气，以防宿疾发作，既有"未病先防"之义，又有"标本兼顾"之效，为太阳中风兼肺寒气逆喘息之良方。成无己在《注解伤寒论》中论述本方："下后大喘，则为里气太虚，邪气传里，正气将脱也；下后微喘，则为里气上逆，邪不能传里，犹在表也。与桂枝汤以解外，加厚朴、杏仁以下逆气。"

王某，女，40岁，2017年9月12日来诊。主诉：咳嗽2天。症见恶风怕冷,咽痒,鼻流清涕,低热汗出,平素易感冒,纳差,舌淡,苔薄白,脉缓。遂诊断为太阳病桂枝加厚朴杏子汤证。方药:桂枝15 g,厚朴15 g,苦杏仁20 g,白芍15 g,生姜10 g,大枣10 g,防风9 g,炙甘草10 g。3 剂,日一剂,水煎温服。复诊:患者已无咳嗽,测体温36.8 ℃,但仍怕冷,流清涕,为巩固疗效,继服2 剂而愈。

2. 小青龙汤证

太阳病咳嗽,既有发热、怕冷或恶风,头身疼痛,脉浮,舌淡,苔薄白等太阳伤寒证,又有里饮之气喘咳嗽,吐痰清稀或黄痰,可伴见呕吐、下利、口渴、噎、少腹满等水饮内停之证。治以发汗解表,温化水饮,方用小青龙汤加减。本方见于《伤寒论·辨太阳病脉证并治》第40 条:"伤寒,表不解,心下有水气,干呕,发热而咳,或渴,或利,或噎,或小便不利、少腹满,或喘者,小青龙汤主之。"第41条:"伤寒,心下有水气,咳而微喘,发热不渴,服汤已渴者,此寒去欲解也,小青龙汤主之。"方中麻黄辛温,入肺、膀胱经,有发汗解表、宣肺平喘之功效;桂枝可助阳化气兼解表,二者共为君药,既可解表散寒,又可温阳化气利饮;干姜辛热,能温中散寒,燥湿消痰;细辛辛温,可祛风散寒,温肺化饮,二药为臣,助君药温肺化饮以散邪。五味子酸、甘、温,可收敛固涩,益气生津;芍药可敛阴养血,二药相伍为用,既能助止咳平喘,又制约君臣之燥性;半夏辛温,可燥湿化痰,降逆止呕,三药共为佐药。炙甘草为使药,补益脾胃,调和诸药。诸药合用,一散一收,一开一合,共奏散寒祛饮之功。

郭姓年四十许,素有痰饮,每值严寒,病必举发,喘咳不卧,十余年来,大为所苦。甲申冬,因感寒而病复作,背上觉冷者如掌大,喉间作水鸡声,寸口脉浮而紧,与小青龙汤,二剂即安。至冬乃灸肺俞、大椎、中脘等穴，以后不复发矣。凡饮邪深伏脏腑之俞，逢病发作，用灸法必能除根。惜人多不信，致延终身之疾病，可慨也！（选自《一得集》）

3. 越婢加半夏汤证

太阳病咳嗽，以"喘咳，喘甚于咳，身形如肿，胸闷气促，两目胀突"为特点，伴恶寒发热，汗出，舌红，苔黄燥，脉浮大或浮滑等太阳中风证。治以宣肺泄热，降逆平喘，方用越婢加半夏汤。本方见于《金匮要略·肺痿肺痈咳嗽上气病脉证治第七》第13条："咳而上气，此为肺胀，其人喘，目如脱状，脉浮大者，越婢加半夏汤主之。"外有风热，内有水饮，风热挟饮上逆，饮热交阻，热重于饮，壅塞不通，肺气胀满而咳喘。方中麻黄、石膏相配，既辛凉清解，又发越水气；半夏、生姜化痰逐饮而降逆；甘草、大枣补中而调和诸药，缓解麻黄、石膏之寒，以免攻邪而伤正。全方以发泄、透达肺中邪火，蠲饮化痰而达平喘止咳之效。

李某，女，50岁，2018年7月18日来诊。患者3年前夏季因拔罐后不慎受凉，出现气喘、胸闷憋气、呼吸气促等不适，急用布地奈德福莫特罗粉吸入剂，症状缓解。近年来，因感冒、劳累后症状复发，且逐渐加重，经多方治疗，效果不佳。现症见：发作性气喘，活动后明显，呼吸音较粗，伴胸闷喘促，甚则喘不得卧，夜间易发，影响睡眠，舌淡胖，苔白滑，脉滑数。望诊：体型偏胖，两目胀突。诊断为太阳病越婢加半夏汤证，处方：麻黄12 g，石膏20 g，半夏9 g，生姜9 g，大枣10 g，甘草9 g，葶苈子20 g。10剂，日一剂，水煎温服。复诊时患者自诉服药后，病情大减，心情舒畅，精神倍增，气喘发作次数明显减少，每两次发作间隔时间延长，喘息程度亦有所减轻,夜间睡眠几乎不受影响,但劳累后易复发,纳可,舌淡胖,苔白,脉滑。继服上方10剂以巩固疗效。

傅某之子,才五岁,咳嗽久而不愈。延诊时,见其喘急,目突泪流,莫名其苦,舌苔白而薄,脉浮数。时值夏至,诸医但以通套疏散药与之,无一应者。余曰:此症必用麻黄方效,不可拘泥时禁,即疏越婢加半夏汤。其父犹疑之,余引《金匮》"咳而上气,此为肺胀"详细告之,因取药少少进服,不一杯而疾如失。可见经方之通神,匪夷所思矣。(选自《谢映庐得心集医案》)

4. 麻杏石甘汤证

太阳病咳嗽,以"咳逆气急,鼻翼扇动,痰少色黄,质稠不易咳出"为特点,伴发热,汗出,口干,口渴等症,舌红,苔黄腻,脉数,或兼滑、弦者,治以清热宣肺,降气平喘,方用麻杏石甘汤加减。《伤寒论·辨太阳病脉证并治》第63条:"发汗后,不可更行桂枝汤,汗出而喘,无大热者,可与麻杏石甘汤。"风寒袭表后,入里化热,邪热郁肺,肺热壅盛,蒸迫津液外泄,故汗出;肺气宣降失司,故喘逆。方中麻黄宣肺泄热,石膏清肺热,杏仁降肺气,助麻黄、石膏清肺平喘,炙甘草益气和中。诸药相伍,共奏宣肺清热,降逆平喘之效。

医案:黄某,女,16岁,因"咳嗽、咯痰3天"为主诉来诊。该患者3天前受凉后出现咳嗽、鼻塞、口干等症,不恶风,汗少,体温38.2 ℃,纳眠可,二便正常,舌淡,尖红,苔薄黄,脉滑。诊断为太阳病麻杏石甘汤证。处方:麻黄10 g,石膏30 g,炙甘草20 g,杏仁20 g。3剂,日一剂,水煎温服。服用后诸症消除。

此外,诸般咳嗽,若迁延日久不愈,表邪未净,或愈而复发,喉痒不畅者,可单用或加用止嗽散;若夹痰湿,咳而痰黏,胸闷,苔腻者,加半夏、厚朴、茯苓以燥湿化痰;若热为寒郁,咳嗽声嘎,气急似喘,痰黏稠,口渴,心烦,或身有热者,加石膏、桑白皮、黄芩以解表清里;若风燥伤肺,干咳,连声作呛,喉痒、干痛,唇鼻干燥,且伴有表证者,可加用桑杏汤或杏苏散加减。

(二)阳明病咳嗽

"阳明之为病,胃家实是也。""胃家实"说明了本经病证的病位与病性,"胃家"包括胃、大小肠,而肺与大肠相表里,大肠有热,可影响及肺,肺失宣肃而出现咳嗽。"实"说明阳明病咳嗽为里热实证,其病机为正邪交争,邪气偏盛,故咳声高亢,伴有头痛、面赤、口渴喜冷饮、大便干等症。代表方有大承气汤、葛根芩连汤等。

1.大承气汤证

阳明病咳嗽,以"气喘且头昏目眩,腹胀、满痛拒按,潮热汗出甚或烦躁谵语,舌红,苔黄或燥干,脉沉或实"为辨证要点,咳喘特点为"腹满而喘""大便乍难乍易,时有微热,喘冒不能卧"者,治以通腑泄热,降逆止咳,方用大承气汤加减。方中大黄苦寒,泻热去实,推陈致新,芒硝咸寒,软坚润燥,通利大便,又用枳实、厚朴以宽中下气,通降肺气,全方合用,以达通腑泄热、降逆止咳之目的。

2.葛根芩连汤证

本方证,以喘而汗出,恶寒发热,热利不止,大便黏秽,腹痛,伴里急后重,口干渴,舌质红,苔黄腻,脉数为辨证要点。《伤寒论·辨太阳病脉证并治》第34条:"太阳病,桂枝证,医反下之,利遂不止,脉促者,表未解也;喘而汗出者,葛根黄芩黄连汤主之。"太阳病误下后,邪气入里化热,下迫大肠,故下利不止;里热壅盛,肺胃之气上逆则喘;外蒸于肌表,故汗出。肺与大肠相表里,大肠湿热下痢,影响及肺,出现咳喘之证。治以清热止利,兼解表,方用葛根芩连汤。本方为表里双解之剂,葛根通阳明之津而散表邪,黄连、黄芩降火清金,而下逆气,甘草缓中而调和诸药。全方以解表清热止利之力,降逆而止咳。

此外,阳明气分热证咳嗽,以"咳嗽声重,气粗,痰黄稠,壮热、汗出、不恶寒、反恶热、口渴、小便黄"为辨证要点者,予白虎汤加减以辛寒清热,降逆止咳;痰浊壅肺之咳喘,以"咳嗽气喘,时时吐浊,痰黏稠,卧则气逆更甚"为特点者,予皂荚丸以宣壅导滞,涤痰利窍;肺痈邪实,气闭喘甚者,以"咳逆上气,喘息不得卧,胸胀满,面目浮肿,鼻塞流清涕,不闻香臭酸辛"为特点者,予葶苈大枣泻肺汤以涤痰下气,泄肺开闭。

(三)少阳病咳嗽

"少阳之为病,口苦,咽干,目眩也。"少阳病的病机为邪气侵犯少阳,枢机不利,胆火内郁,内外失和。气血虚弱,营卫失和,卫气不固,邪气乘虚而入,属正虚邪实证,故少阳病咳嗽多为慢性咳嗽,病程较长,缠绵难愈。少阳经经气不利,不仅有碍于胆气功能的正常运转,也会影响三焦气机以及水道通利,导致肺的宣发肃降功能异常,出现咳逆、心下悸、小便不利等症。治疗以扶正祛邪为原则,以和解少阳,调达枢机为基本治法。代表方有小柴胡汤、大柴胡汤、柴胡桂枝汤等。

1. 小柴胡汤证

少阳病咳嗽,伴胸胁苦满,郁闷不舒,或胸胁胀满,往来寒热,心烦喜呕,嘿嘿不欲饮食,舌质淡或红,苔薄白,脉弦细或弦数者,为邪结少阳,以和解少阳,调达枢机之法治之,方以小柴胡汤为基础。本方见于《伤寒论·辨太阳病脉证并治》第 96 条:"伤寒五六日,中风,往来寒热,胸胁苦满、嘿嘿不欲饮食、心烦喜呕,或胸中烦而不呕,或渴,或腹中痛,或胁下痞硬,或心下悸、小便不利,或不渴、身有微热,或咳者,小柴胡汤主之。"临证时,多去人参、大枣、生姜,加干姜、细辛、五味子,因人参、大枣甘壅,生姜辛散,加干姜、细辛、五味子以取其收逆止咳、温肺化饮之功。

王某,女,35 岁,以"咳嗽半月"为主诉来诊。半月前外感后引发咳嗽,痰多,咯之易出,咽痒而咳,右侧胸胁部隐隐作痛,近来有加重之势,舌红苔白腻,脉沉细,诊断为少阳病小柴胡汤证。处方:小柴胡汤去人参、大枣加桔梗、细辛,3 剂后患者咳嗽减轻,咯痰减少,咽痒消失,胸胁疼痛减轻,守原方继服 3 剂,诸症皆除。

2. 大柴胡汤证

本证咳嗽,以"阵发性咳嗽,夜间咳甚或昼夜阵咳,咳时面赤,常感痰滞咽喉,咯之难出,量少质黏或痰如絮条,色白或黄"为特点,同时伴有寒热往来,胸胁胀痛,心烦欲吐,咽干口苦,小便色黄,大便秘结,舌质红,苔薄黄少津,脉弦数。本证多因肝胆火旺,木火刑金,肺失肃降,而致气逆作咳。肺与大肠相表里,肺失宣降则大肠积滞不通,痰热阻肺与胃腑热结互为因果。当以和解少阳、通下里实为治法,方用大柴胡汤加减。大柴胡汤为小柴胡汤去参、草,以免甘壅助邪;加芍药以缓急止痛,通泄大便,加枳实、大黄泄热破结,通下里实。全方以宣畅少阳,荡涤胃肠积热,肃肺化痰之功而奏效。

3. 柴胡桂枝汤证

《伤寒论·辨少阳病脉证并治》第 146 条:"伤寒六七日,发热微恶寒,支节烦疼,微呕,心下支结,外证未去者,柴胡桂枝汤主之。"少阳病咳嗽,伴口苦,微呕,心下痞满,恶风,发热汗出,肢节烦疼等症状,舌淡红,苔薄白或薄黄,脉浮弦者,此证为太阳病邪未解,并入少阳,二经并病,故用柴胡桂枝汤以和解少阳,解表止咳。方中既有桂枝汤解肌祛风,散太阳之邪以止咳;又取小柴胡汤解少阳之邪,为太少两解之轻剂。

综上,少阳病咳嗽,肺失宣降而咳者,宜和解少阳,治以小柴胡汤;少阳阳明同病,阴津亏乏,宜和解清泄滋润之法,治以小柴胡汤合白虎汤,或大柴胡汤;太阳少阳同病,宜解表散寒、和解少阳,治以柴胡桂枝汤;少阳郁遏,肺气失宣兼太阴脾虚寒之咳嗽,宜和解少阳,宣肺止咳兼治脾寒,治以柴胡桂枝干姜汤,可酌加紫菀、百部、苦杏仁等品;气滞痰凝,搏结于咽喉之梅核气,以自觉咽中有异物感,咯之不出,吞之不下,无饮食吞咽障碍,或咳嗽有痰,恶心呕吐为主症者,宜开结化痰,顺气降逆,治以半夏厚朴汤。

(四)太阴病咳嗽

太阴病以脾阳虚弱,寒湿阻滞为主要病机。"太阴之为病,腹满而吐,食不下,自利益甚,时腹自痛。若下之,必胸下结硬。"脾阳不足,运化功能失常,致痰湿内生,痰浊停肺或饮邪犯肺,肺失宣发肃降而咳嗽。太阴病咳嗽以太阴虚寒证多见,以"痰白量多而质稀,伴腹胀、怕冷、便溏、肢冷"为临床特点,治以温中健脾、温肺化饮为原则。代表方有理中丸、射干麻黄汤、甘草干姜汤等。

1. 理中丸证

本证以"咳嗽声闷,痰清稀色白,量多"为特点,伴腹泻、便溏、自利益甚、腹痛、畏寒喜温、倦怠乏力、饮食不佳、口不渴、多涎唾,舌淡,苔白或白润,脉沉细等症状,方选理中丸加减。脾为生痰之源,肺为储痰之器。脾阳不足,运化失司,升降失常,水湿不化,聚湿生痰,上犯于肺,肺失宣降而咳嗽。脾主运化而升清阳,脾虚有寒,故可见腹痛、神疲、便溏、四肢欠温等症。治以温中健脾,燥湿化痰,方用理中丸以治其本。在此基础上,可合用二陈汤或三子养亲汤加减,以燥湿化痰止咳治其标,使脾阳振,水湿除,痰源竭而肺气肃。

田某,女,46岁,来诊时已反复咳嗽5个月,在当地经支气管纤维镜检查诊断为:弥漫性支气管炎。经西医治疗未见效。现症见:咳嗽,反复发作,咳声重浊,咯白痰,痰量多,咳时牵引右胁下痛,大便溏,日行3~4次。遂诊断为太阴病理中丸证。治以温中祛寒,燥湿化痰止咳。予理中丸加橘红、紫菀、款冬花,4剂,日一剂,水煎温服。复诊时,患者咳嗽、咯痰大减,腹痛消失,仍便溏,日行1~2次。守上方加茯苓20 g,6剂,诸症悉除。

2. 射干麻黄汤证

本证以"咳而上气,喉中水鸡声,痰稀而白,受寒后加重,胸膈满闷,不能平卧,舌苔白腻或白滑,脉象浮紧或浮弦"为特征。本方见于《金匮要略·肺痿肺痈咳嗽上气病脉证治第七》第6条："咳而上气,喉中水鸡声,射干麻黄汤主之。"寒邪入侵,宿痰内伏,痰阻气道,气机壅塞,痰气相搏,肺失肃降,肺气上逆而致咳喘。此证属寒饮郁肺,方用射干麻黄汤加减,以温肺化饮,降逆止咳为治法。方中麻黄温肺散寒化饮,宣肺止咳平喘;射干泻肺降逆,祛痰化饮;生姜、细辛散寒行水;紫菀、款冬花温肺化痰以止咳;半夏降逆化痰,五味子敛肺止咳,大枣补益中气,使邪祛而不伤正。

3. 甘草干姜汤证

本证以"咳声微弱,清稀痰涎"为特征,伴有口吐涎沫,遗尿或小便频数,头眩,口不渴或渴而少饮等症状,舌淡苔白,脉沉细。《金匮要略·肺痿肺痈咳嗽上气病脉证治第七》第5条："肺痿吐涎沫而不咳者,其人不渴,必遗尿,小便数,所以然者,以上虚不能制下故也。此为肺中冷,必眩,多涎唾,甘草干姜汤以温之。"甘草干姜汤主治中焦阳虚、脾弱肺寒之咳嗽,既能温肺散寒又可温补脾胃、培土生金,治疗内外合邪具有较好的效果。方中炙甘草温肺益气,炮干姜温肺散寒,二药合用,益气和中、温中复阳,温肺以净储痰之器,温脾以绝生痰之源,有培土生金之意,故能减少咳嗽频次。

此外,还有寒饮挟热之咳嗽,以"咳嗽喘逆,痰声辘辘,倚息不能平卧,胸闷,烦躁口渴,但头汗出"为辨证要点,可予厚朴麻黄汤以宣肺化饮,降逆止咳;水饮内停之咳嗽,以"咳嗽,咳唾引胸胁痛,甚或兼有水肿,小便不利,脉沉"为辨证要点,予泽漆汤以通阳利水,益气健脾,止咳平喘。临证时,若寒痰较重,痰黏白如沫,怕冷,加干姜、细辛温肺化痰;久病脾虚,神疲倦怠,酌加党参、白术、炙甘草,益气健脾,待病情稳定后可服用六君子汤以资调理。

（五）少阴病咳嗽

"少阴之为病，脉微细，但欲寐也。"少阴包括心、肾二经，少阴病属里证、阴证，本经病症以心肾虚衰，阴阳气血不足为特征。少阴病咳嗽有少阴热化证和少阴寒化证，遣方用药以病情为依据，随证治之。代表方有麻黄附子细辛汤、猪苓汤、真武汤、四逆散、桔梗汤、苦酒汤、麦门冬汤等。

1.麻黄附子细辛汤证

本证咳嗽，伴发热，恶寒无汗，畏风，头身痛，神疲乏力等症状，舌淡，苔薄白，脉细而微弱。《伤寒论·辨少阴病脉证并治》第301条："少阴病，始得之，反发热脉沉者，麻黄附子细辛汤主之。"麻黄附子细辛汤治少阴阳虚兼风寒表证。风寒之邪伤及肺气，肺失肃降而见咳喘，久咳伤肾，肾阳虚，更易被风寒之邪所伤。方中麻黄发汗解表；附子温肾扶阳；细辛辛温，外助麻黄解表，内合附子温阳；在本方基础上，可加厚朴、杏仁以降气止咳平喘，半夏、生姜祛湿化痰；白术、茯苓健脾化湿祛痰。若"以二三日无里证"，少阴阳虚兼表，证轻势缓者，可予麻黄附子甘草汤，即麻黄附子细辛汤去细辛加炙甘草，取其甘缓之力，微发汗而不伤正。

2.猪苓汤证

少阴病咳嗽，伴发热，渴欲饮水，小便不利，面目浮肿，腰酸痛，心烦不眠等症状，舌红，苔微黄，脉细数者为猪苓汤证。《伤寒论·辨少阴病脉证并治》第319条："少阴病，下利六七日，咳而呕渴，心烦不得眠者，猪苓汤主之。"邪犯少阴，耗伤真阴，阴阳失衡，肾气不固,主水之职失司,致水饮内停;或素有水饮,加之阴虚内热,水热互结而致病。水气犯肺则咳,犯胃则呕,津不布则渴,热扰神明则心烦不眠,故临床症状可伴有心烦不眠、渴欲饮水、呕吐、小便短赤等少阴阴虚有热证。本证在用药时切忌火劫发汗,以免伤及真阴,如《伤寒论》第284条所言:"少阴病,咳而下利,谵语者,被火劫故也。小便必难,以强责少阴汗也。"明确指出治疗少阴经咳嗽,切忌火劫发汗以伤津液而致谵语,加重病情。

谷某之子,年十余岁,其父携之求诊。据云咳嗽,发热,口渴,小便不甚利,服发散药不愈,已数日矣。同道二人先后拈脉毕皆主小青龙汤,正写方未毕,余适自外归,询知其状,即持脉,浮而微数,心知方错,未便明言。写方者询方是否? 即慢应曰是。病者去,乃谓之曰:顷间方症不对,试再细思。一人曰:先生必别有妙方,请明示之。余曰:小青龙症,仲师虽未言脉,然即"表不解"三字推之,则可知其脉必浮紧也。今脉浮而微数,乃是猪苓汤症,试取《伤寒》《金匮》细阅便知。吾意病者明日必来,当照方更正。次日,其人果来,谓方无效,乃为疏猪苓汤,一剂知,三剂疾如失。(选自《谢映庐得心集医案》)

3. 真武汤证

少阴病咳嗽,以咳喘不能卧为特点,兼有神情倦怠、面色黧黑或灰暗无华,或面色㿠白而虚浮,心悸,头眩、肢体沉重、浮肿等症,舌质淡,舌体胖边有齿痕,苔白滑或白厚,脉沉细或沉迟无力者为真武汤证。《伤寒论·辨少阴病脉证并治》第316条:"少阴病,二三日不已,至四五日,腹痛,小便不利,四肢沉重疼痛,自下利者,此为有水气。其人或咳,或小便利,或下利,或呕者,真武汤主之。"邪入少阴,肾阳渐衰,阳虚寒盛,制水无权,水气不化,水饮内停,随气机上逆于肺,咳嗽乃生,甚则咳喘不能卧。下利,腹痛,四肢沉重疼痛,小便不利均为少阴寒化之象,治当温肾阳,化水气,水气除则咳嗽止。方用真武汤以温阳利水止咳。"若咳者,加五味子半升,细辛、干姜各一两"加细辛、干姜以助散水寒,加五味子以敛肺气,以加强止咳之功效。

4. 四逆散证

本证以"咳声高亢"为特征,伴四肢不温,心悸,腹中痛,泻利下重等症状,舌淡,苔白,脉沉弦或弦,用四逆散加减。《伤寒论·辨少阴病脉证并治》第318条:"少阴病,四逆,其人或咳,或悸,或小便不利,或腹中痛,或泻利下重者,四逆散主之。"邪犯少阴,气机升降失常,肺气上逆则咳。治以疏肝行气,行滞开郁,使得肺气宣通,咳嗽则愈,以四逆散为主方,可加干姜、五味子以加强敛肺止咳之功效。

5. 桔梗汤证

本证以咳嗽痰多,甚则咳喘不得平卧,吐腥臭脓性黏痰,或咳吐脓血,咽喉肿痛,干而不渴为特征,伴有发热振寒,胸痛,气急,舌红苔黄,脉细无力。《伤寒论·辨少阴病脉证并治》第311条:"少阴病,二三日,咽痛者,可与甘草汤;不差,与桔梗汤。"《金匮要略·肺痿肺痈咳嗽上气病脉证治第七》第12条:"咳而胸满,振寒脉数,咽干不渴,时出浊唾腥臭,久久吐脓如米粥者,为肺痈,桔梗汤主之。"风邪热毒客于少阴,上攻咽喉,可见咽痛喉痹;风热郁肺,肺失清肃致肺痈咳嗽,故以桔梗汤宣肺利咽,清热解毒,宣肃肺气。桔梗辛散苦降,可宣肺止咳、祛痰排脓;甘草味甘性平,有泻火解毒、润肺祛痰之功,且能缓急止痛。两药相伍,以泻火解毒治其本,宣通肺气、祛痰排脓治其标,标本兼顾,使得宣肺止咳、利咽解毒、祛痰排脓之功倍增。

此外,少阴病热化证,各种病因引起的肺失宣肃,热灼津亏,火郁生痰,痰扰咽喉,致咽痛而语声不出者,可予苦酒汤以清热利咽,养阴润窍,化痰止咳;若有火气上逆,咽喉不利,舌红少苔,脉象虚而涩者,可以麦门冬汤主之。

(六)厥阴病咳嗽

"厥阴之为病,消渴,气上撞心,心中疼热,饥而不欲食,食则吐蛔,下之利不止。"厥阴病病情复杂,寒热虚实夹杂,多为疾病的终末期,预后较差。"寒热错杂,上热下寒"为厥阴病咳嗽的特点。治疗以清上温下,寒热平调为原则。代表方有乌梅丸、麻黄升麻汤。

1.乌梅丸证

本证以咯痰,痰色黄白相兼为特点,伴心烦,口苦、口干,喜热饮,四肢厥冷等症,舌红,苔薄或黄,脉微或弦细。方用乌梅丸,治以散寒清热,宣肺止咳。本方见于《伤寒论·辨厥阴病脉证并治》第338条:"伤寒脉微而厥……蛔厥者,乌梅丸主之。又主久利。"乌梅丸为厥阴病主方,方中君药乌梅酸敛之性,可补肝之体,泻肝之用。当肝郁化火、肝阴不足之时,肝风上犯,木火刑金,肺失宣降,发为气逆,治以平肝息风,肃降金气,敛肝而降肺。谨守病机,予乌梅丸以清热散寒,制肝息风,而达正本清源,平降肺气之功。

患者,男,36岁,2015年12月1日来诊。主诉:反复咳嗽咳痰

1月余。自诉1个月前因感冒出现咳嗽，至今未愈，严重时咳嗽频剧，不能自止，夜间尤甚。现症见：咳嗽，痰黄稠，不易咳出，咽痒，口干、口苦，少许清涕，时有恶寒，四肢不温，纳差，眠可。舌淡，边有齿痕，苔薄白微腻，脉沉弦细。诊断为厥阴病乌梅丸证。处方：熟附子10 g(先煎)，桂枝10 g，当归10 g，干姜10 g，黄连15 g，人参10 g，乌梅30 g，黄柏10 g，花椒10 g，细辛6 g，紫苏子15 g，杏仁30 g，莱菔子30 g。3剂，日一剂，水煎温服。复诊时，咳嗽大减，痰少，夜间时有咳嗽，余症消失。守上方继服3剂而愈。

2. 麻黄升麻汤证

厥阴病咳嗽，如以"痰多色黄，咽喉不利或疼痛，甚则吐脓血"为特征，伴有手足逆冷，或泄泻不止等症状，舌红，苔薄，脉沉或沉迟者，治以清上温下，宣肺止咳，方用麻黄升麻汤。方中麻黄发越肺经郁热，宣肺止咳，升麻升散解毒；天冬、石膏、葳蕤、芍药、知母、黄芩清热滋阴润肺；白术、茯苓、干姜、甘草健脾温阳。全方合用，发越郁阳，清上温下，既有调节肝肺之气，又有滋阴温中之功，平调寒热，咳嗽乃愈。如王晋三所言："方中升散、寒润、收缓、渗泄诸法具备。推其所重，在阴中升阳，故以麻黄升麻名其汤……以麻黄、升麻、桂枝、干姜开入阴分，与寒凉药从化其热，庶几在上之燥气除，在下之阴气坚，而厥阴错杂之邪可解。"

钱某，女，40岁，2015年12月7日以"反复咳嗽、咯痰10天"为主诉来诊。患者10天前因气温骤降出现咳嗽，自服止咳药物，症状逐渐加重。时症见：咳嗽，吐痰，咽喉不利，两颧潮红，纳差，口干，手足不温，失眠，多梦，夜尿多且带泡沫，大便不成形，舌质红、苔黄，脉沉细。遂诊断为厥阴病麻黄升麻汤证，病机为肺热郁闭，上热下寒,予以麻黄升麻汤加减。服药 3 天后咳嗽明显好转,痰少,夜尿次数减少,口干口渴亦明显减轻,继服 6 剂而愈。

《伤寒论》关于咳嗽一病,虽未能概括全部,但是方证对应,一证一法,用药精准,疗效显著。归纳治疗咳嗽的六经辨病、病证相应学术思想,对于提高临床辨治水平具有重要的指导意义。对于本虚标实,寒热错杂之证,临证时更需仔细辨证,分清阴阳虚实,抓住方证要点,逼近疾病本质。

四、喘证

喘证是以呼吸困难,甚至张口抬肩,鼻翼扇动,不能平卧为特征的一种病证。喘证的症状轻重不一,轻者仅表现为呼吸困难,不能平卧;重者稍动则喘息不已,甚则张口抬肩,鼻翼扇动;严重者,喘促持续不解,烦躁不安,面青唇紫,肢冷,汗出,脉浮大无根,甚至发为喘脱,可见于多种急慢性疾病的过程中。该病名最早见于《黄帝内经》,书中有较多关于本病的论述,如《灵枢·五阅五使》中提到:"肺病者,喘息鼻张。"《灵枢·本脏》曰:"肺高则上气,肩息。"《灵枢·五邪》又云:"邪在肺,则病皮肤痛,寒热,上气喘,汗出,咳动肩背。"提出肺为主病之脏,且可涉及心肝,认为喘证的病因既有外感又有内伤,病机也有虚实之别。汉·张仲景《金匮要略》中所言"上气"即是指气喘、肩息、不能平卧的证候,亦包括"喉中水鸡声"的哮病和"咳而上气"的肺胀。金元时期的医家对喘证的论述各有补充,刘河间论喘因于火热:"病寒则气衰而息微,病热则气甚而息粗……故寒则息迟气微,热则息数气粗而为喘也"。朱丹溪认识到七情、饱食、体虚等皆可为内伤致喘之因,《丹溪心法》云:"七情之所感伤,饱食动作,脏气不和,呼吸之息,不得宣畅而为喘急。亦有脾肾俱虚,体弱之人,皆能发喘。"明·张介宾把喘证归纳成虚实两大证,如《景岳全书·喘促》说:"实喘者有邪,邪气实也;虚喘者无邪,元气虚也。"指出了喘证的辨证纲领。清·叶天士《临证指南医案·喘》说:"在肺为实,在肾为虚。"清·林佩琴《类证治裁·喘证》认为:"喘由外感者治肺,由内伤者治肾。"这些观点对指导临床具有重要实践意义。

现代医学认为,喘证见于多种急慢性疾病,如肺炎、喘息性支气管炎、支气管哮喘、肺气肿、肺源性心脏病、心源性哮喘、肺结核、硅肺等多种疾病。因喘证不单独为病,故临床根据症状、体征,结合生化、影像等辅助检查,查明病因,明确诊断后予以病因治疗或对症支持治疗为主,如吸氧、解痉、抗炎、平喘等疗法。

(一)太阳病喘证

太阳病属阳证、表证,外邪侵袭人体,正邪交争于肌表,毛窍闭塞,肺失宣降,肺气上逆,故见喘。代表方有麻黄汤、桂枝加厚朴杏子汤、麻杏石甘汤、小青龙汤、越婢加半夏汤、葛根黄芩黄连汤等。

1. 麻黄汤证

本方证,临床以喘而无汗、恶寒发热为主,伴有头痛、身痛、骨节痛者,治以辛温发汗,宣肺平喘,方用麻黄汤。本方见于《伤寒论·辨太阳病脉证并治》第35条:"太阳病,头痛,发热,身疼腰痛,骨节疼痛,恶风无汗而喘者,麻黄汤主之。"此证乃风寒外束,卫阳被遏,营阴郁滞,太阳经气不利,肺气失宣而致喘咳。方中麻黄辛温解表,善开泄腠理,宣肺平喘,启闭郁之肺气,用作君药;桂枝解肌发表、温经通脉,可助麻黄解表,使发汗之力倍增,又畅行营阴,使疼痛之症得解,用作臣药;杏仁宣降肺气,与麻黄相伍,一宣一降,使肺气之宣降恢复如常,更兼有平喘之功,为佐药;炙甘草味甘,能缓和麻、桂之峻烈,还可调和药味,为使药。本方药味虽少,但配伍精当,四药合用,解表散寒,和营通卫,为辛温发汗之峻剂。而汗出过多必伤人正气,故不可久服、过服。正如柯韵伯在《伤寒来苏集》中指出:"此乃纯阳之剂,过于发散,如单刀直入之将,投之恰当,一战成功。不当则不戢而召祸。故用之发表,可一而不可再。"至于此方禁忌,《伤寒论》列出了诸如"疮家""淋家""衄家""亡血家""汗家"等,即使见表寒证,也是禁用之方药。

2. 桂枝加厚朴杏子汤证

太阳病喘证,若见咳喘气逆,咯清稀白痰,胸满闷,发热,汗出,恶风者,方用桂枝加厚朴杏子汤,治以解肌发表,调和营卫,降气定喘。本方见于《伤寒论·辨太阳病脉证并治》第43条:"太阳病,下之微喘者,表未解故也,桂枝加厚朴杏子汤主之。"第18条:"喘家,作桂枝汤,加厚朴、杏子佳。"桂枝加厚朴杏子汤即桂枝汤加厚朴、杏子而成,用于素有咳喘,又复感风寒,引动宿疾,导致咳喘发作者。成无己在《注解伤寒论》中论:"下后大喘,则为里气太虚,邪气传里,正气将脱也。下后微喘,则为里气上逆,邪不能传里,犹在表也,与桂枝以解外,加厚朴、杏子以下气。"方中以桂枝汤解肌发表,调和营卫;厚朴苦辛而温,下气消痰,降逆平喘;杏仁苦温,止咳平喘。全方表里同治,标本兼顾,为治疗太阳中风兼肺气上逆喘息之良方。

曾有一支气管哮喘患者,男,13岁,来诊时哮喘发作3天,咯白色稀痰,恶寒,神疲,倦怠,微有汗出,舌淡苔白,脉浮缓。予青霉素、氨茶碱、泼尼松等药物治疗,效不佳。辨属太阳病桂枝加厚朴杏子汤证,方用桂枝加厚朴杏子汤:桂枝12 g,炒白芍12 g,炙甘草

9 g,生姜 10 g,大枣 10 g,厚朴 12 g,苦杏仁 12 g,4 剂,日一剂,水煎温服。二诊诉喘息渐平,自汗止,咳嗽、咯痰症状明显缓解,继服 7 剂以巩固疗效。嘱患者避风寒,适寒温,注意保暖,同时加强锻炼,增强体质,提高机体抗病能力。

3. 麻杏石甘汤证

太阳病喘证,以咳喘,甚则咳逆气急,鼻翼煽动,咯痰、量少色黄、质稠不易咳出为主症,伴发热,汗出,口干,口渴,脉数者,方用麻杏石甘汤。《伤寒论·辨太阳病脉证并治》第 63 条:"发汗后,不可更行桂枝汤,汗出而喘,无大热者,可与麻黄杏仁甘草石膏汤。"风寒袭表后,入里化热,邪热郁肺,肺热壅盛,蒸迫津液外泄,故汗出而喘,予麻杏石甘汤宣肺清热,降逆平喘。如尤在泾在《伤寒贯珠集》言:"发汗后,汗出而喘无大热者,其邪不在肌腠,而入肺中,缘邪气外闭之时,胸中已自蕴热,发汗之后,其邪不从汗而出之表者,必从内而并于肺耳。"方中麻黄辛温,开腠解表以散邪;石膏辛甘大寒,清泄肺热以生津,辛散解肌以透邪。二药一辛温,一辛寒;一以宣肺为主,一以清肺为主,且俱能透邪于外,合用则相反之中寓有相辅相成之意,既消除致病之因,又调理肺的宣发功能,共为君药。石膏倍于麻黄,使本方不失为辛凉之剂。麻黄得石膏,宣肺平喘而不助热;石膏得麻黄,清解肺热而不凉遏,相制为用。杏仁味苦,降利肺气而平喘咳,与麻黄相配则宣降相应,与石膏相配则清肃协同,是为臣药。炙甘草既能益气和中,又与石膏相合而生津止渴,更能调和于寒温宣降之间,为佐使药。四药合用,共奏解表清里,化痰平喘之效。

4.小青龙汤证

太阳病喘证,症见喘息、咳嗽、痰白,伴有呕、渴、利、噎、少腹满等里饮证,方用小青龙汤。本方见于《伤寒论·辨太阳病脉证并治》第40条:"伤寒,表不解,心下有水气,干呕,发热而咳,或渴,或利,或噎,或小便不利、少腹满或喘者,小青龙汤主之。"第41条:"伤寒,心下有水气,咳而微喘,发热不渴,服汤已渴者,此寒去欲解也,小青龙汤主之。"小青龙汤为仲景治咳喘的第一方,故以神话中的东方之神命名之,主治风寒束表,水饮内停之证。《医经理解》中指出:"此明水寒未解,治宜小青龙也,心下有水气,寒在膈上也,故喘咳发热不渴。服汤已而渴,则水寒解矣。此解水气之法,当用小青龙,非谓解后仍用小青龙也。"方中麻黄,辛、微苦,温,归肺、膀胱经,有发汗散寒、宣肺平喘、利水消肿之功效;桂枝辛、甘,温,归心、肺、膀胱经,有发汗解肌、温通经脉、助阳化气之功效,二者共为君药,既可发汗解表散邪,又可温阳化气利饮。干姜辛热,可温中散寒,燥湿消痰;细辛辛温,可祛风散寒、温肺化饮,二药为臣,共助君药温肺化饮散邪。五味子酸、甘,温,可收敛固涩、益气生津;芍药苦、酸,微寒,可敛阴养血,二药的收敛之性,既助止咳平喘,又制约君臣之燥性;半夏辛温,可燥湿化痰、降逆止呕、消痞散结,三药共为佐药。炙甘草为使药,补益脾胃,调和诸药。诸药相伍,一散一收,一开一合,共奏散寒祛饮、止咳平喘之功。

郡城西门外奚藕庄客幕于外,上年道途受热,曾患喘嗽,服自便而愈,今复患喘嗽,投自便而加剧,医亦概用清肺补肺,终不见效。自疑为阴虚重证,彷徨无措,遂延予诊。余为脉象见紧,似数非数,前患暑热,故自便可愈。今患寒邪,故反增剧,用小青龙汤而

愈。(选自《医学举要》)

5.越婢加半夏汤证

太阳病喘证,临床以喘咳,胸闷气促为主,伴身形如肿,两目胀突,恶寒发热,汗出者,方用越婢加半夏汤。《金匮要略·肺痿肺痈咳嗽上气病脉证并治第七》第13条:"咳而上气,此为肺胀,其人喘,目如脱状,脉浮大者,越婢加半夏汤主之。"方中麻黄、石膏相配,既辛凉清解,又发越水气;半夏、生姜化痰逐饮而降逆;甘草、大枣补中而调和诸药,缓解麻黄、石膏之寒,以免攻邪而伤正。全方以发泄、透达肺中邪火,蠲饮化痰之功而平咳喘。

社友孙芳其令爱,久嗽而喘,凡顺气化痰、清金降火之剂,几乎遍尝,绝不取效。一日喘甚烦躁,余视其目则胀出,鼻则鼓煽,脉则浮而且大,肺胀无疑矣。遂以越婢加半夏汤投之,一剂而减,再剂而愈。余曰:今虽愈,未可恃也,当以参术补元助养金气,使清肃下行,竟因循月许,终不调补,再发而不可救药矣。(选自《医宗必读》)

此外,太阳病喘证,若属协热下利,症见喘而汗出,伴热利不止,大便黏秽,暴注下迫,或伴腹痛,里急后重者,方用葛根芩连汤证。太阳病喘证以喘息急促,咳嗽,痰黄质稠,胸脘痞满疼痛,拒按,心烦,便秘为主者,宜合用或单用小陷胸汤以清热化痰散结。若见喘息气急,痰多色黄质黏,身热心烦,面赤者,方选桑白皮汤以清热化痰,宣肺平喘。

(二)阳明病喘证

"阳明之为病,胃家实是也。""胃家"包括大小肠,而肺与大肠相表里,当大肠有热时,可影响肺之宣发肃降,而发为喘证。"实"说明阳明病喘证为里热实证,病机为正邪交争,邪气偏盛,故咳声高亢,声音洪亮,伴头痛面赤、口渴喜冷饮、便干等症状。代表方有白虎汤、大承气汤等。

1. 白虎汤证

阳明病喘证,若以喘息,腹满,身热,汗出,烦渴欲饮为临床表现,方选白虎汤加减。本方为治疗阳明病表里俱热的经典方,所治之证乃阳明热盛,充斥内外所致,典型证候即阳明四大证:大热、大汗、大渴、脉洪大。《伤寒论·辨阳明病脉证并治》第221条谓:"阳明病,脉浮而紧,咽燥口苦,腹满而喘,发热汗出,不恶寒,反恶热,身重。"热壅于里,阻碍气机运行,气机壅滞则腹满。肺与大肠相表里,阳明大肠腑气不通,影响肺气肃降,而见喘证。方中石膏辛甘大寒,功擅清热;知母苦寒而润,长于泄火润燥;石膏、知母相伍,以清阳明独盛之热而保胃津。炙甘草、粳米,益气和中。一则气足则津生,再则可免寒凉伤胃之弊。四药相合,共成辛寒清热之重剂。方名白虎,取金气清肃之意。

毋某,男,53岁,以"哮喘10余年"为主诉来诊。10年来哮喘间断发作,未规范治疗,时轻时重,近日因感冒诱发哮喘。时症见:喘不能卧,汗出较多,头部为甚,烦躁不安,发热,口渴,大便干,苔白微黄,脉洪大。诊为阳明病白虎汤证,方药:石膏30 g,知母18 g,赤芍20 g,甘草12 g,粳米为引。7剂,日一剂,水煎温服。二诊时,诉服3剂而汗止,喘轻,大便亦通。继服清热养阴之剂以善其后。

2. 大承气汤证

本证以喘息,腹满,腹胀拒按,大便不通为主症者,方选大承气汤。《伤寒论》中对本方记载较多,前后达 19 条,其中《伤寒论·辨阳明病脉证并治》第 242 条谓:"病人小便不利,大便乍难乍易,时有微热,喘冒不能卧者,有燥屎也,宜大承气汤。"方中大黄苦寒,泻热去实,推陈致新,芒硝咸寒软坚润燥,通利大便,又用枳实、厚朴行气消痞。四味相和,共成攻下实热平喘,荡涤燥结之峻剂,实热已清,喘而自愈。

此外,阳明气分病喘证,症见咳嗽胸满,烦躁脉浮者,予厚朴麻黄汤宣肺平喘;症见咳喘、肺气胀满、烦躁、脉浮者,方选小青龙加石膏汤解表化饮平喘。

(三)少阳病喘证

少阳者,为三阴三阳之枢纽,《素问》所谓"太阳为开,阳明为合,少阳主枢"。少阳病的病机多属邪气侵犯少阳,枢机不利,胆火内郁,内外失和。少阳病喘证,多表现为喘息胸闷,口干口苦,不欲饮食等,所谓"少阳之为病,口苦,咽干,目眩也"。治疗以扶正祛邪为原则,以和解少阳,调达枢机为基本治法。代表方为小柴胡汤。以小柴胡汤证为例。

少阳病喘证,若症见喘息胸闷,情志郁闷,心烦喜呕,不欲饮食或发热者,方选小柴胡汤加减。本方见于《伤寒论·辨太阳病脉证并治》第 96 条:"伤寒五六日,中风,往来寒热,胸胁苦满,嘿嘿不欲饮食,心烦喜呕,或胸中烦而不呕,或渴,或腹中痛,或胁下痞硬,或心下悸、小便不利,或不渴、身有微热,或咳者,小柴胡汤主之。"方中柴胡专入少阳、疏邪透表;黄芩清少阳胆腑之郁火,共为君药;气逆不降,以半夏降泄浊气,气郁不升,以生姜辛升宣散,兼制柴胡、黄芩苦寒伤胃,为臣药;正气虚,以人参补益中气,扶正抗邪为佐药;甘草为使药,益气和中,调和诸药。

呼某,男,69岁。2016年4月23日初诊。患者既往有慢阻肺、肺心病病史20余年,半月前因感冒而发病,咳嗽,咳痰,继而出现阵发性气喘、心慌,动则加重。时症见:患者精神差,喘息气短,频发咳嗽,咳黄白相间黏痰,畏冷,自汗,口苦,咽干,纳眠差,二便正常,舌淡胖,苔白,脉滑数。辨为少阳病小柴胡汤证,方予小柴胡汤加减:北柴胡30 g,清半夏12 g,党参10 g,黄芩10 g,杏仁15 g,姜厚朴18 g,炙甘草12 g,大枣10 g,生姜9 g。4剂,日一剂,水煎温服。二诊:服药后气喘心慌明显减轻,仍咳嗽、咳痰,但较前减轻,上方合三子养亲汤,继服7剂,诸症悉除。

此外,少阳病喘证,若见呼吸喘促,胸闷胸痛,咽中如窒,每因情志刺激诱发,平素忧思多抑郁者,方选五磨饮子加减以开郁降气平喘。

(四)太阴病喘证

太阴病属里证、寒证。"太阴之为病,腹满而吐,食不下,自利益甚,时腹自痛。若下之,必胸下结硬。""脾为生痰之源,肺为贮痰之器",太阴受病,水湿痰浊内生,阻碍气机,升降失常,累及于肺,故多见"咳""痰""喘"之状。治疗以温中化饮为原则。代表方为苓桂术甘汤。以苓桂术甘汤证为例。

太阴病喘证,若见喘息,头晕,胸满,面目虚浮,口干渴不欲饮,舌淡,苔白滑,脉沉紧等表现者,治以温化水饮,降逆平喘,方用苓桂术甘汤。本方见于《伤寒论·辨太阳病脉证并治》第67条:"伤寒,若吐、若下后,心下逆满,气上冲胸,起则头眩,脉沉紧,发汗则动经,身为振振摇者,茯苓桂枝白术甘草汤主之。"方中以茯苓为君,健脾渗湿,祛痰化饮,使水饮从小便而出;以桂枝为臣,既可温阳以化饮,又能化气以利水,且兼平冲降逆;湿源于脾,脾虚则生湿,故佐以白术健脾燥湿,助脾化运,使脾阳得温,水湿自除;甘草为使,益气和中,收饮去脾和、湿不复聚之功。四药共奏健脾利湿,温阳化饮之效。

若出现咳而痰多,痰质稠厚,胸闷脘痞,苔腻者,方用二陈汤以燥湿化痰,理气和中;若痰浊壅肺,咳逆痰涌,胸满气急,苔滑腻者,方用三子养亲汤以降气化痰。

(五)少阴病喘证

少阴病属里证、阴证,多由体内阳气衰弱所致,或者素体阳气不足,邪气由表传里而至少阴。"少阴之为病,脉微细,但欲寐也"。其中"脉细"表现的是气血的亏虚,阳气不足,阴血失养,脉道不能充盈,故见脉细;"但欲寐"指的是精神萎靡,昏昏欲睡,阴气过盛,正不抗邪,故见神志消沉。临床中喘证的少阴寒化证较为常见,当治以温肾通阳,散寒除饮平喘,代表方有真武汤。以真武汤证为例。

本证以"咳喘不能卧,神情倦怠、面色黧黑,肢体沉重、浮肿,舌淡胖,边有齿痕,苔白滑或白厚,脉沉细或沉迟无力"等表现为临床特点,治以温阳利水平喘,方用真武汤加减。本方见于《伤寒论·辨少阴病脉证并治》第316条:"少阴病,二三日不已,至四五日,腹痛,小便不利,四肢沉重疼痛,自下利者,此为有水气。其人或咳,或小便利,或下利,或呕者,真武汤主之。"方中熟附子辛热,温补肾阳;白术甘温,健脾燥湿,使水有所主;生姜辛温,宣发肺气,使水有所散;茯苓淡渗,走膀胱,佐白术健脾,是于制水之中有利水之用;芍药活血脉,利小便,是于制水之中有利水之法,且芍药有敛阴和营之用,可制约姜附的温燥之性。全方从三脏二腑着眼,尤以芍药利肌里腠间水气为妙,既能活血以利水,又能开痹以泄络,如此三焦上下脏腑之水,肌腠表里内外之水,皆可一役而去,水气除则喘止。

张某,男,47岁,2016年3月初诊,诉有喘息型支气管炎20年,1个月前因感冒后急性发作,于当地医院输液治疗,症状无明显缓解。时症见:喘促,动则气喘加重,咯少许白色泡沫痰,面目、四肢轻度浮肿,畏寒肢冷,舌体胖大,边有齿痕,苔白滑,脉细弱。诊断为少阴病真武汤证。处方:制附片20 g,茯苓20 g,白芍15 g,白术15 g,生姜9 g,蜜麻黄10 g。3剂,日一剂,水煎温服。复诊时气喘、浮肿减轻,畏寒肢冷症状缓解,嘱再守上方3剂以巩固疗效。三诊时喘息、浮肿诸症消失。

(六)厥阴病喘证

"厥阴之为病,消渴,气上撞心,心中疼热,饥而不欲食,食则吐蛔,下之利不止。"厥阴病病情复杂,寒热虚实夹杂,多为疾病的终末期,预后较差。"寒热错杂,上热下寒"为厥阴病喘证的特点。治疗以清上温下,寒热共调为原则。代表方有乌梅丸。以乌梅丸证为例。

厥阴病喘证,以"咯痰,痰色黄白相兼,心烦,口苦、口干,喜热饮,四肢厥冷,舌红,苔薄或黄,脉微或弦细"等为临床特点。方用乌梅丸,治以散寒清热,宣肺止咳,化痰平喘。方中重用酸敛之乌梅,以补肝之体、泻肝之用,酸与甘合则滋阴,酸与苦合则清热。附子、干姜、川椒、细辛、桂枝之大辛大热以温经散寒,通阳破阴、宣通阴浊阻结;黄连、黄柏苦寒,清热燥湿;人参健脾益气,当归补血养肝,白蜜甘缓和中,与桂枝合用可养血通脉,调和阴阳以解四肢厥冷。因风木上干于肺,肺失宣降,虚实错杂之咳、喘、哮者,遂予乌梅丸以散寒清热,镇肝息风,正本清源,而平降肺气。

患儿,刘某,男,7岁,2015年10月8日初诊。家属代诉患儿发热、咳嗽、喘息10天,加重3天,刻下:发热,最高体温:39.2 ℃,咳嗽,阵咳有黄痰,喉间痰鸣,不易咳出,呼吸急促,喘息,动则出汗,伴阵发性胸痛、腹痛,脐周部为主,夜间疼痛较剧,疼痛性质不确定,纳差,口干涩,四肢不温,舌暗红、苔薄黄,脉弦细数。查体:咽部充血,双侧扁桃体Ⅱ度肿大。遂诊断为厥阴病乌梅丸证。处方:乌梅15 g,赤芍10 g,白芍10 g,当归10 g,太子参15 g,细辛3 g,桂枝6 g,防风6 g,附子6 g,黄连10 g,黄柏6 g,枳壳6 g,4剂,日一剂,水煎温服。复诊时,喘憋减轻,咯痰转白,易咳,予上方去黄连,加黄芪、苏梗,7剂。三诊时,诸症均明显减轻,守上方继服15剂而愈。

"六经辨病"为喘证的诊断和选方用药提供了较为明晰的思路和方向。临证时,若兼标实,痰浊壅肺,气急,胸闷者,为"上实下虚"之候,宜用苏子降气汤;若喘逆甚剧,张口抬肩,鼻煽气促,面唇青紫,汗出如珠,脉浮大无根或结代者,为肺气欲竭,心肾阳衰的喘脱危象,宜急用参附汤送服黑锡丹、蛤蚧散,不可错失急救时机。

五、心悸

　　心悸，是指患者自觉心慌、心中悸动不安，甚则不能自主的一种病证，临床多呈发作性，每因情志内伤，或劳累过度而发作，且常伴胸闷、气短、自汗、乏力、易惊等症状。中医对心悸的认识，最早可追溯到《内经》，《素问·至真要大论》曰："心中澹澹大动，胸胁胃脘不安……病本于心。"虽未确定"心悸"这一病名，但却提到了心悸的病因及表现。《素问·平人气象论》曰："人一呼脉四动以上曰死，脉绝不至曰死，乍疏乍数曰死。"这是对心悸时严重心律失常的预后与判断。心悸病名首先见于张仲景的《伤寒论》和《金匮要略》，有"心动悸""心下悸""心中悸""脐下悸"之称，其中涉及相关条文15条。成无己在《伤寒明理论》中论："心悸之由，不越二种，一者虚也；二者饮也。"朱丹溪提出心悸当责之虚与痰，《丹溪心法·惊悸怔忡》："惊悸者血虚……怔忡无时，血少者多，有思虑便动属虚，时作时止者，痰因火动。"现代医家多认为，心悸由久病体弱、饮食劳倦、七情内伤、感受外邪、服药不当等所致。病位主要在心，与肝、脾、肺、肾四脏密切相关。虽各家认识皆有不同，但心悸病机总属本虚标实。本虚为气血阴阳亏虚，心神失养；标实多为痰、火、饮、瘀等邪犯于心，临床表现多虚实夹杂。

　　现代医学认为，心悸是病人自己能感知心跳的一种心前区不适或心慌的感觉,凡由各种原因引起心脏搏动频率或节律发生异常者,均可表现为心悸。现代医学对于心悸的认识,更侧重于研究心脏的生理和病理的方面。从心脏的机械运动分析,心跳节律不一与心脏搏动增强是发生心悸的关键,常见病因有心室肥大、心室血流量增多或心脏工作负荷增大等。另外,机体交感神经兴奋、基础代谢增强,心搏出量增加也可发生心悸。心悸常见于各种心脏疾病,如心肌炎、心肌缺血、心包炎、心律失常及心力衰竭等,亦见于贫血、低血糖、大量失血、高热、甲状腺功能亢进症以及胸腔积液、气胸、肺部炎症、肺不张等;还可见于自主神经功能紊乱,如神经衰弱、更年期综合征、惊恐等,结合心电图、心脏彩超、心肌酶等辅助检查不难鉴别诊断,必要时检查 24 小时动态心电图、BNP 与冠状动脉造影。西医治疗心悸,根据疾病病因的不同,分别从营养心肌、改善心肌代谢、降低心室率等方面入手。

中医治疗心悸,多采用脏腑辨证、八纲辨证等方法,但临床证型错综复杂,辨证论治较为困难。以《伤寒论》为基础,运用“六经辨病,病证相应”的诊治思维,常能准确辨证,直中靶心,提高疗效。

(一)太阳病心悸

《伤寒论》云:“太阳之为病,脉浮,头项强痛而恶寒。”太阳病属阳证、表证,为邪在肌表的病变。汗为心之液,发汗过多,损伤心阳,心阳虚则悸动不安,故太阳病心悸,多因发汗过多,伤及心阳所致。临床以表证为主,症见发热,汗出,心悸,恶寒肢冷,头痛,乏力等,代表方为桂枝甘草汤、桂枝甘草龙骨牡蛎汤、桃核承气汤等。

1.桂枝甘草汤证

太阳病心悸以心悸喜按，神疲乏力，恶寒肢冷等症状为主者，治以温养心阳，方用桂枝甘草汤。本方见于《伤寒论·辨太阳病脉证并治》第64条："发汗过多，其人叉手自冒心，心下悸，欲得按者，桂枝甘草汤主之。"心在液为汗，过汗则心伤，乃致心气亏虚。如《伤寒溯源集》注："发汗过多，则阳气散亡，气海空虚，所以叉手自冒覆其心胸，而心下觉惕惕然悸动也。"病在太阳，发汗不当，汗出过多，伤及心阳，阳虚无以温煦，心脏失去阳气的庇护，则空虚无主，表现出心中悸动不安。方中桂枝为君药，其性辛温，具有温通心阳之功，甘草为臣，具有补益心气、调养气血的作用。二者相伍，辛甘化阳，共奏温补心阳之功，心阳复则心悸愈。本方药味虽简，但桂枝用量大至四两，且一次顿服，故清代柯韵伯称本方为补心阳之"峻剂"。张仲景治心阳虚常用桂枝、甘草，如治疗误下心胸阳气不足之桂枝去芍药汤和桂枝去芍药加附子汤、治疗阴阳两虚之炙甘草汤、治疗心脾气血阴阳不足之小建中汤、治疗心阳虚而烦躁之桂枝甘草龙骨牡蛎汤等，皆有桂枝甘草的配伍。可见桂枝甘草汤是温养心阳的基本方剂。

张某，女性，55岁，于2017年11月8日以"心慌、胸闷半年，加重1月"为主诉来诊。半年前因心慌、胸闷就诊于当地医院，诊断为病态窦房结综合征，并置入人工起搏器，术后症状减轻，但近期无明显诱因又出现心慌、胸闷，偶有夜间憋醒，动态心电图提示无明显异常，服用硝酸异山梨酯、辅酶Q10等疗效均不佳，遂来门诊求治，时症见：心慌、胸闷，畏寒怕冷，面色晦黯，纳差，眠可，二便正常，舌淡胖苔白，脉沉缓。诊断为太阳病桂枝甘草汤证，予桂枝甘草汤加味:桂枝 15 g,炙甘草 12 g,法半夏 12 g,全瓜蒌 30 g,薤白 30 g,丹参 15 g,炒麦芽 30 g。4 剂,日一剂,水煎温服。复诊时自诉心慌、胸闷较前减轻,无夜间憋醒,仍诉怕冷,守前方桂枝加至 18 g。继服 14 剂,诸症皆消。

2. 桃核承气汤证

本证以心悸、胸闷,少腹急结胀满,烦燥易怒,其人如狂,舌暗,舌下脉络迂曲为特点,多因表邪未解,邪热内陷,血热互结于膀胱,上扰于心所致。治以活血化瘀,理气通脉,安神定悸,方用桃核承气汤合桂枝甘草龙骨牡蛎汤加减。本方见于《伤寒论·辨太阳病脉证并治》第 106 条:"太阳病不解,热结膀胱,其人如狂,血自下,下者愈。其外不解者,尚未可攻,当先解其外。外解已,但少腹急结者,乃可攻之,宜桃核承气汤。"本方主要用于治疗太阳病蓄血轻证。临床治疗太阳病蓄血心悸时,常与桂枝甘草龙骨牡蛎汤合用,服后微利,使蓄血除,瘀热清,则悸证自除。方中桃仁苦甘平,活血破瘀;大黄苦寒,下瘀泄热。二者合用,瘀热并治。芒硝咸苦寒,泻热软坚,助大黄下瘀泄热;桂枝辛甘温,通行血脉,既助桃仁活血祛瘀,又防硝、黄寒凉凝血之弊,同时能发散经中火邪。桂枝与硝、黄同用,相反相成,桂枝得硝、黄则温通而不助热;硝、黄得桂枝则寒下而又不凉遏。牡蛎、龙骨,镇心以安烦乱之神,炙甘草护胃安中,并缓诸药之峻烈。诸药合用,共奏活血化瘀、理气通脉之功。

此外,太阳病蓄血证心悸,以气滞血瘀症状为主,如心悸,心烦躁扰、失眠,腹部刺痛,面色紫黯,皮肤粗糙,口唇、爪甲青紫,舌质紫黯,舌下脉络青紫,脉涩者,方用桂枝茯苓丸加减;若瘀血较重而热势较轻,以心悸,少腹硬满,或身黄,脉沉涩为主要表现者,方用抵当汤加减。若心血瘀阻者,以心悸,胸闷,心痛,脉涩为主症者可选用桃仁红花煎加减。临床上治疗心悸属太阳病蓄血证时,应根据病情轻重、瘀热程度灵活加减应用。

(二)少阳病心悸

少阳病属阳证,病位在半表半里,多因正气亏虚,邪气入内,正邪交争相搏于少阳经。症见:往来寒热,口苦咽干,目眩,胸胁苦满,默默不欲饮食,心烦喜呕。少阳病心悸,多为枢机不利,气滞则水停,上凌于心而致心悸,治疗以和解少阳,条畅枢机为法,代表方有小柴胡汤、柴胡加龙骨牡蛎汤等。

1. 小柴胡汤证

少阳病心悸,若见往来寒热,胸胁苦满,心烦喜呕,默默不欲饮食者,治以和解少阳,方用小柴胡汤加减。本方见于《伤寒论·辨少阳病脉证并治》第265条:"伤寒,脉弦细,头痛发热者,属少阳。少阳不可发汗,发汗则谵语,此属胃。胃和则愈,胃不和,烦而悸。"临床用小柴胡汤治疗心悸,原文要求加减变化:"若心下悸者,小便不利者,去黄芩,加茯苓"。《素问·脏气法时论篇》曰:"肾欲坚,急食苦以坚之。"黄芩味苦寒,去之则蓄水浸行。茯苓味甘淡,渗泄为阳,加之则津液通流。方中柴胡专入少阳、疏邪透表;黄芩清少阳胆腑之郁火,共为君药;气逆不降,以半夏降泄浊气,气郁不升,以生姜辛升宣散,兼制柴胡黄芩苦寒伤胃为臣药;正气虚,以人参补益中气,扶正抗邪为佐药;甘草为使药,益气和中,调和诸药。

李某,男,23岁,2017年3月20日以"心慌,胸闷,头晕3年,加重1周"为主诉就诊。患者3年前出现心慌、胸闷、头晕、四肢无力,在服用中西药治疗过程中,突然全身抽搐,持续时间约2分钟,有短暂意识丧失,无口吐白沫,无角弓反张,无大小便失禁。发作频率半年一次至两月一次不等,发作持续时间最长延至20分钟。查心电图示:窦性心律不齐。详细询问病情,病人神情紧张,触事易惊,善太息,夜间多梦,易惊醒,短气自汗,时有发热(不超过38℃),纳差,口苦口黏,舌体胖大,舌边齿痕重,舌质红,苔厚腻,脉濡缓。四诊合参诊断为少阳病小柴胡汤证,给予小柴胡汤合温胆汤加减,5服,日一剂,水煎温服。复诊时,患者诉服药期间头晕症状减轻,睡眠较前改善,仍有胸闷、心慌,苔腻,脉濡细,守上方继服7服。三诊时,患者诉不再触事即惊,无胸闷、心慌,抽搐未再发作,舌微胖,苔稍腻,脉细。守上方加五味子、远志继服10服,诸症皆除,至今未再发。

2.柴胡加龙骨牡蛎汤证

少阳病心悸,以失眠多梦,易惊醒,烦躁,谵语,胸胁满闷不适,身重,伴见口苦、咽干、腹满、便秘,舌质红,苔黄腻,脉弦细数者,方用柴胡加龙骨牡蛎汤加减,以奏和解少阳,调畅气机,重镇安神之功。

此外,少阳病心悸,以胆怯易惊,心悸不宁,坐卧不安,不寐多梦,心慌胸闷,口苦口黏,舌苔黄腻为特点者,多因少阳枢机不利,痰湿内生,久而化热,痰热互结,内扰于心所致。治以清热化痰,宁心安神,方用黄连温胆汤加减。温胆汤出自《三因极—病证方论》,其卷9载:"治大病后虚烦不得眠,此胆寒故也,此药主之,又治惊悸。"清代陆廷珍在温胆汤的基础上加黄连,成为黄连温胆汤,用于治疗痰热内扰所致的各种神志病。若治疗痰浊内扰、心虚胆怯、神志不宁之心悸,可在温胆汤基础上减去清热化痰的竹茹,加入益气养血补心安神的人参、熟地黄、五味子、酸枣仁、远志,即为十味温胆汤。

(三)太阴病心悸

病入太阴,以脾阳虚弱,寒湿阻滞为主要病机。太阴病心悸,因脾阳亏虚,运化无力,寒湿中阻,痰饮内停,邪犯于心所致;或因太阴脾虚,气血生化乏源,心血亏虚,心神失养所致。《素问·五脏生成篇》云:"诸血者,皆属于心。"血液依靠心阳推动方能运行全身,濡养脏腑经络,心的正常生理功能也依赖血液的濡养。若气血亏虚,脏腑功能失调,心神失于濡养,则发为心悸。太阴病心悸多以心悸不安为主,伴有腹痛绵绵,倦怠乏力,面色无华,纳差便溏等症状。治以温运脾阳、补益气血、安神定悸,代表方为小建中汤、苓桂术甘汤等。

1. 小建中汤证

太阴病心悸,以心中悸动不安,虚烦不宁为主症,伴有腹痛绵绵不绝,喜温喜按,面色无华,四肢酸楚,手足烦热,咽干口燥,甚或女子月经色淡、经量或小或大,男子遗精、早泄等特点,治以补益气血,养心安神,方用小建中汤。本方见于《伤寒论·辨太阳病脉证并治》第102条:"伤寒二三日,心中悸而烦者,小建中汤主之。"伤寒发病二三日,尚属新病,倘未曾误治,却见心中悸动不安,心烦不宁之症,究其原因,必是里气本虚,气血不足。此种病证,心中悸,多由心脾亏虚、气血不足所致,心无所养则悸,血虚生热则烦。如

《注解伤寒论》中所释："伤寒二三日,邪气在表,未当传里之时。心中悸而烦,是非邪气搏所致。心悸者,气虚也;烦者,血虚也。"《医宗金鉴》又云："伤寒二三日,未经汗下,即心悸而烦,必其人中气素虚,虽有表证,亦也不可汗之。盖心悸阳已微,心烦阴已弱,故以小建中汤先建其中,兼调荣卫也。"对于气血亏虚所致的心悸,若病情较轻,多以用小建中汤加减。尤在泾云:"是不可攻其邪,但与小建中汤温养中气,中气立则邪自解,实有安内攘外之功。"小建中汤是由桂枝加芍药汤,重用饴糖组成,具有温健中州之功。方中饴糖为君,芍药倍于桂枝,意在通行营卫而健运中州,益气血生化之源,心复其养,而悸证自愈。

太阴病心悸,若气血两虚较重,兼阴阳亏虚者,则宜单用或合用炙甘草汤,治以滋阴潜阳,安神定悸。

2. 苓桂术甘汤证

太阴病心悸,以心悸、头晕、胸满为主症,伴有口干,渴不欲饮,面目虚浮,小便不利,大便干结,舌淡苔白滑,脉沉紧,方选苓桂术甘汤。该方见于《伤寒论·辨太阳病脉证并治》第67条:"伤寒,若吐若下后,心下逆满,气上冲胸,起则头眩,脉沉紧,发汗则动经,身为振振摇者,茯苓桂枝白术甘草汤主之。"又见于《金匮要略·痰饮咳嗽病篇第十二》云:"心下有痰饮,胸胁支满,目眩者,苓桂术甘汤主之。"本证病机为中阳亏虚,水饮内停,上凌于心。脾主运化水液,太阳病误治,损伤脾胃,致脾胃运化功能减退,水停中焦,逆而上凌于心,发为心悸。《金匮要略·痰饮咳嗽病脉证并治第十二》第12条曰:"凡食少饮多,水停心下。甚者则悸,微者短气。"水饮为心悸发病的关键因素,成无己在《伤寒明理论》所述:"心下悸,小便不利,水蓄而不行也。"苓桂术甘汤是"病痰饮者,当以温药和之"的代表方,方中以茯苓为君,健脾渗湿,祛痰化饮,使水饮从小便而出;以桂枝为臣,温阳化气,既可温阳以化饮,又能化气以利水,且兼平冲降逆;脾虚则生湿,故佐以白术健脾燥湿,助脾运化,使脾阳得温,水湿自除;以甘草益气和中为使,收饮去脾和、湿不复聚之功。四药合用,共奏健脾利湿,温阳化饮之功。方药虽简,配伍严谨,温而不热,利而不峻,确为温化痰饮之和剂。

李某,女,46岁,以"心悸不安2个月"为主诉来诊,2个月前劳累后出现心悸不安,未予治疗,病情渐加重。时症见:心悸、头晕、胸中满闷,每到夜晚自觉有气上冲心胸,双下肢轻度浮肿,口干不欲饮水,面部㿠白虚浮,眼圈发青,小便短少,大便秘结,四五日一行,舌质淡胖,苔白滑,脉沉滑。四诊合参辨为太阴病苓桂术甘汤证。治疗当以温通心阳,降逆平冲为主,具体方药为:茯苓30 g,桂枝12 g,白术18 g,炙甘草9 g。5剂,日一剂,水煎温服。服药后头晕、心悸及气上冲胸等症明显好转,下肢水肿减轻。守上方继服7剂,诸症皆愈。

此外,太阴病心悸伴胸胁支满、头眩者,用苓桂枣甘汤加减,此方在苓桂术甘汤基础上去白术加大枣,苓桂枣甘汤证虽是水饮内停,但其部位偏于下焦,多在肚脐以下部位,症见小腹部怕冷、小腹胀满、大便稀溏,故条文曰"其人脐下悸";而苓桂术甘汤证的病位在中焦,故有"心下有痰饮,胸胁支满,目眩"以及"心下逆满、气上冲胸、起则头眩"等症。若因心血亏耗,心失其养所致心悸,症以心悸气短为主,伴头晕目眩,动则加重,面色无华,倦怠乏力,纳差便溏,眠差多梦,健忘,或妇女月经量少色淡,舌淡红,脉细弱,治以益气补血,健脾养心,方用归脾汤加减。

(四)少阴病心悸

"少阴之为病,脉微细,但欲寐也。"少阴病多为心肾阳虚证,表现为畏寒肢冷,神疲乏力,小便清长或小便短少,下利清谷等症。少阴病心悸,多因心阳失于温煦,心失所养所致。临床常见于素体阳虚病人,以肢体肿胀,心悸、眩晕,神疲倦怠,畏寒肢冷为主要表现。代表方为真武汤、炙甘草汤、四逆散、桂枝甘草汤等。

1.真武汤证

少阴病心悸,以心悸,头眩为主,伴有肢体沉重浮肿,神疲倦怠,口不渴,或渴不欲饮,小便不利,面色黧黑或灰暗无华,亦可见面色㿠白而虚浮,或腹痛,或咳喘,或下利,或呕,舌质淡,舌体胖边有齿痕,脉沉细或沉迟无力者,方选真武汤加减。本方见于《伤寒论·辨太阳病脉证并治》第 316 条:"少阴病,二三日不已,至四五日,腹痛,小便不利,四肢沉重疼痛,自下利者,此为有水气。其人或咳,或小便利,或下利,或呕者,真武汤主之。"清初高学山有云:"寒邪内盛,微阳畏服,而不能分布水气,故积至五六日。而寒水相搏,下而侵脾,则腹痛。侵小肠、膀胱则转运之阳气阻塞,故小便不利。甚则水谷不别,总由大肠而下利。或其水气外侵四肢则沉重疼痛。或上而侵肺则咳,侵胸则呕。总由肾中真阳消索,故阴寒上逆以致昏蛰之祸。用真武汤壮阳以渗水,补阳以泄阴,而奠定之功,直与神禹同垂百世矣。"真武汤证总不外乎阴寒之水,方中以附子为君药,辛甘性热,温肾助阳,化气行水,又能温脾运化水湿。茯苓、白术为臣,茯苓利水渗湿,使水饮从小便去,白术健脾燥湿。张元素云："附子以白术为佐,乃除寒湿之圣药。湿药少加之引经。"此方选用白芍,既利小便行水气,又能缓急止痛,敛阴舒筋解筋肉颤动,且能防附子燥热伤阴;生姜既助附子温阳散寒,又合茯苓、白术宣散水湿。

李某,女,60岁,于2019年3月22日以"心慌、胸闷10年,加重半月余"为主诉来诊。自诉既往有风湿性心脏病史10年,时感心悸、胸闷,未予治疗,半月前病情加重,就诊于当地医院诊断为慢性心衰,治疗后效果不佳,为求中医药治疗,遂来门诊求治。时症见:精神差,面色晦暗,心慌、心悸,胸闷,气喘,双下肢水肿,怕冷,纳差,眠一般,大便不成形,小便少,舌淡苔白,脉沉细无力。诊为少阴病真武汤证,予真武汤原方:淡附片15 g,茯苓20 g,炒白术18 g、炒白芍20 g,炮姜15 g。4剂,日一剂,水煎温服。复诊时心慌、心悸减轻,水肿渐消,小便增多。守原方继服7剂,小便畅通,双下肢水肿消失,精神好转。守原方续服14剂以巩固疗效。

2.炙甘草汤证

少阴病心悸,以心动悸,甚则心中惕惕、怔忡不安,不能自控,多于活动后加重为主症,伴神疲倦怠,虚羸少气,或有胸闷腹胀,肢冷畏寒,纳果食少,失眠健忘,舌体较小,有时可见裂纹,舌质淡,少苔,脉结代者,方选炙甘草汤。本方见于《伤寒论·辨太阳病脉证并治》第177条:"伤寒脉结代,心动悸,炙甘草汤主之。"炙甘草汤治疗阳虚不能宣通脉气,阴虚不能营养心血所致之证,本方为气血阴阳并补之剂,历代医家对此有深入研究,并作出很多经典阐释,如成无己于《注解伤寒论》中认为炙甘草汤能"益虚补血气而复脉",其功效当为气血双补;吴谦于《医宗金鉴》中直言本方:"补中、生血、复脉为急,通行营卫为主也。"方中重用炙甘草以补气健脾、复脉养心,生地黄滋阴养血、充养心脉,共为君药;人参、大枣益心气,补脾气,以助气血生化之源;阿胶、麦冬、麻仁滋心阴,养心血,共为臣药;桂枝、生姜辛温走散,温心阳,通血脉,皆为佐药;原方佐以清酒,温通血脉,以助药力,为使药。诸药合用,温而不燥,滋而不腻,使气血充足,阴阳调和,则心动悸、脉结代皆得其平,诸药合用,共奏益气养血,通阳复脉之功,故本方又名为复脉汤。

　　杨某,女,68 岁,2017 年 1 月 4 日以"心慌半年余,加重 1 周"为主诉来诊。患者既往有冠心病史 20 余年,平素口服参松养心胶囊、阿司匹林肠溶片及杞菊地黄丸,病情稳定。半年前出现心中悸动不安,时有胸闷、乏力等症,未正规治疗,1 周前上述症状逐渐加重,遂来门诊。症见:心悸不安,夜间及劳累后加重,时有胸闷,乏力,畏寒,神疲,纳少,入睡困难,夜间睡眠时间不足 4 小时,易惊醒,二便可,舌体有裂纹,舌淡苔薄少,脉结代,查心电图示窦性心律不齐。四诊合参诊断为少阴病炙甘草汤证,遂给予炙甘草汤加味:炙甘草 20 g,党参 15 g,生地黄 30 g,麦冬 18 g,桂枝 10 g,火麻仁 20 g,阿胶 10 g(烊化),远志 9 g,益母草 20 g,五味子 9 g,酸枣仁 20 g。7 服,日一付,水煎温服。1 月 14 日复诊时患者诉服上药1 剂后即感觉心慌明显减轻,夜间入睡较以前容易,胸闷、畏寒好转,睡眠时间可延长至 5 小时,劳累后仍可出现心前区不适,纳可,二便可,舌体有裂纹,舌淡苔薄白,脉沉结,守上方,生地黄减至20 g,加用鸡血藤 15 g,连服 20 剂。2 月 15 日三诊,患者诉心慌基本消失,劳累后偶可出现,但不影响生活,未诉胸闷、畏寒,纳眠可,二便可,舌淡苔白,有裂纹,脉沉细,守 1 月 14 日方,加当归 10 g,

继服 15 剂,诸症全愈。

3.四逆散证

少阴病心悸,以心悸,手足不温为主,伴有腹中痛,泄利下重,或女子多伴月经不规律,或经行腹痛,脉沉弦或弦。治以透邪解郁,疏肝理脾,方用四逆散加减。本方见于《伤寒论·辨少阴病脉证并治》第 318 条:"少阴病,四逆,其人或咳,或悸,或小便不利,或腹中痛,或泄利下重者,四逆散主之。"虽言少阴病,不见全身虚寒的证候,如畏寒神疲,下利清谷,脉微细,但欲寐等,因此本证之四逆不是少阴阳虚证候,而是少阴阳气郁遏于内,不能外达于四肢,心阳失煦,水邪上凌,则为悸。诚如明代李中梓所说:"此证虽云四逆,必不甚冷,或指头微温,或脉不沉微,乃阴中涵阳之证,唯气不宣通,是以厥冷。"故用四逆散意在通调气机,气机顺畅则四逆自愈。方中柴胡为君药,入肝胆经,疏肝解郁,升阳透邪。白芍为臣药,与柴胡合用,既可补养肝血,条畅肝气,又防柴胡升散耗伤阴血之弊。枳实为佐药,与柴胡相配,以助理气解郁,调畅气机之功;与白芍相伍,又有调和气血之效。甘草调和诸药,益脾和中,为使药。诸药相合,共奏透邪解郁、疏肝理脾之效,使邪去郁解,气血调畅,升降有序,悸逆自愈。如《医宗金鉴》所说:"君柴胡以疏肝之阳,臣芍药以泻肝之阴,佐甘草以缓肝之气,使枳实以破肝之逆,三物得柴胡,能外走少阳之阳,内走厥阴之阴,则肝胆疏泄之性遂,而厥可通也。"原方用白饮(米汤)和服,亦取中气和则阴阳之气自相顺应之意。

此外,少阴病心悸,以心悸喜按,按之则舒为主,伴神疲乏力,恶寒肢冷,脉缓无力者,属心肾阳虚轻证,可用桂枝甘草汤加减;若心阳亏虚较重,虚阳浮越而出现烦躁,临床以心悸,烦躁,怔忡,失眠多梦,倦怠,乏力,形寒肢冷,舌淡,苔薄,脉细为特点,方用桂枝甘草龙骨牡蛎汤;倘若心阳虚进一步加重,阳虚生痰蒙遏心神影响神志,出现惊狂、卧起不安等症,方用桂枝去芍药加蜀漆牡蛎龙骨救逆汤通阳救逆、镇惊安神,或以安神定志丸镇惊定志、养心安神;若心肾阴虚者,可合用天王补心丹、知柏地黄丸或朱砂安神丸加减治疗。

(五)厥阴病心悸

"厥阴之为病,消渴,气上撞心,心中疼热,饥而不欲食,食则吐蛔,下之利不止。"厥阴病多为寒热错杂证,为疾病的后期,属六经阴阳胜复阶段。尤在泾在《伤寒贯珠集》中云:"厥阴为阴之尽,为脏之极,阴极而尽,则必复反而之阳。"尤氏认为厥阴的本质为"阴尽阳生",与《黄帝内经》所述厥阴为"两阴交尽也"相同,故曰阳明之阳最多,厥阴之阴最少。刘渡舟在《伤寒论通俗讲话》中指出:"病至厥阴,阴尽而阳生,由于正邪斗争有胜负,故其病变有厥热进退的机转。"厥阴病心悸,一则因阴寒闭郁阳气,阳气当发不发,胸阳内郁而发病;一则为肝胃虚寒,浊阴上逆,蒙蔽心窍所致。代表方为吴茱萸汤。以吴茱萸汤证为例。

厥阴病心悸,以心悸不宁、干呕、吐涎沫,巅顶头痛,手足逆冷及中焦虚寒证为临床表现,方选吴茱萸汤加减,治以温中补虚、降逆止呕、安神定悸。吴茱萸汤出自《伤寒论》,"阳明病篇""少阴病篇""厥阴病篇"均有论述。第 243 条:"食谷欲呕,属阳明也,吴茱萸汤主之。得汤反剧者,属上焦也。"第 309 条:"少阴病,吐利,手足逆冷,烦躁欲死者,吴茱萸汤主之。"第 378 条:"干呕吐涎沫,头痛者,吴茱萸汤主之。"《金匮要略·呕吐哕下利病脉证治》第 8 条亦有记载:"呕而胸满者,茱萸汤主之。"吴茱萸汤病机属肝胃虚寒,浊阴上逆,《神农本草经》谓吴茱萸"主温中下气,止痛"。方中吴茱萸辛苦而温,温肝暖胃,散寒降逆,为君药。重用辛温之生姜,温胃化饮,降逆止呕。人参甘温、大枣甘平,共用以补虚和中,重在健胃。诸药合用,共奏温补肝胃、散寒降逆、宁心定悸之效。

《伤寒论》中关于心悸的论述较为完备,辨证以六经为纲、方证为要。太阳病心悸多与外邪侵犯,心之阴阳失衡有关;少阳病心悸,多为枢机不利,气滞则水停,上凌于心所致;阳明病为里实热证,临床表现为心悸者不多见;太阴病心悸,多为脾阳亏虚,寒湿中阻或气血亏虚,心神失养;厥阴病心悸多因肝胃虚寒,浊阴上逆,蒙蔽心窍所致。治疗心悸时,虚者以补益气血、调和阴阳为主;实者治以活血化瘀、祛痰逐饮、清心安神。运用六经辨病理论治疗心悸执简驭繁,对于现代临床具有指导和参考意义,值得我们进一步深入挖掘和探讨。

六、胸痹

胸痹是指以胸部闷痛、甚则胸痛彻背,喘息不得平卧为主要表现的一种疾病,轻者感觉胸闷如压,呼吸欠畅,重者胸痛,严重者心痛彻背,背痛彻心。关于胸痹的描述,最早可追溯到《内经》,《素问·脏气法时论》曰:"心病者,胸中痛,胁支满,胁下痛,膺背肩胛间痛,两臂内痛。"《素问·痹论》:"心痹者,脉不通,烦则心下鼓,暴上气而喘。"胸痹一词首见于《灵枢·本脏》:"肺小则少饮,不病喘喝,肺大则多饮,善病胸痹喉痹逆气。"东汉张仲景正式提出"胸痹"病名,《金匮要略·胸痹心痛短气病脉证治》:"师曰,夫脉当取太过不及,阳微阴弦,即胸痹而痛,所以然者,责其极虚也。今阳虚知在上焦,所以胸痹心痛者,以其阴弦故也。"并总结其病机为"阳微阴弦",阳微,即是上焦虚寒,胸阳不振的本虚之象;阴弦,即是阴邪上乘,寒邪痰浊瘀血内停之标实,其创制的瓜蒌薤白白酒汤、瓜蒌薤白半夏汤等方剂,至今为医家广泛应用。《圣济总录·胸痹统论》指出:"虚极之人,为寒邪所客,气上奔迫,痹而不通,故为胸痹。其证坚满痞急,或胸中如噎塞,或胸背皆痛,或胸满短气,咳唾引痛,烦闷自汗出,或心痛彻背,或肌痹皮痛,是皆闭塞而不通也。"清代王清任《医林改错》以血府逐瘀汤治胸痹心痛,沿用至今。

现代医学认为,胸痹属于冠心病、心肌梗死、病毒性心肌炎、心肌病等范畴,临床若出现胸闷、胸痛症状,心电图为必要的检查,当先排除急性心梗,必要时行 24 小时动态心电图、心肌酶、BNP、冠状动脉造影等检查。治疗方面,结合患者症状、体征、病史及辅助检查,待明确诊断后,分别给予扩张冠状动脉、营养心肌、改善循环、抗病毒及其他对症处理;若冠状动脉狭窄较重,则考虑介入治疗,心脏搭桥或心脏支架。中西医治疗胸痹各有所长,本文从中医六经辨病角度论治胸痹,分析总结胸痹六经病的病证要点,探索出胸痹的六经辨治规律,可以有效提高胸痹的诊治效果和临床疗效。

(一)太阳病胸痹

太阳病胸痹,表证不多见,多为太阳变证,常见于太阳蓄血证。因邪犯太阳,表证不解,循经入里,与血搏结于太阳之腑,血行瘀滞,心脉痹阻,发为胸痹。代表方有桂枝茯苓丸、血府逐瘀汤。

1.桂枝茯苓丸证

本证以胸闷、胸痛,腹部刺痛,身体多发肿块,心烦燥扰、失眠,舌质紫暗,有瘀斑,脉涩为主要表现者,治以活血化瘀,方用桂枝茯苓丸加减。本方出自《金匮要略·妇人妊娠病脉证并治第二十》第2 条:"妇人宿有癥病,经断未及三月,而得漏下不止,胎动在脐上者,为癥痼害……所以血不止者,其癥不去故也,当下其癥,桂枝茯苓丸主之。"桂枝茯苓丸为活血化瘀常用方剂,适用于瘀血体质发为胸痹者。方中桂枝温阳通脉,桃仁、牡丹皮活血化瘀,赤芍调营养阴,茯苓利水渗湿,全方泻中寓补,活血化瘀而不伤正。

2.血府逐瘀汤证

本证以"心胸疼痛,如刺如绞,甚则胸痛彻背,背痛彻心,舌质紫暗,有瘀斑,舌下脉络迂曲,脉弦涩"为临床特点,此属血行瘀滞,胸阳不展,心脉痹阻,治以活血化瘀,通脉止痛,方用血府逐瘀汤加减。本方出自于王清任的《医林改错》,为临床常用活血化瘀剂。方中桃仁、红花共为君药,配以川芎、赤芍增强活血化瘀之功;当归、生地黄养血活血,使瘀祛而又不伤血;柴胡疏肝理气,桔梗、枳壳宽胸理气,气行则助血行;桔梗载药上行,药力直达血府;牛膝破瘀通经、引血下行;甘草调和诸药。全方气血同调、散中寓养、升降共施,诸药合用,共奏活血化瘀、行气止痛之功。若瘀血证较重,疼痛剧烈,可合用丹参饮以增强行气活血之力。

田某,女,46 岁,于 2019 年 5 月 22 日来诊。患者自诉近半年来反复胸闷、乏力,劳则加重,至当地医院就诊,西医诊断为"病态窦房结综合征",建议心脏起搏器植入治疗,患者拒绝,故求诊于中医。时症见:胸闷、胸痛,动则气短,面色㿠白,神疲乏力,头昏懒言,形寒肢冷,腰背酸痛,口淡不渴,纳可,眠差,舌紫暗,苔薄白,舌下脉络迂曲,脉迟细,偶结代。诊为太阳病血府逐瘀汤证,处方:桃仁 20 g,红花 15 g,当归 15 g,赤芍 15 g,川芎 12 g,柴胡 12 g,桔梗 10 g,怀牛膝 15 g,枳壳 12 g,人参 10 g,制附子 12 g。7 剂,日一剂,水煎温服。嘱忌食生冷,注意保暖,多休息,勿劳累。复诊时,胸闷、胸痛较前减轻,腰痛肢冷缓解,仍有头昏,守原方附子减至 10 g,14 剂。三诊时,一般体力活动时患者无明显不适,面色好转,脉搏有力。复查动态心电图、心脏彩超均未见明显异常,后连续服用 10 余剂以巩固疗效。半年后随访病情稳定。

(二)少阳病胸痹

少阳为枢机之纽,外邪入内,正邪交争相搏于此。少阳病胸痹,多伴见往来寒热,口苦咽干,目眩,胸胁苦满,默默不欲饮食,心烦喜呕。因少阳枢机不利,气机运行不畅,血行郁滞,心脉痹阻所致,治疗以和解少阳,条畅枢机为法,代表方为柴胡疏肝散。以柴胡疏肝散证为例。

少阳病胸痹,以"心胸满闷疼痛,情志不舒时加重,伴脘腹胀满,善太息,苔薄白,脉弦"为临床特点,方选柴胡疏肝散加减。方中柴胡为君,入肝胆经,功善调达肝气而疏郁结,香附和川芎疏肝理气的同时,又有良好的止痛效果,川芎尤善止胁痛,两味相合共助柴胡解肝经之郁滞,又增行气活血止痛之效,共为臣药;陈皮醋炒入肝经以行气;白芍、甘草养血柔肝,缓急止痛。诸药相合共奏疏肝解郁,活血止痛之功。若肝郁日久化热,见心烦易怒,大便干结,则用丹栀逍遥散加减;若疼痛较重,可合用失笑散,以增活血化瘀、散结止痛之功。

王某,女,46 岁,2017 年 5 月来诊。自诉胸闷、心悸不适多年,心中惴惴不安,甚则不能活动,经服用多种西药后未见缓解,时症见:胸闷、心悸,时有加重,静时多发叹息,眠差梦多,食欲尚可,稍有口干,二便调,舌质稍暗,边尖红,脉弦。心电图提示部分导联 ST 段改变。诊断为少阳病柴胡疏肝散证。处方:柴胡 15 g,赤芍 20 g,川芎 10 g,枳壳 10 g,香附 10 g,郁金 10 g,丹参 15 g,陈皮 12 g,远志 10 g,甘草 6 g。7 剂,日一剂,水煎温服。复诊时患者胸闷、失眠、心悸症状明显减轻。守上方继服 7 剂,诸症悉除。

(三)太阴病胸痹

太阴病,属阴证、里虚寒证,多为脾虚证、气血亏虚证。太阴主运化,为气血化生之源。太阴病胸痹,是以太阴运化失职,寒湿中阻,胸阳不振,导致胸痹;或太阴受损,气血生化乏源,无以上荣于心。太阴病胸痹,多表现为胸痛,腹中冷痛,纳差,大便稀溏等症。代表方为瓜蒌薤白半夏汤、人参汤、枳实薤白桂枝汤、桂枝生姜枳实汤。

1.瓜蒌薤白半夏汤证

本证以胸闷,心痛,胸痛彻背为主,伴咳逆短气,不能平卧,痰多而黏者,方选瓜蒌薤白半夏汤加减。本方出自《金匮要略》:"胸痹不得卧,心痛彻背者,栝蒌薤白半夏汤主之。"本证多因饮食伤脾,湿浊内生,阻滞气机,胸阳失展,心脉痹阻所致。原方由"瓜蒌实一枚,薤白三两,半夏半升,白酒一斗"组成。方中瓜蒌性甘寒滑利,功专清热化痰,荡涤胸中垢腻,宽胸下气,兼有润燥滑肠之效;薤白性辛温滑利,宣通胸阳、散寒化痰,薤白辛开行滞,瓜蒌苦泄痰浊,二药一阴一阳,一开一泄,共为君药。半夏味辛性温,燥湿化痰、善消胸中痞闷。全方具有通阳散结、豁痰宣痹之功效。

2017 年 6 月 6 日,曾接诊一女性患者王某,68 岁,以"心慌 3 月余,加重 1 周"为主诉。患者 2 年前因频发室性早搏,至郑州大学第一附属医院行射频消融术。3 个月前无明显诱因出现间断性心慌,伴后背疼痛,未规范治疗。近 1 周来心慌、后背疼痛加重,至河南省省直某医院住院治疗(具体治疗不详),症状缓解不明显。时症见:悲苦面容,心慌、气短、背部隐隐作痛,左手指麻木,进食吞咽困难,每餐需约 3 个小时,痛苦至甚,食后频繁打嗝、欲呕,大便稀,眠浅,舌边有齿痕,舌淡,苔腻,脉细。近两年来体重下降 23 kg。辅助检查:24 小时动态心电图示平均心率 81 次/分。①频发室性早搏,24 小时发生 24 070 次,呈散在分布;②24 小时部分时间 T 波有动态变化,发生在 12:39-12:44 持续 5 分钟,部分导联 T 波异常改变。既往有高血压病史 3 年,冠心病史 2 年,1 年前因胃部肿瘤行胃部分切除术。四诊合参诊断为太阴病瓜蒌薤白半夏汤证。处方:法半夏 15 g,瓜蒌 20 g,酒薤白 30 g,黄连 9 g,黄芩 10 g,甘草 10 g,干姜 12 g,党参 10 g,大枣为引。4 剂,日一剂,水煎温服。复诊时打嗝次数减少,进食困难改善,饮食量少,仍有心前区、背部隐痛不适,大便不成形。守上方继服 15 天。三诊:心慌发作次数明显减少,打嗝亦好转,纳眠可,精神佳。四诊病情稳定,上方微调,继服 1 月以资巩固。

瓜蒌薤白白酒汤与瓜蒌薤白半夏汤同为治疗太阴病胸痹的方子,前者治疗偏于阳虚,适用于胸阳不振、无痰浊者,临床以胸闷,胸背痛,短气或喘息者为特点。《金匮要略》谓:"胸痹之病,喘息咳唾,胸背痛,短气,寸口脉沉而迟,关上小紧数,栝蒌薤白白酒汤主之。"汤本求真《皇汉医学》:"本条胸痹之下,当看喘息咳唾,胸背痛,短气之九字解,不得卧者,喘息咳唾、短气所使然。心痛即心脏神经痛,彻于背部,不外胸背痛之增剧者。故本方主治较前方证之剧者,二者之异处,乃在半夏之有无,以是可见其治效矣。"

2. 人参汤证

本证以胸痛,心中痞,胸满,自觉有气上冲心胸者,证属心脾阳虚,方选人参汤加减。原文云:"胸痹心中痞,留气结在胸,胸满,胁下逆抢心,枳实薤白桂枝汤主之,人参汤亦主之。"人参汤即《伤寒论》理中汤,具有温阳益气,补脾养心之功。方中人参补益中气,助元气化生;干姜温中补阳,得人参温补阳气之作用更著;白术健脾益气,燥湿化浊;甘草益气和中以扶正。诸药相伍,阳气振奋,阴寒消除则胸痹自愈。《金匮要略心典》谓"养阳之虚,即以逐阴"之法。仲景论胸痹之疾乃"阳微阴弦",此法温中健脾、化痰开痹,契合仲景治疗胸痹之意。

3.桂枝生姜枳实汤证

本证症见胸中痞,气塞不舒,伴有牵涉痛,情志不畅时加重,腹胀,大便不畅,脉沉弦者,方选桂枝生姜枳实汤加减,治以通阳散寒,开结下气。胸中气塞短气,表明胸痛不甚,阳郁、痰饮较轻,此证为胸痹轻证。《金匮要略·胸痹心痛短气病脉证并治第九》第8条:"心中痞,诸逆心悬痛,桂枝生姜枳实汤主之。"桂枝生姜枳实汤用于阳郁气滞,寒饮上冲之证,方中桂枝通阳散寒平冲,生姜散寒化饮降逆,枳实下气消痞。《金匮要略方义》:"方中重用枳实,下气消痞,以桂枝通阳降逆,以生姜散寒化饮,三药相合,使气行则痞消,阳盛则饮化,气畅饮消,则诸逆痞痛自愈。"

此外,太阴病胸痹,临床以胸中疼痛,胸闷,短气,双下肢发冷,小便不利为特点,方选茯苓杏仁甘草汤或橘枳姜汤。《金匮要略·胸痹心痛短气病脉证治第九》第6条曰:"胸痹,胸中气塞,短气,茯苓杏仁甘草汤主之,橘枳姜汤亦主之。"茯苓杏仁甘草汤偏于化痰饮,橘枳姜汤偏于行气滞。临床应用时,常以两方合用以增强功效。《金匮要略论注》曰:"胸痹而尤觉气塞短气,是较喘息更有闭塞不通之象,气有余之甚也。知下之壅滞多矣。故以杏仁利肺气,而加茯苓以导饮,甘草以补中。不则恐挟微寒,橘枳以利中上焦气,而加生姜以宣之。胸痹本属虚,而治之若此,气塞之甚,故先治标,后治本也。"太阴病胸痹,若心痛如绞,遇寒则甚,伴四肢不温,冷汗自出,胸闷气短,脉沉细者,此属素体阳虚,阴寒凝滞,气血痹阻,方选枳实薤白桂枝汤加减以通阳散结,祛痰下气。

(四)少阴病胸痹

少阴病为里证、虚证,根据症状不同分为少阴寒化证与少阴热化证。胸痹多由寒化证而生。少阴寒化证是指少阴阳气虚衰,病邪入内从阴化寒,阴寒独盛而表现的虚寒证候。少阴病胸痹,多因少阴阳气虚衰,阴寒内盛,凝滞心脉;或阴液不足,心脉失养,血液运行不畅所致。代表方为乌头赤石脂丸、生脉散、炙甘草汤、薏苡附子散等。

1. 乌头赤石脂丸证

少阴病胸痹,临床以胸痛剧烈,心痛彻背,背痛彻心为主,伴有身寒肢冷,喘不能卧者,治以峻补阳气,逐寒止痛,方选乌头赤石脂丸,此证因阴寒极盛,横逆攻冲,气血循行滞涩所致。《医宗金鉴》曰:"心痛彻背,背痛彻心,是绵连痛而不休,则为阴寒邪甚,没浸乎阳光欲熄,故以乌头赤石脂丸主之。"方中乌头、附子通阳气,散寒邪;干姜温中散寒,并助附子振奋阳气;蜀椒大热散寒,温化独阴之邪;赤石脂温涩敛阳。诸药相配,共奏温补辛通,峻补阳气,逐寒止痛之功。阳气足,则阴寒除,气血畅达,疼痛自止。如《金匮要略心典》云:"邪感心包,气应外俞,则心痛彻背;邪袭背俞,气从内走,则背痛彻心。俞脏相通,内外之气相引,则心痛彻背,背痛彻心。即经所谓寒气之客于背俞之脉,其俞注于心,故相引而痛是也。乌、附、椒、姜,同力协济,以振阳气而逐阴邪,取赤石脂者,所以安心气也。"

2. 生脉散证

本方证若见胸中隐痛,心悸气短,伴有倦怠乏力,声音低微,或五心发热,舌红少苔,脉细数者,方用生脉散以益心气、养心阴。生脉散首见于《医学启源》,后李东垣在《内外伤辨惑论》指出:"圣人立法,夏月宜补者,补天真元气……故以人参之甘补气,麦门冬苦寒泻热补水之源,五味子之酸清肃燥金,名曰生脉散。"方中人参大补元气,通利经脉,麦冬滋养心阴,五味子收敛心气,诸药合用,具有益气养阴、活血通脉之效。

张某,女,26岁,因畏寒、高热、头痛、遍体酸楚入院,测体温39.6 ℃,住院治疗后,头痛、畏寒、发热缓解,但自觉胸闷气短,心慌,遂至门诊求治。时症见:胸闷气短,心悸不宁,倦怠乏力,苔薄黄,舌质淡红,舌体胖有齿印,脉结代。查体:心脏听诊第一心音低钝,心电图:频发室性早搏,诊为少阴病生脉散证,方用生脉散加味。处方:太子参15 g,麦冬18 g,五味子30 g,炙甘草24 g,淮小麦30 g,大枣5枚,佛手12 g,丹参20 g。7剂,日一剂,水煎温服。复诊时,胸闷气短明显好转,心慌减轻。连续服药1月余,胸闷气短消失,心悸亦除,精神可,复查心电图:早搏消失。

3. 炙甘草汤证

本证以心痛憋闷为主,伴虚烦不眠,头晕耳鸣,腰膝酸软,口干便秘,脉结代者,证属阴阳两虚,方选炙甘草汤加减以通阳复脉止痛。炙甘草汤出自《伤寒论·辨太阳病脉证并治》第177条:"伤寒,脉结代,心动悸,炙甘草汤主之。"此证多因少阴肾水亏虚,无以济养心火,心失其养,血脉不畅所致,故治以滋阴清火,养心通脉。

方中重用炙甘草以补气健脾、复脉养心,生地黄滋阴养血、充养心脉,共为君药;人参、大枣益心气,补脾气,以助气血生化之源;阿胶、麦冬、麻仁滋心阴,养心血,共为臣药;桂枝、生姜辛温走散,温心阳,通血脉,皆为佐药;原方佐以清酒,温通血脉,以助药力,为使药。诸药合用,温而不燥,滋而不腻,使气血充足,阴阳调和,则心动悸、脉结代,皆得其平,共奏益气养血,通阳复脉之功,故本方又名复脉汤。成无己认为炙甘草汤可"益虚补血气而复脉",其功效当为气血双补。

4.薏苡附子散证

本证症见喘息不得卧,时轻时重,遇寒湿加重,形寒肢冷,关节疼痛、屈伸不利者,方选薏苡附子散加减。《金匮要略·胸痹心痛短气病脉证并治第九》第7条:"胸痹缓急者,薏苡附子散主之。"原方主治寒湿型胸痹,如《成方切用》所述:"胸中与太空相似,天日照临之所,而膻中之宗气,又赖以包举一身之气者也。今胸中之阳,痹而不舒,其经脉所过,非缓即急,失其常度,总由阳气不运,故致然也,用薏苡仁以舒其经脉,用附子以复其阳,则宗气大转,阴浊不留,胸际旷若太空,所谓化日舒长,曾何缓急之有哉。"方中薏苡仁除湿通痹,附子温阳散寒,二药配合,可除寒湿之痹。且薏苡仁甘而微寒,恐有助寒之弊,附子辛温可制薏苡仁之寒,二药合用,温凉相配,辛甘化阳,共奏扶阳通痹之功。

少阴病胸痹若以心悸而痛,胸闷短气为主,伴自汗,面色㿠白,神倦怯寒,四肢欠温或肿胀,舌质淡胖,边有齿痕,苔白或腻,脉沉细迟者,方选参附汤合右归饮加减以温补阳气,振奋心阳;若以心痛憋闷为主,伴心悸盗汗,虚烦不寐,腰膝酸软,头晕耳鸣,口干便秘,舌红少津,苔薄或剥,脉细数或促代者,方选天王补心丹合炙甘草汤加减以滋阴清火、养心和络。

此外,本病的发生多以情绪、饮食、寒邪、劳倦为诱因。除药物治疗外,预防调护亦十分重要。平素宜注意调畅情志,避免情绪激动;慎于生活起居,寒温适宜;合理饮食,清淡为主,营养搭配,忌食辛辣生冷刺激之品;注意劳逸结合,适量运动。

七、不寐

不寐，主要表现为睡眠时间、深度的不足，轻者入睡困难，或时寐时醒，或醒后不能再寐，重则彻夜难眠，是以经常不能获得正常睡眠为特征的一类疾病。该病名可追溯到《难经·四十六难》："老人卧而不寐，少壮寐而不寤者，何也？……老人血气衰……故昼日不能精，夜不得寐也。"《黄帝内经》中将其称为"不能眠""卧不安""不瞑"等。《伤寒论》中所述为"躁不得卧""不得眠""欲卧不能卧"等。自明清之后，"不寐"病名应用渐趋广泛。关于本病的病因病机，古代文献中早有相关论述，如《黄帝内经》认为不寐的病机为营卫不和，阳不入阴。《灵枢·口问》有载："卫气昼行于阳，夜行于阴，阴者主夜，夜者卧……阳气尽，阴气盛则瞑，阴气尽阳气盛则寤。"《景岳全书·不寐》指出："劳倦思虑太过者，必致血液耗亡，神魂无主，所以不眠。"本病病机总属阳盛阴衰，阴阳失交，治疗当以补虚泻实，调整阴阳为原则，在辨证施治的基础上，兼以安神定志。

现代医学认为，失眠的病因复杂且繁多，主要包括以下几个方面：躯体疾病、不良生活习惯、情志失调、生理因素及药物因素等。失眠的发病机制目前尚不确定，对此研究尚停留在假说阶段。对于失眠的治疗，西药常用镇静催眠药，以抑制中枢神经系统兴奋性而达到催眠目的,虽能起到一定的治疗效果,但副作用较大,长期服用易产生依赖性,不能从根本上解决失眠问题。

本文运用六经辨病理论,以六经为纲,方证为要,分析总结不寐六经病的诊治规律,以期为中医临床辨治不寐提供参考。

(一)太阳病不寐

太阳主一身之表,统摄营卫,为六经之藩篱。外邪侵袭,上先受之,致营卫不和,卫不入营而不寐;或因表邪不解,入里化热,与血搏于太阳之腑,瘀热之邪扰乱心神而致不寐。如《伤寒论》云:"医谓有大热,解肌而发汗,亡阳虚烦躁,客热在皮肤,怅怏不得眠。"太阳病不寐多伴有表证,临床表现以失眠、多梦为主,伴发热恶寒、恶风、头痛、脉浮等症。其代表方有桂枝甘草龙骨牡蛎汤、桂枝茯苓丸、桃核承气汤等。

1.桂枝甘草龙骨牡蛎汤证

太阳病不寐,以入睡困难,眠中多梦,烦躁,怔忡为主症,伴倦怠,乏力,形寒肢冷,舌淡,脉细者,方用桂枝甘草龙骨牡蛎汤以温补心阳,安神定悸。原方见于《伤寒论·辨太阳病脉证并治》第118条:"火逆下之,因烧针烦躁者,桂枝甘草龙骨牡蛎汤主之。"桂枝甘草龙骨牡蛎汤是临床上治疗心之阴阳两虚所致失眠的常用方,柯琴《伤寒来苏集》曰:"三番误治,阴阳俱虚竭矣。烦躁者,惊狂之渐,起卧不安之象,急用桂枝甘草以安神,龙骨牡蛎以救逆。"尤在泾《伤寒贯珠集》云:"火逆复下,已误复误,又加烧针,火气内迫,心阳内伤,则生烦躁。"由此可见,桂枝甘草龙骨牡蛎汤证烦躁失眠之作,当责之于阴阳两虚。《伤寒贯珠集》曰:"桂枝、甘草,以复心阳之气;牡蛎、龙骨,以安烦乱之神。"陈蔚云:"龙骨牡蛎抑亢阳以下交于阴;取桂枝辛温之品,启阴气上交与阳;最妙在甘草之多,资助中焦,使上下阴阳之气交通于中土,而烦躁自平也。"

2. 桂枝茯苓丸证

太阳病不寐,症见眠差,心烦躁扰,精神不安,局部刺痛、夜间加重,伴有面色紫暗,皮肤粗糙,爪甲青紫者,治以活血化瘀、镇惊安神,方选桂枝茯苓丸加减。本证不寐乃太阳病蓄血所致,太阳表邪不解,随经入腑,深入下焦,瘀血不散,致使经络气血不通,瘀热阻滞,上行扰乱心神,进而发为不寐。桂枝茯苓丸出自《金匮要略》:"妇人宿有癥病,经断未及三月,而得漏下不止,胎动在脐上者,为癥痼害……所以血不止者,其癥不去故也,当下其癥,桂枝茯苓丸主之。"为治疗妇人癥瘕杂病之主方,现代医家多将其用作活血化瘀基础方。方中桂枝辛温,温通经脉,以助活血之力,并能顾护正气;桃仁、丹皮活血祛瘀;当归养血活血,使瘀去而新生;川芎理气而活血,气为血之帅,气行则血行;赤芍活血,并能养阴调营;加用茯苓、泽泻淡渗利水,水行血亦行。全方泻中寓补,祛瘀而生新,活血不伤正。全方合用,使得瘀热散,经络通,心神安,方可眠。

3. 桃核承气汤证

本方证,以入睡困难,烘热汗出,烦躁易怒为主,伴有面色紫暗,口干口渴,大便干结,舌下脉络瘀阻者,治以活血逐瘀,清热安神,方选桃核承气汤。《伤寒论·辨太阳病脉证并治》第106条:"太阳病不解,热结膀胱,其人如狂,血自下,下者愈。其外不解者,尚未可攻,当先解其外。外解已,但少腹急结者,乃可攻之,宜桃核承气汤。"太阳表证不解,化热随经传腑,与热相搏结于下焦,瘀热上扰于心,则致不寐。本方由调胃承气汤减芒硝之量,再加桃仁、桂枝而成。方中桃仁苦甘平,活血破瘀;大黄苦寒,下瘀泄热。二者合用,瘀热并治,共为君药。芒硝咸苦寒,泻热软坚,助大黄下瘀泄热;桂枝辛甘温,通行血脉,既助桃仁活血祛瘀,又防硝、黄寒凉凝血之弊,共为臣药。桂枝与硝、黄同用,相反相成,桂枝得硝、黄则温通而不助热;硝、黄得桂枝则寒下而又不凉遏。炙甘草护胃安中,并缓诸药之峻烈,为佐使药。诸药合用,共奏破血下瘀泄热之功。服后微利,使蓄血除,瘀热得清,诸症自愈。

孙某,46 岁,2017 年 4 月 23 日以"反复失眠 10 余年,加重 1 月"为主诉就诊。患者 10 余年前出现夜间入睡困难,反复发作,需服用安眠药方可入睡。1 月前病情加重,彻夜不眠,至郑州某医院就医,给予安眠药、抗焦虑药物,服药期间效果尚可,停药辄复。今为求中医药治疗,遂至笔者门诊就医。现症见:夜间入睡困难,夜间睡眠时间不足 3 小时,甚则彻夜不眠,烘热,手脚发热,面色较暗,情绪焦虑,言语激动,月经量少,色暗,有血块,痛经,本次月经延期 1 月未至,口干、口渴不喜多饮。舌质暗,舌下脉络迂曲,苔白稍腻,脉弦涩,纳差,小便可,大便干。四诊合参诊断为:太阳病桃核承气汤证,处方:炒桃仁 20 g,大黄(后下)9 g,芒硝(冲服)6 g,桂枝 12 g,甘草 10 g,黄连片 12 g,肉桂 6 g。5 剂,日一剂,水煎温服。复诊时患者诉睡眠时间延长至每晚 4～5 小时,仍有醒后不易入睡,面色稍有改善,月经未至,腹胀,纳差,舌暗,舌下脉络瘀阻,脉沉无力。上方减大黄为 6 g,去肉桂、黄连,加炒神曲 30 g,炒山楂 30 g,7 剂,煎服法同前。三诊时患者诉每晚睡眠时间延长至 5～

6 小时,白天精神状态较好,面色明显改善,月经期已至,无痛经,颜色红,舌暗较前减轻,舌下脉络瘀阻明显减少。考虑患者正值经期,暂停药一周,嘱其月经过后守上方继服 10 服,煎服法同前。四诊时患者睡眠时间稳定在每晚 5~6 小时,诉此次月经量较前明显增加,颜色红,少量血块,经期无腹痛,舌尖红,舌苔白,脉沉。嘱守上方继服 15 服,1 月后随访,诸症皆除。

此外,太阳病不寐,症见失眠、多梦为主,伴有发热,入睡困难,汗出,恶风寒,舌淡,苔白,脉浮缓或浮弱,可用桂枝汤加减。本方实为调和之方,在外则调和营卫,在内则可以调和气血,调和阴阳。太阳病不寐,症见失眠,其人发狂,或喜忘,或身黄,小便自利,大便硬结、色黑如柏油状,脉涩而沉结者,属太阳蓄血重证,已影响神志,则用抵当汤加减。若以失眠多梦,嗳气,呃逆,痞满,肠鸣,便溏为临床特点,方选半夏泻心汤以平调寒热。

(二)阳明病不寐

李东垣认为:"胃为卫之本,脾乃营之源。"阳明经气充养卫阳之气,又司转输卫阳入少阴肾水,完成由阳入阴的生理转换过程。阳明病不寐,主要为津液损伤,阳气失约,阳热上扰而致失眠;或热聚于肠胃,腑气不通,浊邪上逆,不得和降而致失眠;或热与糟粕相结合,邪热上扰心神而致失眠,《内经》谓之"阳明逆,不得从其道,故不得卧也""胃不和则卧不安"。代表方有栀子豉汤、调胃承气汤等。

1. 栀子豉汤证

本证以失眠,心胸烦乱,大有无可奈何之感为主,多伴有烦热,汗出,口干渴等虚热证,治以清热除烦,方用栀子豉汤。《伤寒论·辨太阳病脉证并治》第 76 条:"发汗,吐、下后,虚烦不得眠,若剧者,必反复颠倒,心中懊憹,栀子豉汤主之。"伤寒汗、吐、下后,余热留扰胸膈,属无形之邪热,郁于胸膈,扰乱心神。如《医方集解》云:"汗吐下后,正气不足,邪气乘虚结于胸中,故烦热懊憹。烦热者热而烦扰;懊憹者懊恼烦闷也。昼动为阳,夜卧主阴,阳热未散,阴气未复,故不得眠。"方中栀子性寒,主宣散心经郁热,泻火除烦。《本草衍义》云:"栀子虽寒无毒,治胃中热气,既亡血、亡津液,腑脏无润养,内生虚热,非此物不可去。"豆豉质轻,主透表宣热,和胃降气。《本草经疏》云:"盖黑豆性本寒,得蒸晒之,气必温,非苦温则不能发汗开腠理;苦以涌吐,故能治烦躁满闷,以热郁胸中,非宣剂无以除之。"此方用药精当,二药配伍,清中有宣,宣中有降,清宣胸膈郁热,为治虚烦不寐之良方。

丁某,女,15 岁,于 2018 年 9 月 8 日以"失眠、心烦 1 周"为主诉来诊。患者 1 周前开学后无明显诱因出现入睡困难,情绪烦躁,睡前加重,期间未治疗,今来门诊求治。时症见:神志清,精神差,入睡困难,眠浅易醒,心烦躁扰、夜间较重,偶有胸闷,口干,大便稍干,小便正常,舌红,苔少,脉弦数。既往史:1 年前在校体检时发现心律不齐,未予重视及治疗。四诊合参辨为阳明病栀子豉汤证,处方:焦栀子 20 g,淡豆豉 10 g,北柴胡 18 g,炒白芍 20 g,炒枳实 12 g,炙甘草 9 g,合欢皮 20 g,煅龙齿 20 g。4 剂,颗粒剂,日一剂,冲服。复诊:服药后睡眠质量明显好转,情绪较前稳定,口干减轻。守上方继服 7 剂,诸症皆除。

2.调胃承气汤证

本方证症见难以入睡,腹中胀满,心中烦热,大便硬结,舌红,苔黄者,方选调胃承气汤加减。调胃承气汤出自《伤寒论》第248条:"太阳病三日,发汗不解,蒸蒸发热者,属胃也,调胃承气汤主之。"249条:"伤寒吐后,腹胀满者,与调胃承气汤。"207条:"阳明病,不吐不下,心烦者,可与调胃承气汤。"主治热、痞、满之阳明热结证,大黄苦寒泻热去实,推陈致新,芒硝其性咸寒,软坚润燥,通利大便,共奏泻热和胃,润燥软坚之功。本方和大承气汤在临床运用时有轻重之别,大承气汤为主治阳明热结证的基础方,所治之证因邪热内结,气机阻塞不通所致。其证候特点可归纳为"实、热、燥、满",方中药物功用泻实、清热、润燥、除满无不备至。邪热燥火侵袭阳明大肠,并与肠中糟粕相结,大便燥结阻塞,故腹胀、便秘;浊热扰心,则出现失眠、烦躁、谵语。姜春华在《中医学术思想研究及临床经验选粹》中提到:"此属胃家实,腑浊上攻于心,心神受扰而不宁,故不眠。"若以镇静安神药治之而忽视其本,必然效差,法当去胃腑之实。

此外,阳明病不寐,属热扰胸膈兼腹满证,以"失眠,心烦躁扰,脘腹胀满,舌尖红,苔薄黄或黄腻,脉数"为临床表现者,治以清热除烦,利气消满,方选栀子厚朴汤。本方与栀子豉汤相比较,此证邪热较甚,且病位偏下,故去豆豉而取栀子以清热除烦。又因气滞而致腹满,故去小承气汤中之大黄,用厚朴、枳实以利气除满。

(三)少阳病不寐

《类证治裁》曰:"阳气自动而静则寐,阴气自静而动则寤,不寐者病在阳不交阴也。"阳护于外,阴守于内,阴阳的相交通过少阳枢机,若少阳枢机不利,阴阳失交,故发为不寐;少阳为全身气机之枢纽,三阴三阳之出入通道,外邪侵入少阳,导致心胆不宁,可发为失眠;少阳郁而化火,热扰神明,亦可致失眠。少阳病不寐代表方有柴胡加龙骨牡蛎汤、温胆汤、丹栀逍遥散、甘麦大枣汤等。

1. 柴胡加龙骨牡蛎汤证

本方证症见眠差多梦,易惊醒,烦躁不安,甚则谵语,伴胸胁满闷,身重,口苦咽干,腹满便秘者,治以和解少阳,通阳泄热,重镇安神,方用柴胡加龙骨牡蛎汤加减。《伤寒论·辨少阳病脉证并治》107 条云:"伤寒八九日,下之,胸满烦惊,小便不利,谵语,一身尽重,不可转侧者,柴胡加龙骨牡蛎汤主之。"《类聚方广义》指出此方"治狂证,腹胸动甚,惊惧逼人,兀坐独语,日夜不眠,或多猜疑,或欲自死"。柴胡加龙骨牡蛎汤由小柴胡汤去甘草加龙骨、牡蛎、桂枝、茯苓、大黄、铅丹而成,意去甘草甘缓之性,使三焦热邪速去,全方有和解少阳、调畅气机、重镇安神之功效。《绛雪园古方选注》解说其方义:"邪来错杂不一,药亦错杂不一以治之。柴胡引升阳药以升阳;大黄引阴药以就阴;参、草助阳明之神明,即所以益心虚也;茯苓、半夏、生姜启少阳三焦之枢机,即所以通心机也;龙骨、牡蛎入阴安神,镇东方甲乙之魂,即所以镇心惊也;龙牡顽纯之质,佐桂枝即灵;邪入烦惊,痰气固结于阴分,用铅丹即坠。至于心经浮越之邪,借少阳枢转出于太阳,即从兹收安内攘外之功矣。"

2. 温胆汤证

本方证症见失眠多梦,胆怯易惊,心悸不宁,胸闷,心慌,口苦口黏,食少纳呆,短气自汗者,治以理气化痰,和胃利胆,方选温胆汤。本证不寐,多因少阳胆气不足,复由情志不遂,胆失疏泄,气郁生痰,痰浊内扰,胆胃不和,心神被扰所致。温胆汤出自《三因极—病证方论》卷9:"治大病后虚烦不得眠,此胆寒故也,此药主之。又治惊悸。"《三因极—病证方论》卷10:"治心胆虚怯,触事易惊,或梦寐不详,或异象感,遂致心惊胆慑,气郁生涎,涎与气搏,变生诸证,或短气悸乏,或复自汗,四肢浮肿,饮食无味,心虚烦闷,坐卧不安。"《外台秘要》卷17:"治大病后,虚烦不得眠,此胆寒故也。"方中半夏辛温,燥湿化痰,和胃止呕;竹茹清热化痰,除烦止呕;二者相配化痰和胃之功更甚。陈皮辛苦温,理气行滞,燥湿化痰;枳实辛苦微寒,降气导滞,消痰除痞。陈皮与枳实相合,一温一凉,理气化痰之力增。加入生地黄、枣仁、远志,益气养血,宁心安神;佐以茯苓,健脾渗湿,以杜生痰之源;甘草调和诸药。正如汪昂《医方集解·和解之剂》:"此足少阳、阳明之药也。橘、半、生姜之辛温,以导痰止呕,即以之温胆;枳实破滞;茯苓渗湿;甘草合中;竹茹开胃土之郁,清肺金之燥,凉肺金即所以平肝木也。如是则不寒不燥而胆常温矣。"若痰浊化热,痰热扰心,症见心烦、口苦、舌质红、苔黄腻,可加黄连,即黄连温胆汤以增清心降火之效。

王某,女,40岁,于2017年1月10日来诊。患者3个月前因和家人生气后,睡眠时间逐渐缩短,每晚可睡1~2小时,入睡困难,严重时彻夜难睡,眠浅易醒,平素烦躁易怒,口中黏腻,纳差,舌质偏红,苔黄腻,脉弦滑。诊为少阳病温胆汤证,治以清热化痰,和胃利胆。方用温胆汤加减:法半夏12 g,枳实15 g,茯苓20 g,黄连12 g,陈皮12 g,竹茹15 g,炙甘草9 g,合欢皮30 g,生姜大枣为引,

98

日一剂,水煎温服。服药5剂后,烦躁易怒、口中黏腻大减,睡眠时间延长,每晚能睡眠约4小时。上方加珍珠母30 g,继服5剂,诸症皆除。

3.丹栀逍遥散证

本方证,以入睡困难,心烦躁扰为主,伴胸胁胀满,口干、口苦,倦怠乏力,纳差,便干者,治以疏肝清热,宁心安神,方选丹栀逍遥散。少阳为气机枢纽,若枢机不利,会影响肝主疏泄,肝郁久而化火,扰乱心神,心神不安发为不寐。《内经》云:"肝藏魂,主情志,喜条达,恶抑郁。若数谋不决,或情志不畅,则肝气郁结,气枢不转,欲伸则内扰神魂而致不寐。"丹栀逍遥散出自明代御医薛己的《内科摘要》,薛氏在《太平惠民和剂局方》"逍遥散"的基础上加丹皮、栀子化裁而成,具有疏肝清热、养血健脾的作用。方中丹皮清热凉血以除伏火,栀子泻火除烦并能导热下行,两者合用以清其邪热;柴胡长于疏肝解郁,使肝气舒畅条达;白芍酸甘,敛阴养血、柔肝缓急;当归养血活血,归、芍与柴胡相伍,使血气和而肝气柔,养肝体而助肝用;白术、茯苓、甘草益气健脾,一取《金匮要略》"见肝之病,知肝传脾,当先实脾"之意,实土以防木乘,又因"脾胃为气血生化之源",补脾胃以助营血生化,再则借茯苓宁心安神之功以助眠。全方体现"木郁达之""火郁发之"之意,共奏疏肝健脾、清热养血、宁心安神之功,由此则肝郁得解、肝火可清,而夜寐自安。

此外,少阳病不寐,若以失眠,心烦郁闷为主,伴有胸胁胀满,往来寒热,或低热,口苦,咽干者,方选小柴胡汤加减,治以和解少阳,安神定志。

（四）太阴病不寐

太阴脾土主运化，为后天之本，气血化生之源，若脾胃运化失职，气血化生乏源，不能上荣于心，心血亏虚，心神失养，则致不寐。代表方有酸枣仁汤、归脾汤、甘麦大枣汤、理中丸、黄土汤等。

1. 酸枣仁汤证

太阴病不寐，以"虚烦失眠，心悸不安，头晕目眩，咽干口燥，妇人月经量少、色红，舌红，脉弦细"为临床特点，治以养血安神，清热除烦，方用酸枣仁汤加减。其病机为心肝阴血不足，阴虚内热，虚火扰心。本方出自《金匮要略·血痹虚劳病脉证并治第六》第17条："虚劳虚烦不得眠，酸枣仁汤主之。"关于虚烦，《三因极一病证方论·虚烦证治》中论曰："大抵阴虚生内热，阳盛生外热，外热曰燥，内热曰烦……其证内烦，身不觉热，头目昏疼，口干咽燥，不渴，清清不寐，皆虚烦也。"说明见烦即有内热，甚则扰乱心神。方中重用酸枣仁为君，以其甘酸质润，入心肝之经，养血补肝，宁心安神。原方后注"煮酸枣仁得六升，纳诸药煮取三升"，即先煮酸枣仁后纳诸药，如此煎煮法是取其久煎之后，气味俱厚，使药更易入营血分，加强养血安神之效。茯苓宁心安神；知母苦寒滋阴润燥，清热除烦，共为臣药，与君药相伍，以助安神除烦之功，佐以川芎之辛散，调肝血而疏肝气，与大量之酸枣仁相伍，辛散与酸收并用，补血与行血结合，具有养血调肝之妙，甘草和中缓急，调和诸药。全方标本兼治，养中有清，补中有行，共奏养血安神，清热除烦之效。黄元御在《长沙药解》写道："治虚劳虚烦不得眠。以土湿胃逆，君相郁升，神魂失藏，故虚烦不得眠睡。甘草、茯苓，培土而泻湿，川芎、知母疏木而清热,酸枣敛神魂而安浮动也。枣仁酸收之性,敛摄神魂,善安眠睡。"

某(三三)寤不成寐,食不甘味,尪羸,脉细数涩。阴液内耗,厥阳外越,化火化风,燔燥煽动。此属阴损,最不易治。故与仲景酸枣仁汤。枣仁(炒黑勿研,三钱)、知母(一钱半)、云茯神(三钱)、生甘草(五分)、川芎(五分)。不寐之故,虽非一种,总是阳不交阴所致。若因外邪而不寐者,如伤寒、疟疾等暴发,营卫必然窒塞,升降必然失常,愁楚呻吟,日夜难安,当速去其邪,攘外即所以安内也;若因里病而不寐者,或焦烦过度,而离宫内燃,从补心丹及枣仁汤法。(选自叶天士《临证指南医案》)

2. 归脾汤证

本证以"失眠多梦,健忘,头晕目眩,心悸,气短,动则加重,面色无华,倦怠乏力,纳差便溏,妇女月经量少色淡,舌淡红,脉细弱"为临床表现,治以补益心脾,宁心安神,方用归脾汤加减。本方选自《严氏济生方》,原文曰:"治思虑过度,劳伤心脾,健忘怔忡。"心主血脉而藏神,脾统血而主思虑,若思虑过度,耗伤心血,心神失养而致不寐;或饮食劳倦,内伤心脾,气血化生乏源,不能上荣于心,心神失养发为不寐。归脾汤中以黄芪、白术、人参甘温之品益气健脾,气盛则血旺;当归、龙眼肉补血活血,养心安神;酸枣仁、茯神、远志宁心以安神;木香辛散,理气醒脾,以助中焦运化,同时与大量益气养血药为伍,防止补益药滋腻碍胃,使补益而不壅滞;生姜、大枣调养脾胃,以资气血生化之源。诸药合用,共为补血养心、益气安神之功。

3.甘麦大枣汤证

本证症见心烦失眠,情志不宁,喜悲伤欲哭,神疲体倦,乏力气短,哈欠数伸者,方选甘麦大枣汤以疏肝行气,养心安神。甘麦大枣汤出自《金匮要略·妇人杂病脉证并治第二十二》:"妇人脏躁,喜悲伤欲哭,象如神灵所作,数欠伸,甘麦大枣汤主之。"是治疗脏躁良方。关于脏躁,《医宗金鉴》论述为:"脏,心脏也。喜悲伤欲哭,是神不能主情也。"其认为病位在心。《灵·邪客》云:"心者,五脏六腑之大主也,精神之所舍也",五脏分别有不同情志活动,但终究为心所主,悲哀忧愁则心动,心动则五脏六腑皆摇。心主血,肝藏血,心主神明,肝主疏泄,心血充足,肝之疏泄功能正常,则气机调畅,情志活动正常。因此脏躁之病,总以心肝为主,脏躁常会引起心神不宁,进而导致不寐,故不寐也是脏躁的临床常见症状之一,以甘麦大枣汤为基础方治之。方中仅淮小麦、炙甘草、大枣三味药,临床常以酸枣仁代替大枣,以增养心安神之功。方以淮小麦为君药,补心气、安心神,心气足则悲伤自愈;甘草为臣药,既能缓肝之急,又能补益心脾;酸枣仁养心补肝、宁心安神,为佐药。甘润之品能"滋脏气而止其躁也",小麦与甘草配伍,益气合阳,补益心脾;甘草与枣仁配伍养血合阴,养心补肝;诸药合用,肝气调,心气足,则脏躁愈,安能眠。

郑某,女,27岁,于2018年11月10日来诊。自述近1周来睡眠不佳,时觉胃胀、纳差,平素身体较为虚弱。时症见:入睡困难,睡眠浅,稍有动静即醒,多梦,白天精神差,乏力,哈欠连连,望其人面色暗黄,口唇淡白,二便正常,舌淡苔白,脉沉。辨为太阴病甘麦大枣汤证,处方:炙甘草24 g,浮小麦30 g,酸枣仁20 g,黄连9 g,肉桂 6 g,煅珍珠母 30 g。4 剂,颗粒剂,日一剂,冲服。服药后,自觉精神、体力改善,睡眠质量提高,守上方继服 4 剂巩固疗效。

此外,太阴病不寐,属脾胃虚寒,若见入睡困难,纳差腹胀,畏寒喜温,倦怠乏力,舌淡胖大,边有齿痕者,治以温中祛寒,补气健脾,方用理中丸加减;若见入睡困难,大便下血,或吐血,衄血,妇人崩漏,血色黯淡,四肢不温,面色萎黄,舌淡苔白,脉沉细无力者,治以温阳健脾,养血止血,方用黄土汤加减。

(五)少阴病不寐

少阴病可从寒化或热化,少阴寒化为心肾阳虚,少阴热化属心肾阴虚,两者皆可导致阴阳失调,发为不寐。心肾为少阴之脏,水火之宅,心主血脉而藏神,肾主水而藏精,水火既济,精神相合,则阴阳平衡,寤寐如常。如《医法圆通》所述因"肾阳衰而不能启真水上升以交于心,心气即不得下降"之失眠;或因少阴肾阴亏虚,不能上济于心,心肾水火不济而致失眠。代表方有黄连阿胶汤、猪苓汤等。

1.黄连阿胶汤证

本证以"失眠多梦,心烦易怒,精神倦怠,口燥咽干,手足烦热,耳鸣,头昏,小便黄,大便干或便秘,舌质红,苔薄黄,脉细数或弦细"为特点,治以滋阴降火,养心安神,方用黄连阿胶汤加减。本方出自《伤寒论·辨少阴病脉证并治》第 303 条:"少阴病,得之二三日以上,心中烦,不得卧,黄连阿胶汤主之。"少阴肾水亏虚,不能上济于心火,心肾水火不济则致不寐。方中黄连、黄芩泻心火,阿胶、鸡子黄滋心肾之阴;芍药配黄芩、黄连,酸苦泄热;配阿胶、鸡子黄,酸甘化阴。鸡子黄为血肉有情之品,擅长养心滋肾,宜生用,当在药液稍凉时加入。诸药配伍,可清心火,滋肾阴,具有交通心肾、敛阴和阳之功效。《医宗金鉴》云:"治以扶阴泻阳之方,变而为滋阴和阳之剂,则少阴之火,各归其部,心中烦不得卧可除矣。经曰:阴平阳秘,精神乃治。"本方治疗不寐临床疗效确切,配伍精当,只要符合"心中烦,不得卧"且属阴虚内热者,均可化裁使用本方。若阴虚较重者,可加生地黄、百合,以滋养阴液;若肝血不足者,可加用酸枣仁、当归,以养肝补血安神;若肝阳上亢明显者,加用龙骨、牡蛎,以重镇安神。

黄某,女,47岁,2017年3月12日以"失眠多梦1年,加重1周"为主诉至门诊求治。患者1年前无明显诱因出现入睡困难,凌晨两三点早醒,醒后难以入睡,甚至通宵失眠,每夜可眠2~3小时,多梦,白天精神不振。平素易怒,情绪不稳,偶有胸闷。曾服用中西药物治疗,虽有效,但停药后易复发。1周前症状加重,遂来就诊。时症见:情绪烦躁,心烦易怒,胸闷,眠差,入睡困难,醒后难以入睡,多梦,口干口苦,精神倦怠,头晕乏力,纳少,小便黄,大便干。月经周期不规律,量少色深红,舌质红,苔薄黄,脉细数。四诊合参诊断为少阴病黄连阿胶汤证,处方:黄连12 g,阿胶(烊化)10 g,鸡子黄(后入药汁内服)1枚,黄芩10 g,赤芍10 g,制远志12 g,合欢皮30 g。5剂,日一剂,水煎温服。嘱患者服药期间忌食辛辣温燥之品。复诊时,患者诉服药后睡眠大有改善,睡眠时间延长1~2小时,入睡困难好转,睡眠质量提高,精神好转,情绪较前平稳,胸闷、头晕乏力消失,纳可,仍有口苦口干,舌质红,苔黄腻,脉细有力。守上方,加生石膏30 g,5剂,煎煮法同上。三诊:患者诉睡眠时间延长,每夜睡眠5~6小时,精神可,口干口苦明显减轻,舌红苔白,脉弦细。守上方,继服7剂,以巩固疗效。

2. 猪苓汤证

本证以心烦不眠,发热,渴欲饮水,小便不利,面目浮肿,腰酸腰痛,舌红,苔微黄,脉细数为主,治以利水育阴,清热安神,方用猪苓汤加减。本方见于《伤寒论·辨少阴病脉证并治》第319条:"少阴病,下利六七日,咳而呕渴,心烦不得眠者,猪苓汤主之。"方中以猪苓为君药,因其归肾、膀胱经,专以淡渗利水;以泽泻、茯苓为臣药,因其甘淡,可助猪苓利水渗湿,且泽泻性寒兼可泄热,茯苓尚可健脾以助运湿;佐以甘寒之滑石,既可利水,又可清热;阿胶滋阴润燥,既可扶助已伤之阴,又可防止诸药渗利过重而伤阴血。五药合用,以利水渗湿为主,兼以清热养阴,全方利水而不伤阴、滋阴而不碍湿,正如汪昂在《医方集解》所言:"热上壅,则下不通,下不通则热益上壅;又湿郁则为热,热蒸更为湿,故心烦而呕渴,便秘而发黄也。淡能渗湿,寒能胜热,茯苓甘淡,渗脾肺之湿;猪苓甘淡,泽泻咸寒,泻肾与膀胱之湿;滑石甘淡而寒,体重降火,气轻解肌,通行上下表里之湿;阿胶甘平润滑,以疗烦渴不眠;要使水道通利,则热邪皆从小便下降,而三焦俱清矣。"

此外,少阴病不寐以入睡困难,眠浅易醒,四肢冰冷,关节疼痛,小便清长,面色㿠白,舌淡,苔白,脉沉细为主者,治以回阳救逆,可用干姜附子汤加减;若症见心烦不寐,手足不温,情志不畅,腹痛,下利者,治以疏肝和胃,透达郁阳,方用四逆散加减。

（六）厥阴病不寐

厥阴病是六经胜复的最后阶段，其病机特点为正气衰竭，寒热虚实错杂，阴阳之气不得顺接。厥阴病不寐，多因火热在上，水寒在下，阴阳失交，或因阴寒内盛，虚阳浮越，阳不入阴所致。《普济本事方》云："平人肝不受邪，故卧则魂归于肝，神静而得寐。今肝有邪，魂不得归，是以卧则魂扬若离体也。"意为厥阴营气衰少，阴血不藏，肝气内伐，肝阳上逆，影响两阴交尽，阴尽阳生，阴阳转换之枢机不利，而发为不寐。《医话医论荟要·薛伯寿医话》指出：失眠"应以调肝为中心"，使肝之气、血畅通，阴阳调和，魂有所归，神乃潜藏，不寐则愈。代表方为柴胡桂枝干姜汤。以柴胡桂枝干姜汤证为例。

本证以"入睡困难，眠浅易醒，心烦，口干口臭，胸闷，乏力，便溏，舌红，苔白，脉弦"为临床特点，方用柴胡桂枝干姜汤加减。该方出自《伤寒论·辨少阳病脉证并治》第 147 条："伤寒五六日，已发汗而复下之，胸胁满微结，小便不利，渴而不呕，但头汗出，往来寒热，心烦者，此为未解也，柴胡桂枝干姜汤主之。"方中柴胡疏肝理气，黄芩清肝经之热，干姜温运脾阳，助脾之运化，且姜通神明；一升一降，一温一寒，一静一动，寒温相调，动静相宜。桂枝辛温，与干姜共助肝胆升发之性；瓜蒌根、牡蛎配伍逐饮开结；甘草和中调和药性。诸药合用，共奏清肝调肝、温中健脾、镇惊安神之功。

柴胡桂枝干姜汤所治之证为少阳太阴合病，即少阳兼里虚寒证，大柴胡汤所治之证为少阳阳明证，即少阳兼阳明里实热证。少阳与厥阴相表里，若少阳误治，邪气内陷，则发展为厥阴病，而厥阴居三阴之末,其病以寒热错杂为特点,故结合临床分析,分析将柴胡桂枝干姜汤归为厥阴病范畴。

六经辨病分治失眠,具有整体全局优势和动态变化特征,与其他辨证方法相比,六经辨病在病因、病性、病位、病势、病程、疾病转归、正邪消长等方面,均体现出整体性辨证优势和标准化、客观化优势。以此理论指导临床,以简单驭繁杂,诊断明确,用药精准,常收桴鼓之捷效。

八、痴呆

痴呆是由髓减脑消，神机失用所导致的一种神志异常的疾病，以呆傻愚笨，智能低下，善忘等为主要临床表现。其轻者可见神情淡漠，寡言少语，反应迟钝，健忘；重则表现为终日不语，或闭门独居，或口中喃喃，言语颠倒，行为失常，忽笑忽哭，或不欲食，数日不知饥饿等。

中医"痴呆"的病名使用混杂且内涵迥异，历代医家常常将痴呆作为"癫""狂""痫"等精神疾病的症状进行描述。先秦时期，并未对痴呆有明确认识和病名提出，但是已有对精神疾病的认识以及关于"健忘"的论述，如《灵枢·经脉篇》曰："脑为髓之海，为元神之府。"又言"肾主骨，生髓通于脑。"已认识到脑与精神活动相关，其功能与肾脏密切相关。《灵枢·天年》曰："百岁五脏皆虚，神气皆去，形骸独居而终矣。"提出人的思维情感活动皆以五脏精气为本。《素问·调经论》曰："血并于下，气并于上，乱而喜忘。"指出气血逆乱是导致健忘的原因。两汉至隋唐时期，关于痴呆的记载多见于"健忘"。"痴呆"作为中医学名词首见于汉代《华佗神医秘传·华佗治痴呆神方》；《伤寒论》中"本有久瘀血，故令喜忘"，首次提出瘀血致人健忘；宋金元时期，痴呆病名及相关症状的描述日渐丰富，宋代医家王执中在《针灸资生经》称之为"痴证"；

隋代巢元方所著《诸病源候论》提出了虚劳、五劳、六极、七伤均可致健忘，如"七伤者，五曰忧愁思虑伤心。心伤，苦惊，善忘善怒……"朱丹溪提出了健忘的症状及病因，创立了痰致健忘说，丰富和发展了中医对健忘病因病机、治疗理论的认识。到明清时期，对于痴呆的认识取得了极大发展，明代虞抟《医学正传》谓之"痴愚"；明代张景岳首次在《景岳全书·癫狂痴呆》中提出"痴呆"病名，并著成"痴呆"的专论，指出本病由郁结、不遂、思虑、惊恐等多种病因积渐而成，临床表现具有"千奇百怪""变异不常"的特点，并指出本病病位在心以及肝胆二经；清代《辨证录》有"呆病"之称，并创立了呆病门；清代叶天士《临证指南医案》也有"神呆"之说。

现代医学认为，痴呆是一种以获得性认知功能损害为核心，并导致患者日常生活、社会交往和工作能力明显减退的综合征。主要包括阿尔茨海默病（Alzheimer's disease，AD）、血管性痴呆（vascular dementia，VD）和混合型痴呆三大类，以AD为主。痴呆的诊断需要根据病史、体格检查、神经系统检查、神经心理评估、实验室检查和影像学检查等结果综合分析。目前痴呆的治疗主要包括药物治疗和非药物治疗，药物治疗是目前痴呆的主要治疗方法，以改善症状、阻止痴呆进一步发展、维持残存脑功能为目标，常以多种药物联合使用。

（一）太阳病痴呆

太阳为六经之藩篱，主一身之表，外邪侵袭人体，邪气循经入腑化热，瘀热互结于下焦，气血凝滞不通；又因心主血脉，血脉瘀滞,脑络瘀阻则神机失用而发为本病。代表方有抵当汤、桂枝茯苓丸等。

1.抵当汤证

太阳病痴呆,以善忘、健忘,神情呆滞为主,伴腹硬满,拒按,躁狂,心烦,失眠,大便硬结、色黑,舌质红或紫,舌下脉络迂曲,脉涩沉结,方选抵当汤。本方见于《伤寒论·辨阳明病脉证并治》第237条:"阳明证,其人喜忘者,必有蓄血。所以然者,本有久瘀血,故令喜忘,屎虽硬,大便反易,其色必黑者,宜抵当汤下之。"阳明实热与大肠素有瘀血相结于下焦,血脉瘀滞,心失所养则健忘,记忆力减退,神情恍惚。治以破血逐瘀,宁心安神,方用抵当汤。本方为活血逐瘀之重剂,方中水蛭、虻虫均为虫类活血药,可直入血络,破血逐瘀,药力峻猛,配大黄、桃仁泄热活血化瘀。

2.桂枝茯苓丸证

太阳病痴呆,症见表情迟钝,言语不利,善忘、易惊恐,或思维异常,行为古怪,伴见腹痛,刺痛,固定不移,夜间加重,面色紫暗,口唇紫暗,失眠,舌紫暗,有瘀斑,舌下脉络迂曲,脉涩者,治以活血化瘀,开窍醒脑,方用桂枝茯苓丸加减。方中桂枝温阳通脉,桃仁、牡丹皮活血化瘀,赤芍调营养阴,茯苓利水渗湿,全方共奏活血化瘀、开窍醒脑之效。

(二)阳明病痴呆

"阳明之为病,胃家实是也。""胃家实"说明了本经病症的病位与病性。"胃家"泛指胃肠,"实"说明肠热腑实,阳明病痴呆多为阳明蓄血证,以阳明实热与大肠瘀血相结为病机,代表方有桃核承气汤等。以桃核承气汤证为例。

太阳病痴呆,以表情迟钝,言语不利,善忘为主,伴少腹急结,按之痛甚,拒按,烦躁,焦虑,躁狂,面色暗,入睡困难,口干口渴,大便干,女子月经量少,色暗,舌下脉络迂曲,脉沉实或弦涩,方选桃核承气汤。外邪侵袭,正气不足,邪气循经入腑化热,瘀热互结于下焦,气血凝滞不通;又因心主血脉,血脉瘀滞,脑络瘀阻,神机失用而发为本病。治以活血化瘀,开窍醒脑,予以桃核承气汤加减。方中桃仁活血化瘀,通利血脉;瘀热相结,用大黄荡涤实热,通下瘀热,与桃仁共为君药;瘀阻经脉,以桂枝通经散瘀,助桃仁破血祛瘀;瘀热胶结,以芒硝软坚散结消瘀,共为臣药。佐以甘草,调和诸药,兼顾护中气。

(三)少阳病痴呆

《素问·阴阳离合论篇第六》曰:"是故三阳之离合也,太阳为开,阳明为阖,少阳为枢。"少阳主枢,是指少阳为枢转之机,开合内外,通达上下,使气机升降有度,开合如常。若少阳枢机不利,胆腑郁热,或导致肝失疏泄,肝气郁结,或导致三焦不畅,影响全身诸气及水液的运行和输布,轻则可见神情淡漠,寡言少语,反应迟钝,健忘;重则表现为终日不语,或闭门独居,或口中喃喃,言语颠倒,行为失常,忽笑忽哭。故少阳病痴呆,治以和解少阳,清利肝胆,调畅三焦。《素问·六节藏象论》曰:"气和而生,津液相成,神乃自生。"代表方有逍遥散、小柴胡汤、大柴胡汤等。

1. 逍遥散证

少阳病痴呆,若以神识呆滞,智能减退,情志不遂,胸胁胀满,口干,口苦,倦怠乏力,纳差便溏者,方选逍遥散加减。本方为宋代《太平惠民和剂局方》之名方,具有疏肝解郁,养血健脾之功效。方中柴胡长于疏肝解郁,使肝气舒畅条达;白芍酸甘,敛阴养血、柔肝缓急;当归养血活血,归、芍与柴胡相伍,使血气和而肝气柔,养肝体而助肝用;白术、茯苓、甘草益气健脾,实土以防木乘,又因"脾胃为气血生化之源",补脾胃以助营血生化。全方体现"木郁达之""火郁发之"之意,共奏疏肝健脾、益气养血之功。

2. 小柴胡汤证

本证以智力减退、神情呆钝、健忘为主症,伴见胸胁苦满、默默不欲饮食,心烦喜呕、口干、舌红、苔黄、脉弦数。治以和解少阳,方用小柴胡汤加减。方中柴胡既清透少阳胆热,又疏利少阳胆气;用黄芩清泄少阳胆热,使胆热从内而彻;气逆不降,以半夏降泄浊气,醒脾和胃;气郁不升,以生姜辛升宣散,兼制柴胡、黄芩苦寒伤胃;正气虚弱,以人参、大枣补益中气,扶正祛邪;炙甘草,益气和中,助人参、大枣补益中气,并调和诸药。小柴胡汤,被誉为"达表和里,升清降浊之活剂",升清阳以宣通清窍,降浊毒以断痰火瘀毒窜扰之势;达表以沟通太阳经气卫外而为固,和里则使脾胃安和精血自生。

张某,女,56岁,于2018年5月13日以"反应迟钝、行动缓慢2年余,加重10天"为主诉来诊。2年前患者出现注意力不集中,伴有行动迟缓,脾气暴躁等症。曾在当地医院进行诊疗,诊为痴呆,予改善脑循环、抗血小板聚集等治疗,病情稳定后出院。出院后病情反复波动,10天前上述症状逐渐加重,时症见:反应迟钝,表情呆滞,健忘乏力,动作迟缓,平素性格急躁,易怒,口苦口干,纳差食少,眠差,多梦,大便干,舌质红,苔薄黄,脉弦细数。诊为少阳病小柴胡汤证,处方:柴胡 15 g,黄芩 10 g,半夏 12 g,党参 10 g,远志 10 g,山药 12 g,生姜 9 g,大枣 3 枚。7 剂,日一剂,水煎温服。复诊时,自诉口苦口干、烦躁易怒均好转,继服 10 剂,饮食可,二便调,睡眠正常,健忘乏力均有改善。

3. 大柴胡汤证

本证以表情迟钝,言语不利,善忘为主症,伴有胸胁部疼痛、常连及肩背、其痛攻撑难耐、腹胀、便秘、呕吐不止者,治以和解少阳,开结泄热,方用大柴胡汤加减。本方是小柴胡汤去人参、甘草,加大黄、枳实、芍药而成。方中柴胡专入少阳、疏邪透表为君药,黄芩擅清少阳郁热,与柴胡共用和解少阳,是为少阳病未解、往来寒热、胸胁苦满而设;大黄通腑泻热,枳实行气除痞,二者相配可内泻热结;芍药缓急止痛,配大黄可治腹中实痛,伍枳实能调和气血,合柴胡、黄芩可清肝胆之热;半夏和胃降逆,生姜重用则止呕之力更强,以治呕逆不止;大枣和中益气,合芍药酸甘化阴,既可防热邪入里伤阴之虞,又能缓和枳实、大黄泻下伤阴之弊。总之,本方配伍体现了和解及攻下两法的结合运用,但以和解少阳为主,泻下之力较缓,正如《医宗金鉴》所言:"柴胡证在,又复在里,故立少阳两解之法。以小柴胡汤加枳实、芍药者,解其外以和其内也;去参、草者,以里不虚也;少加大黄,所以泻结热也;倍生姜者,因呕不止也。"

（四）太阴病痴呆

太阴病以脾阳虚弱，寒湿阻滞为主要病机，脾阳不足，运化功能失常，致痰湿内生，痰浊上蒙，蒙蔽清窍，发为本病。代表方有理中丸、涤痰汤、薯蓣丸等。

1.理中丸证

本证以表情呆钝，智力衰退，或哭笑无常，喃喃自语为主症，伴见大便稀，大便次数多，偶有腹痛，怕冷、喜温，倦怠乏力，纳差，口不渴，多涎唾，舌淡，苔白或白润，脉沉细者，方用理中丸。本证因脾阳不足，运化失司，升降失常，水湿不化，致痰湿内生，痰浊上蒙则神明失用，发为痴呆。脾主运化，胃主受纳，脾胃虚寒，则纳运升降失常，故腹痛、腹泻、便溏。故治以温中健脾，豁痰开窍。方用理中丸加减，方中干姜为君，味辛温中，扶阳抑阴；人参为臣，味甘微寒，甘温补气健脾；白术为佐，助人参健脾益气，以温中健脾燥湿；甘草为使，味甘平，主五脏六腑，寒热邪气。诸药温补并用，温中阳，益脾气，助运化。若头重如裹，哭笑反常，喃喃自语，加陈皮、半夏、制南星、瓜蒌等化痰祛痰之品。

杨某，男，63岁，2016年8月4日，以"健忘4年，加重2月"为主诉来诊，患者4年前无明显诱因出现健忘、乏力，常常忘记吃药、烧水忘关火等日常行为，100以内减法只能算到第3步。时症见：表情呆滞，倦怠嗜卧，反应迟钝，时有流涎，形体肥胖，舌淡胖，苔白稍腻，脉滑细。诊断为太阴病理中丸证，证属脾虚湿盛，方用理中丸加减：人参10 g，白术30 g，炙甘草10 g，干姜10 g，清半夏15 g，益智仁15 g。7剂，日一剂，水煎温服。复诊时，患者精神较前好转,健忘、乏力、流涎症状有明显改善。继服 30 剂,随访病情稳定。嘱其调情志,节饮食,多沟通,坚持活动。

2. 涤痰汤证

本证以表情呆滞,智力减退为主,伴有喃喃自语,或呆若木鸡,终日无语,不思饮食,脘腹胀痛,口吐涎沫,头重如裹,舌质淡,苔白腻,脉滑者,治以豁痰开窍,健脾化浊,方用涤痰汤。本方来源于《奇效良方》,由温胆汤加减而成,温胆汤理气化痰,和胃降逆,制南星去胶结之顽痰,石菖蒲、郁金、远志开窍化浊,甘草、生姜补中和胃。全方重在豁痰开窍,兼以益气健脾,标本兼治,共达除痰开窍之功。

3. 薯蓣丸证

本证以健忘、智力减退、思维迟钝、善忘、头晕耳鸣、腰膝酸软、倦怠思卧、纳呆腹胀或腹泻、舌质紫暗或有瘀斑,脉沉细为主要表现。治以调补脾胃,益气养血生精,方用薯蓣丸加减。本方出自《金匮要略·血痹虚劳病脉证并治第六》第 16 条:"虚劳诸不足,风气百疾,薯蓣丸主之。"脾胃为气血生化之源,故方中重用薯蓣补脾胃,疗虚损;辅以四君,合干姜、大枣益气温中,四物合麦冬、阿胶养血滋阴,以助薯蓣补阴阳气血诸不足;桂枝、防风、柴胡疏散外邪,助薯蓣以祛风;再以桔梗、杏仁、白蔹下气开郁,豆卷、神曲化湿和中。诸药合用,共奏调补脾胃,益气养血生精,兼以祛风之功。

(五)少阴病痴呆

少阴病属里证、阴证。少阴经包括心肾二经,少阴病以心肾虚衰,阴阳气血不足为病证特点。少阴病分为寒化证和热化证,少阴病痴呆以少阴热化证为主,少阴阴虚阳亢,心肾不交。代表方有黄连阿胶汤、肾气丸、地黄饮子、交泰丸等。

1. 黄连阿胶汤证

本证以智能减退,神情呆钝,善忘颠倒,言语错乱为主症,伴失眠,多梦,心烦易怒,口燥咽干,手足心热,舌红,苔少,脉细数或弦细,方选黄连阿胶汤。本证因素体阴虚阳亢,外邪从阳化热,肾水不足,不能上济心火,致使心火亢盛,故用黄连阿胶汤以滋阴清热,交通心肾。方中以黄连配伍黄芩,清心火,除烦热;阿胶配伍芍药、鸡子黄,滋肾阴,降心火;前者以祛邪为主,后者以扶正为主,全方泻心火,滋肾水,共奏交通心肾、扶正祛邪之效。

2. 肾气丸证

本证以智力减退,记忆力、定向力、计算力、判断力明显减退,神情呆滞,词不达意为主症,伴见头晕耳鸣、腰酸骨软、齿枯发焦、口舌生疮、消渴等症。治以补益肾阴肾阳,填精养神,方用肾气丸加减。方中附子、桂枝温壮阳气,助阳化气,少火生气;干地黄滋补肾阴,填精益髓,山药、山茱萸补脾益气,固肾涩精;泽泻能泻干地黄之浊腻,使补而不滞;茯苓既能助山药益气,又能淡渗山药之壅涩;丹皮既能清热养阴,又能制约桂、附温热不伤津。诸药配伍,共奏补益肾阴肾阳、填精养神之功。如《医贯》云:"是方也,熟地、山萸、泽泻、山药、茯苓皆濡润之品,所以能壮水之主;肉桂、附子辛润之物。能于水中补火,所以益火之原。水火得其养,则肾气复其天矣。益火之源,以消阴翳,即是此方也。"

3. 地黄饮子证

本证以智能减退，记忆力、定向力、计算力、判断力明显减退，词不达意为主症，伴见腰膝酸软、头晕耳鸣、足废不能用、舌强不能语、脉沉细弱，治以滋心肾阴，补心肾阳，兼以开窍化痰，方用地黄饮子加减。方中干地黄、巴戟天滋补阴血，温补阳气，阴阳并补；肉苁蓉、山茱萸助巴戟天以补阳；石斛、麦冬、五味子助干地黄以滋阴，壮水以济火，合肉桂以摄纳扶阳；阳虚生寒，以附子、肉桂温阳散寒；痰阻经气，以远志、菖蒲开窍化痰，交通心肾；白茯苓益气健脾安神；生姜温中散寒；薄荷疏利气机；大枣益气和中。诸药配伍，共奏滋心肾阴、补心肾阳、开窍化痰之效。

此外，少阴病痴呆，以神识痴呆，反应迟钝为主，伴心烦不安，失眠多梦，下肢不温等症，予以交泰丸，交通心肾，滋肾清心；若以智能减退，记忆力、计算力、定向力、判断力明显减弱，神情呆滞，头晕耳鸣，腰酸骨软，齿枯发焦，舌瘦色淡，苔薄白，脉沉细为表现者，治以补肾益精，填精养髓，方用七福饮加减；以表情呆滞、沉默寡言，记忆力减退为主症，伴腰膝酸软，食少纳呆，气短懒言者，治以补肾健脾，益气生精，方用还少丹加减。

九、胃痛

　　胃痛,又称"胃脘痛",指以上腹胃脘部近心窝处疼痛不适为主,常伴有脘腹痞闷胀满、恶心呕吐、吞酸嘈杂、食纳减少等症状的一种常见病。关于本病,文献中有很多描述,但由于唐宋以前这一病名尚未统一,因此又称"心痛"。"胃脘痛"最早可追溯到殷商出土的甲骨文的记载,后至《内经》有关于"胃脘痛"病因病机的记载,其中《素问·至真要大论篇》:"木郁发之,民病胃脘当心而痛。"指出胃脘痛与肝气过盛,肝胃不和有关;"太阳之胜,凝溧且至……寒厥入胃,则内生心痛……"另有《素问·举痛论篇》云:"寒气客于胃肠之间,膜原之下,血不得散,小络急引故痛……寒气客于胃肠,厥逆上出,故痛而呕也。"明确指出寒气客胃导致胃痛甚者伴有呕吐。《素问·痹论》言:"饮食自倍,肠胃乃伤",明确指出饮食不节,会导致胃脘痛。汉代张仲景在《伤寒杂病论》中指出本病疼痛部位为"心下",临证可见"心下痞""心下急""心下满痛""心下痛""心下微满痛"等,并对胃脘痛进行分型论治,记载了许多经方,如大柴胡汤、小柴胡汤、大黄黄连泻心汤、大承气汤等。《金匮要略·水气病脉证并治》中提出:"气分,心下坚,大如盘,边如旋杯,水饮所作。"指出水饮停于脾胃可导致胃脘痛。《金匮要略·腹满寒疝宿食病脉证》篇提出大陷胸汤治疗寒邪结合宿食引起的胃脘痛。唐代孙思邈《千金要方·心腹痛》中列举出九种心痛：一虫心痛，二注心痛，三风心痛，四悸心痛，五食心痛，六饮心痛，七冷心痛，八热心痛，九去来心痛。并创九痛丸治九心痛，这里心痛即指胃脘痛。李东垣《兰室秘藏》中首次将"胃脘痛"单独设为一种病证，且有关于胃脘痛病因病机的论述，并提出运用神圣复气汤、草豆蔻丸、麻黄豆蔻丸根据病因病机治疗本病。张元素在其《医学启源》中首次将"胃脘痛"作为病名记载在册，并指出"胃脘痛，用草豆蔻"。元代朱丹溪《丹溪心法·心脾痛》中明确指出："心痛，即胃脘痛。"最早提出从热论治、从痰瘀论治胃脘痛。

现代医学认为胃痛作为一种临床常见症状，多见于急慢性胃炎、胃溃疡、十二指肠溃疡、功能性消化不良等病，临床诊断时需要借助胃镜、X射线钡餐、生化检查等辅助检查。待查明病因，明确诊断后给予积极治疗原发病，或对症支持治疗，如抑制胃酸分泌、保护胃黏膜、解痉止痛、必要时可短期禁食或进流食等。

（一）太阳病胃痛

太阳病胃痛多因太阳病误治后，太阳经气不利，气化失职，水饮内停，集聚胃脘而致胃痛；或太阳病邪气不能外解而化热入里，与血结于下焦，气机阻滞不通，而致胃痛。代表方有桂枝去桂加茯苓白术汤、五苓散、桂枝茯苓丸等。

1. 桂枝去桂加茯苓白术汤证

本方证以胃脘部胀满疼痛不适为主，伴有头项强痛，发热，小便不利，舌淡苔滑，属太阳表证兼里饮证。治以解表温阳，化气利水，方用桂枝去桂加茯苓白术汤。本方见于《伤寒论·辨太阳病脉证并治》第 28 条:"服桂枝汤,或下之,仍头项强痛,翕翕发热,无汗,心下满微痛,小便不利者,桂枝去桂加茯苓白术汤主之。"原文中"心下满微痛",指胃脘部胀满疼痛,柯琴云:"心下者,胃口也",仲景将胃脘部描述成"心下"。该方由桂枝汤去桂枝加茯苓、白术而成,旨在利水通阳,水气得化,经气通利,则诸症自除。柯氏又云:"汗出不彻而遂下之,心下之水气凝结,故反无汗而外不解,心下满而微痛也。然病根在心下,而病机在膀胱,若小便利,病为在表,仍当发汗;若小便不利,病为在里,是太阳之本病,而非桂枝证未罢也。故去桂枝,而君以苓、术……但得膀胱水去,而太阳表里证悉除,所谓治病必求其本也。"

王某,男,36 岁,反复发热 20 余天,最高体温 38.9 ℃,伴有小便不利、胃脘部胀满疼痛等不适,多方治疗效果不佳,时症见:胃脘部胀满疼痛,发热,微有汗出,小便不利,舌苔白滑,辨为太阳病桂枝去桂加茯苓白术汤证,用原方 3 剂,热退痛止,小便自利。

2. 五苓散证

本方证症见胃脘部痞胀疼痛,汗出烦躁,小便不利,渴欲饮水或水入即吐者,方用五苓散加减。本方治疗太阳气化不利,水饮内停所致的胃痛,见于《伤寒论·辨太阳病脉证并治》第 71 条:"太阳病,发汗后,大汗出,胃中干,烦躁不得眠,欲得饮水者,少少与饮之,令胃气和则愈。若脉浮,小便不利,微热消渴者,五苓散主之。"胃气受损,水谷腐化不利,影响水谷精微传输,水饮内停中焦,故临证常见胃痞满痛不适。方中泽泻、猪苓、茯苓淡渗利水,去饮于下;白术健脾利湿,桂枝温阳化气。诸药合用,共奏通阳化气利水之效。

3. 桂枝茯苓丸证

本证以胃中胀满刺痛、夜间加重为主,伴有面色紫黯,皮肤粗糙,口唇、爪甲青紫,精神不安,烦躁失眠,舌下脉络迂曲等瘀血证者,治以行气化瘀止痛,方选桂枝茯苓丸加减。此方为仲景行气化瘀的基础方,见于《金匮要略·妇人妊娠病脉证并治第二十》:"妇人宿有癥病,经断未及三月,而得漏下不止,胎动在脐上者,为癥痼害……所以血不止者,其癥不去故也,当下其癥,桂枝茯苓丸主之。"虽原文治疗妇科癥瘕,临床运用不拘于此,只要把握好方证要点,临床均可使用。方中桂枝温阳通脉,桃仁、丹皮活血化瘀,当归活血养血,川芎理气行血,赤芍调营养阴,加用茯苓、泽泻利水渗湿,白术补脾益气通便,使全方泻中寓补,活血化瘀而不伤正,气血运行通畅,胃痛自止。

太阳病胃痛为太阳病变证,其痛多突然发作,兼有表证,临证时可合用生姜红糖汤或良附丸。表证重者可用香苏散;如属瘀热互结者,症见胃中刺痛,烦躁,易怒,其人如狂,面色暗,口干口渴,大便干,舌下脉络瘀阻,用桃核承气汤以破血下瘀、泄热止痛;若胃脘痛较重,如针刺、似刀割,疼痛久不缓解,食后加重,或吐血黑便,舌暗脉涩者,乃瘀停胃络,予失笑散合丹参饮加减。

(二)阳明病胃痛

"阳明之为病,胃家实是也",阳明病属阳证、热证、实证。因此病邪侵袭阳明,邪实正盛,易从燥热而化。阳明病胃痛以胃脘部灼痛为主,常兼身热,大汗出,心烦口渴,大便秘结,脉洪大等症。代表方有黄连汤、白虎汤、调胃承气汤、大陷胸汤等。

1. 黄连汤证

阳明病胃痛,症见胃脘灼热疼痛,恶心呕吐,呃逆泛酸,心烦易怒,纳差,肠鸣腹泻者,证因胸热胃寒而致升降失司,治以平调寒热,和胃止痛,方用黄连汤。本方出自《伤寒论·辨太阳病脉证并治》第 173 条:"伤寒,胸中有热,胃中有邪气,腹中痛,欲呕吐者,黄连汤主之。"热在胸中,寒在胃肠,且症见呕吐、泛酸之胃气失和表现,故腹痛当有胃痛之意。方中黄连性味苦寒,清胃热;干姜温脾胃寒,守而不行,桂枝交通上下,通阳散寒,温通主行;两者相伍为用,一守一行,寒热交通。半夏和胃,降逆止呕;人参、大枣益脾和胃;甘草和中。诸药合用,共奏平调寒热阴阳之效。

郭某,男,42 岁,以"胃脘部疼痛、胀满不适 2 月"为主诉来诊。患者 2 个月前无明显诱因出现胃脘部疼痛、胀满不适,伴呃逆、泛酸,未系统治疗,为求中医药治疗,遂来就诊。时症见:胃脘部疼痛,胀满不适,伴呃逆,泛酸,口腔异味,时发口腔溃疡,眠差,纳差,小便正常,大便稀溏,舌质紫暗,苔黑腻,脉濡滑。诊断为阳明病黄连汤证,处方:姜半夏 18 g,黄连 12 g,甘草 9 g,干姜 9 g,党参 10 g,桂枝 12 g,大枣 3 枚,广藿香 9 g。4 剂,日一剂,水煎温服。复诊时诉胃脘部疼痛、胀满明显减轻,口腔溃疡痊愈,睡眠改善,纳增。守上方继服 10 剂而愈。

2. 白虎汤证

本方证以胃部胀痛不适为主,伴身热、汗出,烦渴欲饮,舌红少津,治以清热除烦,益胃生津,方用白虎汤。本方见于《伤寒论·辨阳明病脉证并治》第 219 条:"三阳合病,腹满身重,难以转侧,口不仁,面垢,谵语遗尿。发汗则谵语,下之则额上生汗,手足逆冷。若自汗出者,白虎汤主之。"白虎汤是治疗阳明病表里俱热的经典方,所治之证乃阳明热盛,充斥内外所致,临床除胃部疼痛、胀满之外,伴阳明典型的四大证:大热、大汗、大渴、脉洪大不难辨析。方中石膏、知母清热除烦;甘草、粳米益胃生津,药少力专,使胃热清,津液复,则胃痛愈。临证时一般合用理气药物,如陈皮、香附、川楝子、小茴香、炒卜子等。

3. 调胃承气汤证

阳明病胃痛,症见胃脘部胀痛,或伴发热,心烦,便秘者,方用调胃承气汤。本方为缓下之剂,适用于阳明燥热内结之证。《伤寒论·辨阳明病脉证并治》第 207 条:"阳明病,不吐不下,心烦者,可与调胃承气汤。"此方仅大黄、芒硝、甘草三味药,其中大黄其性苦寒,泻火通结为君,芒硝咸寒,软坚润燥为臣,甘草甘缓和中,益气养胃,使药力和缓。整方体现"祛邪扶正"之意,其推陈之中,便寓致新之义,一攻一补,调胃之法备矣。使燥热得解,胃气自和,而胃痛得解。

4. 大陷胸汤证

本证以胃中满硬,疼痛拒按为主要症状,伴有发热、口干、便秘、烦躁等里热证,方用大陷胸汤。本方见于《伤寒论·辨太阳病脉证并治》第 135 条:"伤寒六七日,结胸热实,脉沉而紧,心下痛,按之石硬者,大陷胸汤主之。"第 137 条:"太阳病,重发汗而复下之,不大便五六日,舌上燥而渴,日晡所小有潮热,从心下至少腹硬满而痛不可近者,大陷胸汤主之。"本方所治水热互结之结胸证,其心下痛为"从心下至少腹硬满而痛不可近者"，因此结胸证当属胃痛范畴。本病多因素体脾胃阳虚，运化不利，宿有痰饮；或因太阳表证不愈，入阳明化热，热结胸膈心下，气血运行不畅，痰热互结，故发"心下痛"。大陷胸汤方中甘遂峻逐水饮，泄热破结；大黄泄热荡实导下；芒硝软坚散结，增加大黄泄下通腑之功，诸药合用，方能泻热逐水、和胃止痛。

此外，阳明病胃痛，若属痞、满、实而燥不明显之阳明热结轻者，症见胃脘疼痛胀满，大便秘结，腑气不通，宜小承气汤清下热结，消痞除满止痛；若属阳明热结之重证，热、燥、满、实四证俱全，表现为胃痛，腹胀，谵语潮热，手足汗出，大便硬结者，方用大承气汤以峻下热结以止痛；若见胃痛、口干、舌燥，渴而多饮，身倦心烦，此为阳明大热，气阴两伤之象，宜白虎加人参汤清热益气，生津止痛。

（三）少阳病胃痛

少阳为枢，居半表半里之位，为人体阴阳气机升降出入开阖之枢纽。少阳病是因少阳胆气失和，三焦不利，气机郁滞，胆火上炎所致。同时邪入少阳，枢机不利，正邪纷争，木邪犯土，必会影响脾胃功能，胃失和降则发为胃痛。因此少阳病胃痛可见胃脘部胀满，疼痛，呕吐，伴有胸胁部满痛，口苦，咽干，目眩等。其代表方有小柴胡汤、大柴胡汤、柴胡疏肝散、沉香降气散、化肝煎等。

1. 小柴胡汤证

本方证除胃痛外，可伴往来寒热，胸胁苦满，郁闷不舒，心烦喜呕，默默不欲饮食，口苦，咽干，目眩，舌质淡或红，苔薄白，脉弦细或弦数等临床表现,方用小柴胡汤加减。本方见于《伤寒论·辨少阳病脉证并治》第96条:"伤寒五六日,中风,往来寒热,胸胁苦满,嘿嘿不欲饮食,心烦喜呕,或胸中烦而不呕,或渴,或腹中痛,或胁下痞硬,或心下悸、小便不利,或不渴、身有微热,或咳者,小柴胡汤主之。"第97条:"脏腑相连,其痛必下,邪高痛下,故使呕也,小柴胡汤主之。"本方证多因外邪侵入少阳,正气不足,少阳枢机不利,肝气过盛,横伐脾土则伤胃;或胆热犯胃,胃失和降,均可出现胃脘痛、呕逆等症状。当以小柴胡汤疏解少阳之邪,通调脾胃气机,枢机通利,则胃痛自除。方中柴胡直入少阳、疏邪透表;黄芩清少阳胆腑之郁火,共为君药;气逆不降,以半夏降泄浊气,气郁不升,以生姜辛升宣散,兼制柴胡黄芩苦寒伤胃为臣药;正气虚,以人参补益中气,扶正抗邪为佐药;甘草为使药,益气和中,调和诸药。

2.大柴胡汤证

本证以胃痛、腹胀、便秘为主症,多伴往来寒热,胸胁苦满,纳差,呕恶,口干,口苦,或伴心烦易怒、躁扰不宁、失眠等,舌红,苔白腻或黄腻,脉弦为主,兼有滑、紧、沉、数等脉象者。方用大柴胡汤和解少阳,通腑泄热。本方见于《伤寒论·辨少阳病脉证并治》第103条:"太阳病,过经十余日,反二三下之……呕不止,心下急,郁郁微烦者,为未解也,与大柴胡汤,下之则愈。"文中"心下急",是指胃脘部有拘急不舒,或疼痛的感觉。本方治太阳病传入少阳,误治后病邪更加深入,胆热犯胃,胆胃不和,则胃脘部灼热疼痛,胃气上逆,则呕不止。正如《灵枢》中有言:"邪在胆,逆在胃,胆液泄则口苦,胃气逆则呕苦。"又如《医学正传》:"上逆者,使之下行。"因此治疗本病当以和解胆胃,疏理气机,清热泻下为主,宜选大柴胡汤。本方见于《金匮要略·腹满寒疝宿食病脉证治第十》第 12 条："按之心下满痛者,此为实也,当下之,宜大柴胡汤。"明确指出大柴胡汤主治"按之心下满痛",病机为少阳兼阳明里实。方中柴胡专入少阳、疏邪透表为君药,黄芩擅清少阳郁热,与柴胡共用和解少阳,是为少阳病未解、往来寒热、胸胁苦满而设;大黄通腑泄热,枳实行气除痞,二者相配可内泄热结;芍药缓急止痛,配大黄可治腹中实痛,伍枳实能调和气血,合柴胡、黄芩可清肝胆之热;半夏和胃降逆,生姜重用则止呕之力更强,以治呕逆不止;大枣和中益气,合芍药酸甘化阴,既可防热邪入里伤阴之虞,又能缓和枳实、大黄泻下伤阴之弊。诸药合用,共以和解少阳,通腑泻热之效以止痛。

2017 年夏天,曾有一女性患者,49 岁,以"胃痛 1 月余"为主诉来诊。时症见:胃痛,胃脘不适,饭后胀甚,平素烦躁易怒,口苦,纳眠可,大便干,舌红,苔白腻,脉弦细。诊断为少阳病大柴胡汤证。处方:醋柴胡 10 g,黄芩 15 g,白芍 20 g,清半夏 15 g,枳实 10 g,厚朴 10 g,延胡索 10 g,炙甘草 10 g。7 剂,日一剂,水煎温服。复诊时,诉诸症明显减轻,但仍口苦口干,眠差,舌质红,苔白。守上方加白术、炒山药、珍珠母各 15 g,继服 10 剂而愈。

此外,若症见胃脘胀痛,痛连两胁,遇烦恼则痛作或痛甚,嗳气、矢气则痛舒,胸闷嗳气,喜长叹息,大便不畅,舌苔薄白,脉弦者,可予柴胡疏肝散以疏肝解郁,理气止痛;若胃脘疼痛,呕吐痰沫,胁肋胀满,嗳气吞酸或胃中虚冷,肠鸣绞痛,宿食不消,反胃吐食者,可予沉香降气散以理气降逆,温中和胃;若痛势急迫,嘈杂吐酸,口干口苦,舌红苔黄,脉弦或数者,可予化肝煎以疏肝泄热和胃。

（四）太阴病胃痛

"太阴之为病,腹满而吐,食不下,自利益甚,时腹自痛。若下之,必胸下结硬。"太阴病,多因脾阳素虚,外邪直犯中焦;或脾胃虚弱,运化失司;或三阳病误治,损伤脾阳,转为太阴病。太阴病胃痛,症见胃痛,喜温喜按,时作时止,时轻时重,多伴腹痛,腹泻或大便溏泄。代表方有理中丸、小建中汤、甘草泻心汤、黄芪建中汤。

1. 理中丸证

太阴病胃痛,症见胃脘部隐痛,腹满而吐,自利益甚,时腹自痛,畏寒喜温,倦怠乏力,饮食不佳,口不渴,多涎唾,舌淡,苔白或白腻,脉沉细者。治以温中健脾,和胃止痛,方用理中丸。本方见于《伤寒论·辨霍乱病脉证并治》第 386 条:"霍乱,头痛发热,身疼痛,热多欲饮水者,五苓散主之;寒多不用水者,理中丸主之。"在277 条太阴病本证中"自利不渴者属太阴,以其脏有寒故也,当温之,宜服四逆辈"。提出用四逆辈,从临床经验看,理中丸应包含其中,正如《医宗金鉴》言"四逆辈者,指四逆、理中、附子等汤而言也"。由此本证为脾胃虚寒,中阳不足。阳虚失温,故畏寒肢冷、脘腹隐痛、喜温喜按;脾主运化而升清,胃主受纳而降浊,脾胃虚寒,则纳运升降失常,故脘痞食少、呕吐、便溏。方中干姜辛热,温脾阳,祛寒邪,为君药;人参补气健脾,为臣药。君臣相配,温中健脾,祛寒止痛。脾为湿土,脾虚则湿浊内生,佐以甘温苦燥之白术,健脾燥湿。甘草为使药,可助白术、人参益气健脾,缓急止痛,调和药性。全方温补并用,以温为主,温中阳,补脾气,以达祛寒止痛之效。

2. 小建中汤证

本方证以腹中拘急疼痛,连绵不绝,喜温喜按为主,或见面色无华,心中悸动,虚烦不宁,四肢酸楚,手足烦热,咽干口燥等症,舌嫩,苔淡白,脉细弦或沉弱,治以温补中焦,缓急止痛,予小建中汤加减。本方见于《伤寒论·辨少阳病脉证并治》第100条:"伤寒,阳脉涩,阴脉弦,法当腹中急痛,先于小建中汤,不差者,小柴胡汤主之。"《金匮要略·血痹虚劳病脉证并治第六》第13条:"虚劳里急,悸,衄,腹中痛,梦失精,四肢酸疼,手足烦热,咽干口燥,小建中汤主之。"文中虽未言"胃痛",但小建中汤证属中焦虚寒,脾阳不足,胃阳受损,必然会致胃脘部疼痛不适。腹痛与胃痛病机相同,属异病同治。本方是由桂枝加芍药汤,重用饴糖而成,意在温中补虚,缓急止痛。如王子接《绛雪园古方选注》卷上:"建中者,建中气也。名之曰小者,酸甘缓中,仅能建中焦营气也。前桂枝汤是芍药佐桂枝,今建中汤是桂枝佐芍药,义偏重于酸甘,专和血脉之阴。芍药、甘草有戊己相须之妙,胶饴为稼穑之甘,桂枝为阳木,有甲乙化土之意。使以姜、枣助脾与胃行津液者,血脉中之柔阳,皆出于胃也。"

程某,女,53岁。以"胃脘部疼痛4天"为主诉来诊。4天前因饥饿出现胃脘部疼痛,连绵不绝,按之痛减,温敷疼痛可稍缓解,心中急烦。时症见:胃脘部疼痛,喜温喜按,神疲乏力,面色萎黄,眠差,便秘,舌淡,苔薄白,脉细弦。四诊合参,诊断为太阴病小建中汤证。予小建中汤原方4服,日一剂,水煎温服。复诊时,精神好转,胃痛明显缓解,大便已正常。守上方,继服5服巩固疗效。

此外,若胃痛治疗不及时或治不如法,形成寒热错杂者,症见胃脘痞硬,干噫食臭,腹中雷鸣下利,舌苔黄白相兼,脉弦数,可用甘草泻心汤治之;若见胃脘部拘急疼痛,喜温喜按,少气懒言,或心中悸动,虚烦不宁,劳则愈甚,面色无华,或伴神疲乏力,肢体酸软,手足烦热,咽干口燥,舌淡苔白,脉细弦者,可用黄芪建中汤治之。

(五)少阴病胃痛

少阴病属里证、虚证,多由少阴心肾不足,病邪直入而致,也可由它经病邪传入,损伤心肾所致。少阴病胃痛,临床症状除了胃脘部疼痛外,还伴有下利清谷、四肢厥逆、精神萎靡、脉沉微细,或伴口燥咽痛、舌红少苔、脉细数等。代表方有四逆散、芍药甘草汤。

1.四逆散证

少阴病胃痛,出现手足不温,腹中痛,泄利下重,女子月经不规律,或经行腹痛,脉沉弦或弦者,治以舒肝和胃,透达郁阳,方选四逆散。本方见于《伤寒论·辨少阴病脉证并治》第318条:"少阴病,四逆,其人或咳,或悸,或小便不利,或腹中痛,或泄利下重者,四逆散主之。"关于本方证,李中梓有言:"此证虽云四逆,必不甚冷,或指头微温,或脉不沉微,乃阴中涵阳之证,惟气不宣通,是为逆冷。"可见本方证为肝气郁结,气机不畅,阳气内郁,不能通达五脏四肢所致。若阳气不能运行于躯干,无法通达脾胃,则会出现胃脘部不适、手足不温,腹中痛,泄利下重等症状,以四逆散疏肝解郁,通阳止痛,疗效甚佳。

田某,46岁。素有胸胁胀痛,时发太息,少腹时痛,来诊时病情加重,伴有口干吐酸,四肢不温,舌红苔白,脉象沉弦,诊为少阴病四逆散证,给予四逆散原方,煎汤服用,4剂而愈。

2.芍药甘草汤证

本证以胃脘部疼痛为主症,伴有咽干,心烦,吐逆,或腿脚挛急,舌淡红,苔少乏津,脉弦紧或细数者,治以酸甘化阴,缓急止痛,方选芍药甘草汤。本方见于《伤寒论·辨太阳病脉证并治》第29条:"伤寒脉浮,自汗出,小便数,心烦,微恶寒,脚挛急,反与桂枝,欲攻其表,此误也。得之便厥,咽中干,烦躁,吐逆者,作甘草干姜汤与之,以复其阳。若厥愈、足温者,更作芍药甘草汤与之,其脚即伸。"其原文虽无治疗胃痛的描述,但本方主治津液受损,阴血不足所致痛证。肝血不足,肝木克土,肝脾不和;或肝阴不足,风木无制,横乘脾土,均可导致胃脘疼痛。本方酸甘化阴,复阴血,止急痛。《神农本草经》谓其"主治邪气腹痛";《药性论》谓其能治"腹中绞痛""心腹坚胀";《幼幼集成》谓其"无论寒热虚实,一切腹痛,服之神效。"现代临床但见拘急疼痛者,均可先使用本方或合用一贯煎养阴解痉镇痛,待疼痛缓解后,再审其证机,随证治之。

(六)厥阴病胃痛

厥阴病胃痛,临床症状除胃脘部疼痛,有灼热感外,还伴有口渴,饥不欲食,手足逆冷,下利不止等厥阴之寒热错杂证。病机为阴阳失调,气机不利,寒热错杂。治疗当以调和阴阳,通达气机,寒热同治为主。代表方有吴茱萸汤、乌梅丸。

1.吴茱萸汤证

本证以胃脘疼痛,干呕吐涎沫,手足逆冷,头痛,痛在巅顶,舌淡,苔薄白,脉沉或迟等为主症,治以温胃暖肝止痛,方用吴茱萸汤加减。本方散见于《伤寒论》中的"阳明病篇""少阴病篇""厥阴病篇",究其病机均为肝胃虚寒,治以温中补虚为主。方中吴茱萸辛苦而温,温肝暖胃,散寒降逆止痛,为君药。《神农本草经》谓:吴茱萸"主温中下气,止痛",重用辛温之生姜,温胃化饮,降逆止呕。人参甘温、大枣甘平,共用以补虚和中,重在健胃。诸药合用,共奏温补肝胃、散寒降逆之效。

王某,来诊诉其胃脘疼痛 2 天,腹部胀满疼痛,呕吐清涎血沫,滴水不能下咽,四肢冷,肌肤麻木,舌淡,苔滑,脉弦。诊断为厥阴病吴茱萸汤证,予原方煎服 2 剂而愈。

2.乌梅丸证

本方证表现为四肢厥冷,胃脘痛,时痛时止,时静时烦,呕吐,得食而呕吐更甚,舌红,苔薄或黄,脉微或弦细,治以寒热共调,首选乌梅丸。本方见于《伤寒论·辨厥阴病脉证并治》第 338 条:"伤寒,脉微而厥,至七八日肤冷,其人躁,无暂安时者,此为脏厥,非蛔厥也。蛔厥者,其人当吐蛔,今病者静,而复时烦者,此为脏寒,蛔上入其膈,故烦,须臾复止,得食而呕,又烦者,蛔闻食臭出,其人常自吐蛔,蛔厥者,乌梅丸主之,又主久利。"本证为厥阴蛔厥证,原文未见胃痛描述,但究其病机为膈胃有热,脾肠有寒,气机逆乱。脾寒则胃气受损,气血逆乱则胃气不降,因此临床当有胃痛症状。治宜清上温下以治本,回阳止厥以治标。本方不单是治蛔方,还可以治疗久病气血亏虚,寒热虚实错杂所致的各种病证。

十、呕吐

呕吐是指胃失和降,气逆于上,迫使胃中之物从口中吐出的一种病证。一般以有物有声谓之呕,有物无声谓之吐,无物有声谓之干呕,临床呕与吐常同时发生,故合称为呕吐。该病名始于《内经》,并对其病因论述甚详。如《素问·举痛论》曰:"寒气客于胃肠,厥逆上出,故痛而呕也。"《素问·至真要大论》曰:"诸呕吐酸……皆属于热。""少阳之胜,热客于胃,呕酸善饥。""燥湿所胜,民病喜呕,呕有苦。"说明外感六淫之邪,均可引起呕吐,且因感邪之异,而有呕酸、呕苦之别。汉·张仲景在《金匮要略》中对呕吐的脉证治疗阐述详尽,如小半夏汤证、大半夏汤证、生姜半夏汤证、吴茱萸汤证、半夏泻心汤证、小柴胡汤证等,并认为其治疗不应仅仅止呕,当因势利导,驱邪外出。如《金匮要略》所云:"夫呕家有痈脓,不可治呕,脓尽自愈。"隋·巢元方《诸病源候论·呕吐候》:"呕吐之病者,脾胃有邪,谷气不治所为也,胃受邪,气逆则呕。"说明呕吐发生是由于胃气上逆所致。唐·孙思邈《备急千金要方·呕吐哕逆》篇指出:"凡呕者,多食生姜,此是呕家圣药。"刘完素《素问玄机原病式·热类·喘呕》指出:"凡呕吐者,火性上炎也,无问表里,通宜凉膈散。"

现代医学认为,呕吐是指胃或小肠内容物反流,经食管、口腔排出体外,一个复杂的反射动作,常在恶心症状之后发生,有时也可单独发生。呕吐可以将胃内有害物质排出,具有一定的保护作用,但反复、持续剧烈呕吐会导致水、电解质与酸碱平衡紊乱等并发症的发生。本病多发于西医学的急性胃炎、胃黏膜脱垂症、幽门痉挛、幽门梗阻、贲门痉挛、十二指肠淤滞症等消化道疾病,亦可见于急性阑尾炎、肝炎、肝硬化、腹膜炎、急性心梗、颅内高压等病。呕吐为临床常见症状,诊断需结合其他症状、体征,结合生化、影像等辅助检查,查明病因,明确诊断后予以病因治疗或对症支持治疗为主。

(一)太阳病呕吐

太阳也称巨阳,太阳主表而统营卫,故太阳病多以风寒外袭,营卫失和所致的外感表证为主。太阳病属阳证、表证。因肺主皮毛,外邪入侵,首先犯肺,肺胃失于和降,胃气上逆则呕吐。太阳病呕吐多见于太阳经证,即在呕吐的同时伴有恶寒、发热、脉浮等表证。代表方有小青龙汤、泻心汤类、桂枝汤、麻黄汤、五苓散、藿香正气散等。

1. 小青龙汤证

本证以"呕吐痰涎,恶寒,发热,无汗,身痛,咳嗽,气喘,舌淡或滑,苔薄白,脉浮紧"为辨证要点,治以解表散寒,温化水饮,方用小青龙汤加减。本方见于《伤寒论·辨太阳病脉证并治》第 40 条:"伤寒表不解,心下有水气,干呕发热而咳,或渴,或利,或噎,或小便不利,少腹满,或喘者,小青龙汤主之。"饮停心下,外感风寒,引动内饮,饮邪犯胃,胃气上逆则呕吐。方中麻黄辛、微苦,温,归肺、膀胱经,有发汗散寒、宣肺平喘、利水消肿之功效;桂枝辛、甘,温,归心、肺、膀胱经,有发汗解肌、温通经脉、助阳化气之功效,二者共为君药,即可发汗解表散邪,又可温阳化气利饮。干姜辛热,可温中散寒,燥湿消痰;细辛辛温,可祛风散寒、温肺化饮,二药为臣,共助君药温肺化饮散邪。五味子酸、甘,温,可收敛固涩、益气生津;芍药苦、酸,微寒,可敛阴养血,二药的收敛之性,既助止咳平喘,又制约君臣之燥性;半夏辛温,可燥湿化痰、降逆止呕、消痞散结,三药共为佐药。炙甘草为使,补益脾胃,调和诸药。诸药相伍,一散一收,一开一合,共奏散寒祛饮之功。

李某,女,45岁。1周之前因感受风寒而出现干呕,恶寒,发热,鼻塞,流涕,咳吐白稀痰,咽干,苔薄白,脉滑,自行口服中成药无效,故而求治于门诊,诊断为太阳病小青龙汤证。处方:蜜麻黄9 g,桂枝10 g,荆芥12 g,防风10 g,白芍10 g,细辛3 g,干姜6 g,姜半夏15 g,五味子30 g,甘草9 g。3剂后痊愈。

2. 半夏泻心汤证

本证以呕吐,呃逆,泛酸为主,伴有心下痞,腹部胀满,泄泻,舌苔白腻或黄腻,脉弦或数,治以平调寒热,降逆散结,方用半夏泻心汤加减。本方见于《伤寒论·辨太阳病脉证并治》第149条:"伤寒五六日,呕而发热者,柴胡汤证具,而以他药下之,柴胡证仍在者,复与柴胡汤。此虽已下之,不为逆,必蒸蒸而振,却发热汗出而解。若心下满而硬痛者,此为结胸也,大陷胸汤主之。但满而不痛者,此为痞,柴胡不中与之,宜半夏泻心汤。"《金匮要略·呕吐哕下利病脉证治第十七》第10条:"呕而肠鸣,心下痞者,半夏泻心汤主之。"太阳病误用下法后,损伤中气,中焦枢机不利,脾胃升降失常,胃热气逆则发为呕吐。方中半夏辛开苦降,散结消痞,温中降逆,为君药;黄芩、黄连清热燥湿,降逆泄浊,干姜辛散温热,温中理脾和胃,兼防寒药凝滞,共为臣药;脾胃虚弱,以人参、大枣补益脾胃,生化气血,为佐使药,诸药配伍,以奏寒热平调,降逆散结之效。

许某,男,42岁。于2017年12月7日以"呕吐3天"为主诉来诊。自诉平素嗜酒,3天前出现呕吐,伴有心下痞闷不舒,经多方治疗,效果不佳,遂至门诊求诊。刻诊见:呕吐,心下痞闷,大便不成形每天2~3次,舌淡苔白,脉弦滑。诊为太阳病半夏泻心汤证,处方:半夏12 g,黄芩6 g,黄连6 g,党参10 g,干姜6 g,炙甘草9 g,大枣4枚。4剂,日一剂,水煎温服。药尽后,便下白色胶涎物较多,随之呕吐止,痞闷减,诸症好转。

3.桂枝汤证

本证以干呕为主,伴发热、汗出、恶风、脉浮缓等太阳中风证,治以解肌发表,调和营卫,方用桂枝汤加减。本方见于《伤寒论·辨太阳病脉证并治》第12条:"太阳中风,阳浮而阴弱,阳浮者,热自发,阴弱者,汗自出;啬啬恶寒;淅淅恶风;翕翕发热;鼻鸣干呕者;桂枝汤主之。"肺主皮毛,通气于鼻,外邪袭表,肺气不利则鼻鸣;宣肃失常,胃失和降,胃气上逆则干呕。桂枝解肌发表,祛风散寒,芍药益阴敛营。桂、芍相合,一治卫强,一治营弱,合则调和营卫。生姜辛温,既助桂枝解肌,又能暖胃止呕;大枣甘平,既能益气补中,又能滋脾生津。姜、枣相合,还可以升腾脾胃生发之气而调和营卫;炙甘草益气和中,合桂枝以解肌,合芍药以益阴。

此外,太阳病呕吐,若出现呕逆、恶寒、发热、无汗、身痛、脉浮紧等太阳伤寒证之表现者,治以发汗解表,降逆止呕,方用麻黄汤加减;若见水入即吐,微热烦渴,小便不利者,治以解表化气行水,方用五苓散;呕吐,烦热,汗出,口干渴,失眠,舌红,苔黄,脉弦数者,治以清宣郁热,降逆止呕,方用栀子生姜豉汤;症见干呕,心下痞满或疼痛,下利,腹中雷鸣,心烦不得安,少气乏力者,治以补虚温中,泄热消痞,方用甘草泻心汤;若呕吐,腹中冷痛,伴有胸中烦热,口苦,舌淡,苔薄黄,脉迟弱者,治以清热和阴,温中通阳,方用黄连汤加减;若症见呕吐,恶寒发热,头身疼痛,无汗,苔白,脉浮紧者,治以发汗解表,降逆止呕,方用葛根加半夏汤;若突发呕吐,胸脘满闷,发热恶寒,头身疼痛,舌苔白腻,脉濡缓,治以疏邪解表,化浊和中,方用藿香正气散。

(二)阳明病呕吐

"阳明之为病,胃家实是也。"胃失和降,胃气上逆可致呕吐;"实"说明阳明病呕吐为阳明里实热证,病机为阳明燥屎内结,腑气不通,导致气机逆乱,胃失和降,胃气上逆。代表方有大承气汤、黄芩加半夏生姜汤、大黄甘草汤、麦门冬汤等。

1.大承气汤证

本证以"呕吐,腹胀便闭,满痛拒按,潮热汗出甚或烦躁谵语,舌红,苔黄或燥干,脉沉或实"为辨证要点。治以通腑泄热,降逆止呕,方用大承气汤。阳明燥屎内结,导致气机逆乱,胃失和降,胃气上逆而致呕吐,其呕吐特点为呕吐酸腐。方中大黄通腑泄热,荡涤燥结;芒硝软坚润燥,泄热通腑;厚朴、枳实行气破滞,消痞除满;全方合用,以达通腑泄热,降逆止呕之效。

2. 黄芩加半夏生姜汤证

本证以干呕或呕吐为主,伴见腹痛,泄泻,肛门灼热,甚则里急后重,发热等症,治以清热止利,降逆止呕,方用黄芩加半夏生姜汤加减。本方见于《伤寒论·辨少阳病脉证并治》第 172 条:"太阳与少阳合病,自下利者,与黄芩汤;若呕者,黄芩加半夏生姜汤主之。"《金匮要略·呕吐哕下利病脉证治第十七》第 11 条:"干呕而利者,黄芩加半夏生姜汤主之。"本方所治为少阳胆腑郁热,湿与热结,内迫胃肠,升降失常,胃气上逆所致。方中黄芩苦寒,清解少阳及内犯胃肠之邪热;半夏辛开苦降,散结消痞,温中降逆;生姜以温中降逆止呕,以防寒药伤胃;芍药酸寒,泄热敛阴和营,并于土中伐木而缓急止痛;甘草、大枣益气和中,诸药配伍,共奏清热止利,和胃降逆止呕之功。

3. 大黄甘草汤证

本证以食入即吐为主,伴有口渴、口臭、腹痛、便秘、苔黄、脉实,治以通腑泄热,降逆止呕,方用大黄甘草汤加减。本方见于《金匮要略·呕吐哕下利病脉证治第十七》第 17 条:"食已即吐者,大黄甘草汤主之。"本方为实热壅滞胃肠,腑气不通,在下则肠失传导而便秘,在上则胃气不降且火热急迫上冲,故食已即吐。方中大黄荡涤胃肠实热,推陈出新;甘草缓急和胃,安中益气,使攻下而不伤胃。

4. 麦门冬汤证

本证以呕吐,食少为主,伴见胃脘部隐隐疼痛,饥不欲食,舌红,少苔,脉细数。本方见于《金匮要略·肺痿肺痈咳嗽上气病脉证并治第七》第 10 条:"大逆上气,咽喉不利,止逆下气者,麦门冬汤主之。"本证因久病耗伤津液,导致肺胃阴虚,胃阴虚气逆,出现呕吐、食少等症。方中麦冬为君药,以养阴生津,滋液润燥;肺气虚弱,以人参益气生津,调营和阴;粳米、大枣益脾胃,化生阴津,助人参益气生津,寓培土生金之意,共为臣药;以半夏开胃行津,调畅气机,降肺胃气逆,并制约滋补药壅滞,为佐药;甘草益气和中,为使药。诸药配伍,以奏滋养肺胃、降逆下气之效。

此外,症见呕吐酸腐,脘腹胀满,嗳气厌食者,治以消食化滞,和胃降逆,方用保和丸加减。

(三)少阳病呕吐

少阳病的病机为邪气侵犯少阳,枢机不利,胆火内郁,内外失和。少阳枢机不利,胆火内郁,胆热犯胃,则胃气上逆而呕吐。治疗以扶正祛邪为原则,以和解少阳,调达枢机为基本治法。代表方有小柴胡汤、大柴胡汤、柴胡加芒硝汤、半夏厚朴汤等。

1. 小柴胡汤证

本证以呕吐吞酸,伴胸胁苦满,郁闷不舒,往来寒热,心烦喜呕,嘿嘿不欲饮食,舌质淡或红,苔薄白,脉弦细或弦数等为辨证要点。治以疏利肝胆,畅达枢机,和胃降逆,方用小柴胡汤。本方见于《伤寒论·辨太阳病脉证并治》第 96 条:"伤寒五六日中风,往来寒热,胸胁苦满,嘿嘿不欲饮食,心烦喜呕,或胸中烦而不呕,或渴,或腹中痛,或胁下痞硬,或心下悸、小便不利,或不渴、身有微热,或咳者,小柴胡汤主之。"《金匮要略·呕吐哕下利病脉证治第十七》第 15 条:"呕而发热者,小柴胡汤主之。"邪在少阳,枢机不利,胆气犯胃,胃气上逆而发呕吐。方中柴胡专入少阳、疏邪透表;黄芩清少阳胆腑之郁火,共为君药;气逆不降,以半夏降泄浊气,气郁不升,以生姜辛升宣散,兼制柴胡黄芩苦寒伤胃为臣药;正气虚,以人参补益中气,扶正抗邪为佐药;甘草为使药,益气和中,调和诸药。

2. 大柴胡汤证

本证以呕不止,伴寒热往来,胸胁胀痛,心烦欲吐,咽干口苦,小便色黄,大便秘结,舌质红,苔薄黄少津,脉弦数为辨证要点,治以和解少阳,通下里实,方用大柴胡汤。本方见于《伤寒论·辨太阳病脉证并治》第103条:"太阳病,过经十余日,反二三下之,后四五日,柴胡证仍在者,先与小柴胡;呕不止,心下急,郁郁微烦者,为未解也,可与大柴胡汤,下之则愈。"大柴胡汤治疗少阳阳明合病的呕吐,病机为邪犯少阳,枢机不利,少阳胆腑实热犯胃,胃气上逆。方中以小柴胡汤和解少阳,因兼阳明里实,而去参、草,以免甘壅助邪;加芍药缓急止痛,通泄大便,加枳实、大黄泄热破结,通下里实,因其症有呕不止,故加生姜,以增降逆止呕之力。全方以和解少阳,荡涤胃肠积热,降逆止呕之法治疗呕吐。

李某,57岁。时时作呕,口苦,右胁疼痛连及胃脘,其人肥胖,面红,3天未解大便,小便黄赤,舌红绛、苔黄腻,脉沉弦滑有力,诊断为少阳病大柴胡汤证。处方:柴胡18 g,生姜12 g,陈皮12 g,生牡蛎12 g,黄芩10 g,姜半夏12 g,白芍10 g,郁金10 g,大黄9 g,枳实15 g。3剂,日一剂,水煎温服。复诊时大便通,呕痛皆消,以调和肝胃之药3剂治之收功。

3. 柴胡加芒硝汤证

本证以"恶心干呕,伴胸胁满,口苦、咽干,日晡潮热,下利或便秘,舌红,苔白或苔黄,脉弦数有力"为辨证要点,治以和解少阳,泻热润燥,方用柴胡加芒硝汤。本方见于《伤寒论·辨太阳病脉证并治》第104条:"伤寒十三日不解,胸胁满而呕,日晡所发潮热,已而微利。此本柴胡证,下之以不得利,今反利者,知医以丸药下之,此非其治也。潮热者实也,先宜服小柴胡汤以解外,后以柴胡加芒硝汤主之。"本证治疗少阳阳明合病误下之呕吐。邪犯少阳,枢机不利,少阳胆腑实热犯胃,胃气上逆。下后虽利,但潮热未罢,里实热仍在。

柴胡加芒硝汤既能和解少阳又能泻下里实,为双解之剂。方中柴胡入肝胆经,透泄少阳之邪,并疏泄气机,芒硝泻下攻积,润燥软坚,共为君药。臣以黄芩清泄少阳半里之热,与柴胡相伍,和解少阳。半夏、生姜和胃降逆止呕,人参、大枣益气健脾,既扶正驱邪,又益气以防邪气内传,四者共为佐药。炙甘草为使药,既助参、枣扶正,又能调和诸药。诸药合用,既和解少阳,又润燥泄实。

4. 半夏厚朴汤证

本证以呕逆为主,伴见咽中如有物阻、咯之不出、吞之不下、胸闷,情绪不佳则加重,舌淡,苔白腻,脉弦,治以行气散结,降逆化痰止呕,方用半夏厚朴汤加减。素有痰湿,因情志不遂,肝气郁结,肝气犯胃,胃气上逆则发为呕。方中半夏降逆散结,醒脾和胃,燥湿化痰;痰阻气郁,以厚朴下气解郁,芳香醒脾,共为君药。痰阻气逆,痰气互结,以生姜降逆化湿,和胃化痰,既助半夏化痰,有减弱半夏毒性;痰得气而化,以干苏叶疏利气机,开郁散结,助厚朴调理气机,共为臣药。脾为生痰之源,以茯苓健脾和胃,渗利痰湿,杜绝痰生之源,为佐药。诸药相伍,共奏行气散结、降逆化痰止呕之效。

此外,若症见呕吐吞酸,嗳气频发,胸胁胀痛者,治以疏肝理气,和胃降逆,方用四七汤加减。

(四)太阴病呕吐

"太阴之为病,腹满而吐,食不下,自利益甚,时腹自痛。"太阴病以脾阳虚衰,寒湿内盛为基本病机,脾阳虚弱,运化失司,浊阴不降,胃气上逆则吐。太阴病呕吐以恶心呕吐、食欲不振为主症,伴见腹胀、怕冷、便溏、肢冷为临床特点,治以健脾益气,和胃降逆;亦有太阴水饮证,以呕吐清水痰涎为主,伴心悸、短气、胸闷,舌苔白腻为临床特点。代表方有理中丸、小半夏汤、茯苓泽泻汤、文蛤汤、小半夏加茯苓汤、半夏干姜散等。

1. 理中丸证

本证以呕吐为主,伴有大便稀,大便次数多,偶有腹痛,怕冷、喜温,倦怠乏力,纳差,口不渴,多涎唾等症,治以温中散寒,健脾燥湿,方用理中丸加减。脾胃虚寒,中阳不足。脾主运化而升清,胃主受纳而降浊,脾胃虚寒,则纳运升降失常所致。方中干姜为君,大辛大热,温脾阳,祛寒邪,扶阳抑阴。人参为臣,性味甘温,补气健脾。君臣相配,温中健脾。脾为湿土,虚则易生湿浊,故用甘温苦燥之白术为佐,健脾燥湿。甘草与诸药等量,寓意有三:一为合参、术以助益气健脾;二为缓急止痛;三为调和药性,是佐药而兼使药之用。纵观全方,温补并用,以温为主,温中阳,益脾气,助运化,故曰理中。

2. 小半夏汤证

本证以呕吐清水痰涎为主症,伴见脘腹胀满,舌苔厚腻等症状。方用小半夏汤加减,治以温中化饮,和胃降逆。本方见于《金匮要略·呕吐哕下利病脉证治第十七》第 12 条:"诸呕吐,谷不得下者,小半夏汤主之。"痰饮内停,中阳不振,胃气上逆则呕吐清水痰涎。方中半夏开饮结而降逆气,生姜散寒和胃以止呕吐。全方药物精简,效宏力专,共奏降逆止呕之效。

王某,脉沉,短气咳甚,呕吐饮食,便溏泄,乃寒湿郁痹渍阳明胃,营卫不和,胸痹如闷,无非阳不旋运,夜阴用事,浊泛呕吐矣。庸医治痰顺气,治肺论咳,不思《内经》胃咳之状,咳逆而呕耶?小半夏汤加姜汁。(选自《临证指南医案》)

3. 茯苓泽泻汤证

本证以呕吐不止为主,伴见口渴欲饮、头晕目眩、心下悸等症。治以健脾利水,化气散饮,方用茯苓泽泻汤加减。本方见于《金匮要略·呕吐哕下利病脉证治第十七》第 18 条:"胃反,吐而渴欲饮水者,茯苓泽泻汤主之。"平素胃有停饮,脾虚不运,更助饮邪,升降失常,胃气挟水饮上逆则呕吐不止。方中茯苓、泽泻淡渗利水兼以健脾,桂枝通阳化气,生姜温中散饮止呕,白术、甘草健脾化湿,安中和胃。诸药合用,共奏健脾利水、化气散饮之功。

4. 文蛤汤证

本证以呕吐为主,伴见口渴欲饮、饮水较多、或恶风、头痛、脉紧,方选文蛤汤。本方见于《金匮要略·呕吐哕下利病脉证治第十七》第 19 条:"吐后,渴欲饮水者而贪饮者,文蛤汤主之;兼主微风,脉紧,头痛。"饮热互结,盖因呕吐去其饮而留其热,热邪鸱张则消水不已。方中文蛤咸寒,利水消饮,配以石膏清热止渴;麻黄配杏仁以发汗宣肺兼以行水；生姜、大枣、甘草健脾温胃，化饮生津，调和营卫。诸药合用，肺得宣降，水道通调，则饮邪消散，内热透解。

此外，太阴病呕吐，以呕吐为主，伴心悸，呕吐，心下痞等胃失和降症状为辨证要点，予以小半夏加茯苓汤以化饮降逆，饮水下行。以干呕，吐逆，吐涎沫，手足不温，舌淡，苔薄白为辨证要点，予半夏干姜散以温中散寒，降逆止呕。

（五）少阴病呕吐

"少阴之为病，脉微细，但欲寐也。"少阴病属里证、阴证，其特征是心肾虚衰，阴阳气血不足的全身虚弱性疾病。少阴病呕吐有少阴热化证和少阴寒化证，遣方用药以病情为依据，随证治之。代表方有白通加猪胆汁汤、通脉四逆汤、真武汤、猪苓汤等。

1. 白通加猪胆汁汤证

本证以干呕为主症，伴有心烦，利下不止，面赤，厥逆无脉等症状，治以破阴回阳，宣通上下，兼咸苦反佐。本方见于《伤寒论·辨少阴病脉证并治》第 315 条："少阴病，下利脉微者，与白通汤。利不止，厥逆无脉，干呕烦者，白通加猪胆汁汤主之。服汤脉暴出者死，微续者生。"本方所治为阴盛戴阳证，用于服用白通汤后发生格拒者，宜加入猪胆汁，使之引阳入阴，以达破阴回阳之效。此外，猪胆汁于此阴寒内盛，虚阳被格，下利阴伤之时，尚有补津血，增阴液之效。

2. 通脉四逆汤证

本证以干呕为主症，伴有下利清谷，里寒外热，手足厥逆，身热反不恶寒,面色赤等症状,治以破阴回阳,交通内外,方用通脉四逆汤。本方见于《伤寒论·辨少阴病脉证并治》第 317 条:"少阴病,下利清谷,里寒外热,手足厥逆,脉微欲绝,身反不恶寒,其人面色赤,或腹痛,或干呕,或咽痛,或利止脉不出者,通脉四逆汤主之。"少阴脾肾阳虚,失于温煦,寒邪犯胃,胃气上逆则干呕。通脉四逆汤与四逆汤药物相同,加重姜附用量,驱寒回阳之力更强,益火补土,通过温肾阳以助脾阳健运,中焦脾胃暖则寒邪自除,胃气降而呕自止。

3. 真武汤证

本证以呕吐为主症,伴见神疲乏力,面色黧黑或灰暗无华,或面色㿠白虚浮,心悸,头晕,肢体浮肿,舌有齿痕,舌质淡,苔白滑或白厚,脉沉细或沉迟无力等症状,治以温阳化水,降逆止呕,方用真武汤加减。本方见于《伤寒论·辨少阴病脉证并治》第 316 条:"少阴病,二三日不已,至四五日,腹痛,小便不利,四肢沉重疼痛,自下利者,此为有水气。其人或咳,或小便利,或下利,或呕者,真武汤主之。"肾阳亏虚,水气不化,水泛中焦,脾胃升降失常,胃气上逆则呕吐。方中炮附子辛热,壮肾阳,补命火,使水有所主;白术苦温,燥湿健脾,使水有所制;术附同用,温煦经脉以除寒湿;生姜宣散水邪并可利水;茯苓淡渗利水,佐白术健脾;芍药活血脉,利小便,又可敛阴和营,制姜附刚燥之性,使之温经散寒而不伤阴。若水寒犯胃而呕者,可加重生姜,以和胃降逆止呕。

4. 猪苓汤证

本证以呕吐为主症,伴有发热,口渴,小便不利,面目浮肿,腰酸痛,心烦,失眠,舌红,苔黄,脉细数等症状。治以清热利水滋阴,方用猪苓汤。本方见于《伤寒论·辨少阴病脉证并治》第 319 条:"少阴病,下利六七日,咳而呕渴,心烦不得眠者,猪苓汤主之。"邪犯少阴,耗伤真阴,阴阳失衡,肾气不固,主水之职失司,致水饮内停;或素有水饮,加之阴虚内热,水热互结而致病。水气犯肺则咳,犯胃则呕,津不布则渴,热扰神明则心烦不眠,故临床症状可有心烦不眠、渴欲饮水、呕吐、小便短赤等少阴阴虚有热证。方中猪苓为君药,淡渗利水;以泽泻、茯苓为臣药,其性味甘淡,不但可助猪苓利水渗湿,且泽泻性寒兼可泄热,茯苓健脾以助运湿;佐以甘寒之滑石,利水清热;阿胶为血肉有情之品,擅于滋阴润燥。五药合用,既可利水渗湿,又可清热养阴,使水饮郁热除而呕渴自止。

潘某,男,36 岁,于 2015 年 4 月 3 日来诊,1 年前劳作时突发恶心呕吐,腰部酸痛,尿意频数,出冷汗,休息后缓解,未予治疗。7 天前劳累后症状复发,症见恶心欲吐,发热,渴欲饮水,小便不利,面目浮肿,腰酸腰痛,心烦不眠,舌红,苔微黄,脉浮细数,遂诊断为少阴病猪苓汤证,予原方 5 剂,诸症悉除。

(六)厥阴病呕吐

"厥阴之为病,消渴,气上撞心,心中疼热,饥而不欲食,食则吐蛔,下之利不止。"厥阴病表现为两极转化的特点,或寒或热,或死或愈,或寒热错杂,或厥热进退。厥阴病呕吐,有肝寒犯胃,胃气上逆所致的厥阴寒呕,亦有肝热犯胃,或胆热犯胃,胃气上逆所致的厥阴热呕,但以厥阴病"寒热错杂,上热下寒"呕吐较为常见。治疗以清上温下,寒热共调为原则。代表方为乌梅丸、吴茱萸汤。

1. 乌梅丸证

本证以食入即吐,食则吐蛔为主症,伴见久利不止,舌红,苔薄或黄,脉微或弦细等症状,治以安蛔降逆止呕,予乌梅丸加减。本方见于《伤寒论·辨厥阴病脉证并治》第338条:"伤寒,脉微而厥,至七八日肤冷,其人躁无暂安时者,此为脏厥,非蛔厥也。蛔厥者,其人当吐蛔。今病者静,而复时烦者,此为脏寒,蛔上入其膈,故烦,须臾复止,得食而呕,又烦者,蛔闻食臭出,其人常自吐蛔。蛔厥者,乌梅丸主之。又主久利。"浊气内扰上逆,则食入即吐或吐蛔。方中重用酸敛之乌梅,以补肝之体、泻肝之用,酸与甘合则滋阴,酸与苦合则清热。附子、干姜、川椒、细辛、桂枝之大辛大热以温经散寒,通阳破阴、宣通阴浊阻结;黄连、黄柏苦寒,清热燥湿;人参健脾益气,当归补血养肝,白蜜甘缓和中,与桂枝合用可养血通脉,调和阴阳以解四肢厥冷。

阮某,女,23岁,2009年1月4日来诊。1周前无明显诱因出现腹中痛,进食后加重,呕吐酸水及宿食,口渴,但不欲饮水,就诊前曾吐出蛔虫3条,现症见:呕吐,口渴,但不欲饮水,脉象沉涩,舌苔白干,诊断为厥阴病乌梅丸证,予乌梅丸加减:乌梅20 g,川椒10 g,黄连12 g,黄芩10 g,吴茱萸9 g,半夏12 g,川芎12 g,苦楝根皮3 g,槟榔6 g。2剂,日一剂,水煎温服,药尽后诸症皆除。

2. 吴茱萸汤证

本证以呕吐,四肢不温,喜暖恶寒,烦躁,舌淡,苔白厚腻,脉沉弦或脉迟等症为辨证要点,治以温中散寒,降逆止呕,方用吴茱萸汤。本方见于《伤寒论·辨阳明病脉证并治》第243条:"食谷欲呕,属阳明也,吴茱萸汤主之。"《金匮要略·呕吐哕下利病脉证治第十七》第8条:"呕而胸满者,茱萸汤主之。"第9条:"干呕,吐涎沫,头痛者,茱萸汤主之。"本方所治乃肝胃不足,阴寒内盛,浊阴上逆之证。阳明胃腑虚寒,不能腐熟水谷,寒浊内生,胃气不降而上逆所致呕吐。方中重用吴茱萸散寒降逆,暖胃止呕;人参补益中气化生阳气;生姜温中散寒,降逆和中,与吴茱萸相配,既能增强吴茱萸温中散寒,又减弱吴茱萸之毒性;大枣补益中气,与人参相配,以增强补气之功,调和诸药;诸药配伍,以奏温中散寒,降逆止呕之效。

康某,女,29岁,来诊时症见呕吐,吐出水涎样内容物,头疼,胃脘疼痛,舌质淡,苔白滑,脉弦缓。诊断为厥阴病吴茱萸汤证,处方:吴茱萸9 g,人参10 g,大枣10 g,生姜12 g,炒麦芽10 g。5剂,日一剂,水煎温服,药尽后病愈。

呕吐的发生与多种因素相关,其中饮食尤为重要。脾胃阳虚者,勿食生冷瓜果,同时禁服寒凉药物;胃中燥热者,忌食辛辣香燥、肥甘厚腻类食物。此外,如因情绪刺激引发呕吐者,应保持心情舒畅,避免郁怒;呕吐不止者,应卧床休息,密切观察病情变化,除对症治疗外,更要查找病因,标本兼治。

十一、腹痛

腹痛指胃脘以下，耻骨毛际以上部位发生疼痛为主的病证。《内经》最早提出"腹痛"的病名。《素问》说："岁土太过，雨湿流行，肾水受邪，民病腹痛。"并提出腹痛是由寒热之邪所致。《金匮要略》中对腹痛的辨证论治做出了较为全面的论述，如"病者腹满，按之不痛为虚，痛者为实，可下之。舌黄未下者，下之黄自去"。对"腹中寒气，雷鸣切痛，胸胁逆满，呕吐"的脾胃虚寒、水湿内停证以及寒邪攻冲证，分别提出用附子粳米汤与大建中汤治疗，开创了腹痛证治先河。《仁斋直指方》对不同腹痛提出了不同的分类鉴别，有"气血""痰水""食积""风冷"诸症之痛，每每停聚而不散，唯"虫痛"则乍作乍止，来去无定，又有呕吐清沫之可验。金元时期李东垣《医学发明》强调"痛则不通"的病理学说，并在治疗上提出"痛随利减，当通其经络，则疼痛去矣"。对后世产生了很大影响。《古今医鉴》针对各种病因提出不同治疗方法："是寒则温之，是热则清之，是痰则化之，是血则散之，是虫则杀之，临证不可惑也。"王清任、唐容川对腹痛有了进一步的认识，唐氏《血证论》中曰："血家腹痛，多是瘀血。"并指出瘀血在中焦，可用血府逐瘀汤，瘀血在下焦，方选膈下逐瘀汤，对腹痛的辨治提出新的见解。

腹痛是临床上常见的一个症状，相当于西医学里的肠易激综合征、消化不良、胃肠痉挛、不完全性肠梗阻、肠粘连、肠系膜病变、腹膜病变、腹型过敏性紫癜、泌尿系结石、急慢性胰腺炎、肠道寄生虫病等。临床诊断,需完善相关辅助检查,如血常规、血淀粉酶、尿淀粉酶、消化道钡餐 X 射线检查、B 超、腹部 X 射线检查以及胃肠内镜检查等,以明确病变部位和性质;必要时行腹部 CT 检查以排除外科、妇科疾病以及腹部占位性病变。在明确诊断后指导下一步治疗。

（一）太阳病腹痛

太阳病腹痛既可见于太阳经证,又可见于太阳腑证,太阳经证腹痛多伴有恶寒,发热,脉浮紧等表证表现,太阳腑证腹痛多为太阳蓄血证表现,如血瘀,烦躁,舌质紫暗,有瘀斑,脉涩等症。代表方有葛根芩连汤、桃核承气汤、少腹逐瘀汤等。

1. 葛根芩连汤证

本证以腹痛,里急后重,暴注下迫为主要表现,同时伴有恶寒发热,舌红,苔黄腻,脉数等症状者,治以解表清里,方用葛根芩连汤。本方见于《伤寒论·辨太阳病脉证病治》第 34 条:"太阳病,桂枝证,医反下之,利遂不止,脉促者,表未解也,喘而汗出者,葛根芩连汤主之。"方中葛根甘辛凉,具有解肌退热、升阳止泻的功效,为君药。黄芩、黄连清热燥湿、坚阴止利,共为臣药;甘草和中,为佐使药。四药配伍治以清热坚阴止利,兼以解表。

张某,男,56 岁,2017 年 6 月 4 日来诊,3 天前因食用不洁之品,当晚便腹痛泄泻十余次,自服黄连素片,泄泻虽止,但仍感腹中疼痛,肛门下坠感,大便日 3～4 次,泻下臭秽,伴有低烧,舌干口苦,纳差,口渴微饮,小便短赤,舌红,苔黄腻,脉弦数。诊断为太阳病葛根芩连汤证,处方:葛根 30 g,黄连 9 g,黄芩 10 g,炙甘草 6 g,青木香 10 g,枳壳 10 g,3 剂。日一剂,水煎温服。药后诸症消失,病尽除。

2.桃核承气汤证

本证以少腹急结疼痛,拒按,烦躁,其人如狂,面色暗,舌质暗,舌下脉络迂曲,脉沉实等症为主要表现,治以活血祛瘀止痛,方用桃核承气汤加减。本方见于《伤寒论·辨太阳病脉证并治》第106条:"太阳病不解,热结膀胱,其人如狂,血自下,下者愈。其外不解者,尚未可攻,当先解其外。外解已,但少腹急结者,乃可攻之,宜桃核承气汤。"本证腹痛为太阳表邪未解,邪气随经入里化热,热与瘀血结于下焦所致。方中桃仁苦甘平,活血破瘀;大黄苦寒,下瘀泄热。二者合用,瘀热并治,共为君药。芒硝咸苦寒,泻热软坚,助大黄下瘀泄热;桂枝辛甘温,通行血脉,既助桃仁活血祛瘀,又防硝、黄寒凉凝血之弊,共为臣药。桂枝与硝、黄同用,相反相成,桂枝得硝、黄则温通而不助热;硝、黄得桂枝则寒下而又不凉遏。炙甘草护胃安中,并缓诸药之峻烈,为佐使药。诸药合用,共奏破血下瘀、泄热止痛之功。

3.少腹逐瘀汤证

本证以腹部剧痛,痛如针刺,痛处固定,经久不愈,舌质紫暗,脉细涩为主要表现,治以活血化瘀,和络止痛,方选少腹逐瘀汤。唐氏在《血证论》中曰:"血家腹痛,多是瘀血。"瘀血在下焦者可用膈下逐瘀汤、少腹逐瘀汤。本证腹痛为由跌扑损伤,脉络瘀阻或者腹部术后,血络受损,形成的腹中瘀血,致中下焦气机升降不利,不通则痛。方中肉桂、干姜善补命门之火,合用小茴香温经通脉,散寒止痛;蒲黄配五灵脂,活血祛瘀,散结止痛;延胡索行气活血,没药辛苦散结,活血止痛,赤芍散瘀止痛,川芎祛风行气以止痛,合当归补血,诸药合用,共奏活血祛瘀、通络散结止痛之功效。此方可调畅气机,活血化瘀,无论是妇科疾病或是实质性积块腹痛,只要辨证准确都可以使用。

(二)阳明病腹痛

阳明病腹痛多为阳明腑证,其腹痛乃邪热内结,气机阻塞不通所致。症状多以腹中胀痛,大便干结难解,舌红,苔黄燥,脉沉实为主。代表方有大承气、小承气汤等。以大承气汤证为例。

本证以腹胀便闭,满痛拒按,潮热汗出或烦躁谵语,舌红,苔黄燥,脉沉实等症为主要表现,治以清泄邪热,荡涤燥结,方用大承气汤。本方见于《伤寒论·辨阳明病脉证病治》第241条:"大下后,六七日不大便,烦不解,腹满痛者,此有燥屎也。所以然者,本有宿食故也,宜大承气汤。"方中大黄通下泄热,荡涤燥结为君,芒硝润燥软坚,泄热通腑,为臣,厚朴、枳实行气破滞,消痞除满。后入大黄,意在取生者气锐而先行,以增强荡涤攻下之力。

郭某,27岁,2016年10月13日以"腹部疼痛3天"为主诉来诊。患者平素因饮食过于辛辣,3天前出现脐周腹部疼痛,舌尖出现白色溃疡点,为求治疗,遂来就诊。时症见:脐周腹部疼痛、拒按,脘腹痞满,大便不通,4天未行,舌尖可见多处黄白色溃疡点,疼痛难食,烦躁汗出,小便黄,舌红干,苔黄厚燥,脉沉实。遂诊断为阳明病大承气汤证。处方:大黄 15 g,厚朴 12 g,枳实 15 g,芒硝(冲服)10 g。1 剂,水煎温服。复诊时,患者诉服 1 次后,大便 3 次,便稀味臭,便后痛减,2 次后,口腔内溃疡疼痛减轻,余症消失。

此外,若以脘腹胀满,疼痛拒按,嗳腐吞酸,痛而欲泻,舌苔厚腻,脉滑为表现者,可治以消食导滞,理气止痛,方用枳实导滞丸加减。

(三)少阳病腹痛

少阳病是邪气由表入里的阶段,邪气侵犯,少阳胆气失和所引起气机郁滞、胆火上炎。而少阳病腹痛多表现为口苦、咽干、目眩、腹痛,胸胁苦满,潮热,里热内结。代表方有小柴胡汤、大柴胡汤、柴胡疏肝散等。

1. 小柴胡汤证

本证以腹痛,胸胁苦满,心烦喜呕,往来寒热,舌红,苔薄白,脉弦数等症为主要表现,治以和解少阳,方用小柴胡汤加减。本方见于《伤寒论·辨少阳病脉证并治》第 96 条:"伤寒五六日,中风,往来寒热,胸胁苦满、嘿嘿不欲饮食、心烦喜呕,或胸中烦而不呕,或渴,或腹中痛,或胁下痞硬,或心下悸、小便不利,或不渴、身有微热,或咳者,小柴胡汤主之。"方中柴胡专入少阳、疏邪透表;黄芩清少阳胆腑之郁火,共为君药;气逆不降,以半夏降泄浊气,气郁不升,以生姜辛升宣散,兼制柴胡黄芩苦寒伤胃为臣药;正气虚,以人参补益中气,扶正抗邪为佐药;甘草为使药,益气和中,调和诸药。

2. 大柴胡汤证

本证以腹部疼痛,痞硬拒按,胸胁部疼痛,连及肩背,腹胀便秘,心烦喜呕,往来寒热,舌红,苔黄腻,脉弦滑或数等症为主,治以和解少阳,内泻热结,方用大柴胡汤。本方见于《伤寒论·辨太阳病脉证并治》第136条:"伤寒十余日,热结在里,复往来寒热者,与大柴胡汤……"《金匮要略·腹满寒疝宿食病脉证治第十》第12条:"按之心下满痛者,此为实也,当下之,宜大柴胡汤。"本方由小柴胡汤去人参、甘草,加大黄、枳实、芍药而成。方中柴胡专入少阳、疏邪透表为君药,黄芩擅清少阳郁热,与柴胡共用以和解少阳,是为少阳病未解、往来寒热、胸胁苦满而设;大黄通腑泻热,枳实行气除痞,二者相配可内泻热结;芍药缓急止痛,配大黄可治腹中实痛,伍枳实能调和气血,合柴胡、黄芩可清肝胆之热;半夏和胃降逆,生姜重用则止呕之力更强,以治呕逆不止;大枣和中益气,合芍药酸甘化阴,既可防热邪入里伤阴之虞,又能缓和枳实、大黄泻下伤阴之弊。

3. 柴胡疏肝散证

本证以腹部胀满闷痛,痛处不定,痛引少腹,或者连累两胁,时作时止,得嗳气或矢气后症状减轻,舌质红,苔薄白,脉弦为主要临床表现,治以疏肝解郁,理气止痛,方用柴胡疏肝散。本证因肝气郁结,失于条达,气机阻滞,疏泄失司所致。方中柴胡疏肝解郁,调理气机,为治疗肝郁之要药;肝郁气机阻滞,芍药敛肝柔肝、缓急止痛,气郁脉络不通,香附理气止痛;陈皮消食和胃,枳壳降浊,川芎活血通络止痛,甘草益气并助芍药缓急止痛,诸药相伍,共奏疏肝解郁、行气止痛之效。

李某,于2017年6月21日初诊。患者近两年来每月行经前出现少腹隐痛不适,乳房发胀,酸痛,经行后症状缓解。经量中等,色先暗红,后鲜红,夹血块,周期规律,舌暗红,苔黄腻,脉弦。四诊合参,遂诊断为少阳病柴胡疏肝散证,方用柴胡疏肝散加减,7剂,日一剂,水煎温服。6月28日复诊,患者经期少腹痛及乳房痛较前减轻,继续调理2个月,8月份行经不适症状明显减轻,又给药1周善其后。

少阳病腹痛,症见腹痛胀闷,痛无定处,时作时止,遇忧思恼怒则剧者,治以疏肝解郁,理气止痛,方用柴胡疏肝散加减;腹痛较甚,痛如针刺,痛处固定,经久不愈,舌质紫黯,脉细涩者,治以活血化瘀,和络止痛,方用身痛逐瘀汤加减。

(四)太阴病腹痛

太阴病多因脾阳素虚,外邪直犯中焦;或脾胃虚弱,运化失司;或阳经病误治,损伤脾阳,转为太阴病。太阴病腹痛症见腹满而吐,食不下,自利益甚,且自利不渴或腹满时痛、大实痛等,以温中散寒,通阳益脾,活络止痛等为治法,代表方有理中丸、小建中汤、大建中汤、桂枝加芍药汤、桂枝加大黄汤、良附丸等。

1. 理中丸证

本证见腹痛绵绵,脘腹胀满,畏寒喜温,倦怠乏力,纳差,便溏者,治以健脾温阳,方选理中丸加减。因太阴脾土,位居中焦,灌溉四旁,脾胃虚寒,中焦阳气亏虚,失于温煦,气血运行不畅,不通则痛,发为本病。《伤寒论·辨太阴病脉证并治》第277条:"自利,不渴者属太阴,以其脏有寒故也,当温之,宜服四逆辈。"此处仅仅提到四逆辈,但未出主方。《医宗金鉴》云"四逆辈者,指四逆、理中、附子等汤而言也。"理中丸中以干姜为君,大辛大热,温脾胃,化阴凝,以达温中散寒、扶阳抑阴之功;病属虚证,虚则补之,故配人参补中益气,培补后天,助干姜以复中阳,为臣药;白术甘温苦,燥湿以运脾,为佐药。更以甘草蜜炙,益气补中,调和诸药,用为使药。四药配伍,共收温中健脾,散寒止痛之功效。

曹生初病伤寒六七日,腹满而吐,食不下,身温,手足热,自利,腹中痛,呕,恶心。医者谓之阳多,尚疑其手足热,恐热蓄于胃中吐呕,或见吐利而为霍乱,请予诊。其脉细而沉。质之曰:太阴证也。太阴之为病,腹满而吐,食不下,自利益甚,时腹自痛。予止以理中丸,用仲景云"如鸡子黄大"。昼夜投五六枚。继以五积散,数日愈。按语:本案脉证,一派太阴虚寒之象。至于"手足热",是手足不冷之意,即"手足自温"也。说明本证还未发展至少阴阳衰阴盛之四肢厥冷,仅为太阳虚寒之证,故用理中汤理中焦之阳而愈。(选自《许叔微医案》)

2. 小建中汤证

太阴病腹痛,若以腹中拘急疼痛,连绵不绝,喜温喜按为主,伴有面色无华,心悸而烦,手足烦热,咽干口燥等虚劳里急证,治以温中补虚,缓急止痛,方选小建中汤加减。本方见于《伤寒论·辨太阳病脉证并治》第100条:"伤寒,阳脉涩,阴脉弦,法当腹中急痛,先于小建中汤,不差者,小柴胡汤主之。"《金匮要略·血痹虚劳病脉证并治第六》第13条:"虚劳里急,悸,衄,腹中痛,梦失精,四肢酸疼,手足烦热,咽干口燥,小建中汤主之。"本方是由桂枝汤加芍药,重用饴糖组成,然理法与桂枝汤有别。方以饴糖为君,意在温中补虚,缓急止痛,主治中焦虚寒;桂枝温阳散寒;芍药和营益阴,缓解止痛;炙甘草补中益气,调和诸药。小建中汤确为平补阴阳,健运中焦,生化气血,缓急止痛之剂。如王子接《绛雪园古方选注》中所言:"建中者,建中气也。名之曰小者,酸甘缓中,仅能建中焦营气也。前桂枝汤是芍药佐桂枝,今建中汤是桂枝佐芍药,义偏重于酸甘,专和血脉之阴。芍药、甘草有戊已相须之妙,胶饴为稼穑之甘,桂枝为阳木,有甲乙化土之意。使以姜、枣助脾与胃行津液者,血脉中之柔阳,皆出于胃也。"

柴某,女,51岁,2016年12月10日以"腹痛4天"为主诉至门诊求治。患者4天前出现腹部疼痛,连绵不绝,以手按腹,疼痛稍减,夜间疼痛加重,心中急烦,影响睡眠,给予温敷后疼痛可稍缓解。时症见:腹中拘急疼痛,喜温喜按,神疲乏力,面色萎黄,无光泽,眠差,大便干结,小便可,舌淡,苔薄白,脉细弦。四诊合参诊断太阴病小建中汤证,处方:饴糖40 g,桂枝12 g,芍药30 g,炙甘草9 g,大枣10 g,生姜9 g。5服,日一剂,水煎温服。复诊时患者诉腹痛明显缓解,偶有短暂腹痛,大便正常,舌淡,苔薄白,脉沉弱。守上方,继付5服。三诊时腹痛消失,体力较前增强,面色光泽度明显改善,舌淡苔薄白,脉缓。再服5服,以巩固治疗。

此外,太阴病腹痛,症见腹部痛剧,疼痛如掣,拒按,手足厥冷,面色苍白,呕不能食者,方选大建中汤,治以温中补虚,降逆止痛;若见下腹部或脐周隐隐作痛,或挛急疼痛,时作时止,腹部胀满者,方选桂枝加芍药汤加减,治以通阳益脾,活络止痛;若腹痛较甚,疼痛拒按,或伴便秘者,方选桂枝加大黄汤,治以解肌发表,调和营卫,通腑泻实;若属肝郁气滞,胃有寒凝证,症见脘腹疼痛,喜温喜按,成胸胁胀痛,或痛经,苔白,脉沉紧者,治以疏肝理气,温胃祛寒,方选良附丸。

（五）少阴病腹痛

少阴病多为心肾阳虚证，其病位在里，病性多属阴、属虚、属寒。少阴病腹痛表现为畏寒肢冷，身疼腰痛，神疲乏力，小便清长或小便短少，下利清谷等症，代表方为四逆散、桃花汤、附子汤等。

1. 四逆散证

少阴病腹痛，症见腹中痛，手足不温，或泄利下重者，治以疏肝理脾，和胃止痛，方选四逆散加减。《伤寒论·辨少阴病脉证并治》第318条："少阴病，四逆，其人或咳，或悸，或小便不利，或腹中痛，或泄利下重者，四逆散主之。"本方所治乃少阴病阳郁厥逆证。方中柴胡为君药，入肝胆经，疏肝解郁，升阳透邪；白芍为臣药，与柴胡合用，既可补养肝血，条畅肝气，又防柴胡升散耗伤阴血之弊；枳实为佐药，与柴胡相配，增加理气解郁、调畅气机之功，与白芍相伍，又有调和气血之效；甘草调和诸药，益脾和中，为使药。诸药相合，共奏透邪解郁、疏肝理脾和胃之效，使邪去郁解，气血调畅，清阳得升，四逆自愈。原方用白饮（米汤）和服，亦取中气和则阴阳之气自相顺应之意。

陈某，男，35岁。初起发冷发热，头疼身痛，自以为感冒风寒，自服青草药后，症状稍减，继则腹痛肢厥，嗜卧懒言，症状逐渐增剧，邀余诊治。诊脉微细欲绝，重按有点细数。但欲寐，四肢厥冷至肘膝，大便溏而色青，小便短赤，面赤，当脐腹痛，阵发性发作，痛剧时满床打滚，痛停时则闭目僵卧，呼之不应，如欲寐之状。每小时发作五六次，不欲衣被，也不饮汤水。前医认为少阴寒证，投真武汤加川椒，服后无变化。余沉思良久，不敢下药，又重按病人脐部,见其面色有痛苦状,问之不答。综合以上脉证,诊为热邪内陷,热厥腹痛。拟四逆散倍芍加葱:柴胡9 g,白芍18 g,枳壳9 g,甘草4.5 g,鲜葱头3 枚。水煎服。复诊:上方服后痛减,脉起肢温,面赤消,便溏止,小便通。病人自诉脐部仍胀痛,似有一物堵塞,诊脉细、重按有力。为热结在里。处以大柴胡汤。服后大便通,胀痛如失。按语:腹痛、肢厥、便溏、但欲寐、脉微细,颇似寒证,但虽形寒却不欲衣被,脉象重按细数,乃真热假寒也。《伤寒论》云:"病人身大寒,反不欲近衣者,寒在皮肤,热则骨髓也。"本案所现,乃阳气郁遏于里,不达于外所致,正所谓"热深厥亦深? 热微厥亦微"也。四逆散通利少阴之枢,畅达阳郁。俾气机畅利,阳气布护周身,则腹痛肢厥等寒症自愈。(选自《汪其浩医案》)

2. 附子汤证

本证以身体疼痛,骨节疼痛,手足寒冷,腹中冷痛,拘急暴作,遇冷加重为主要表现,治以温补肾阳,驱逐寒湿,方用附子汤。《伤寒论·辨少阴病脉证并治》第304 条:"少阴病,得之一二日,口中和,其背恶寒者,当灸之,附子汤主之。"第305 条:"少阴病,身体痛,手足寒,骨节痛,脉沉者,附子汤主之。"方中附子大辛大热,为回阳救逆第一品药,以温经祛寒止痛;人参大补元气,大补元阳;白术茯苓共用,当以健脾除湿;芍药补血和营,防附子过于辛热,共奏温经扶阳、除湿止痛之功。

李某,女,66岁,于2018 年6月因腹痛后昏厥来门诊急救。时诊见:手足厥冷,腹部冷痛,白天困倦,双下肢肿胀。家属代诉患者平素肢体疼痛,畏寒,眠差,夜眠3～4 小时,排便难,初干后溏,小便浑浊,量少,夜尿7～8 次。舌淡暗,有齿痕,苔薄白,脉沉弱。遂诊断为少阴病附子汤证,给予附子汤加减治疗。处方:附子 15 g (先煎),白术 15 g,党参 15 g,茯神 30 g,白芍 20 g,炙甘草 10 g,桂枝 20 g。1 剂,水煎温服。服后困倦感消失,水肿、周身疼痛均减轻。上方加减继服 6 剂而愈。

此外,少阴病腹痛,症见腹痛绵绵,喜温喜按,下利便脓血,虚羸少气,畏寒肢冷,纳差食少者,证属脾肾阳衰,寒湿凝滞,方用桃花汤温补脾肾,涩肠止利,散寒止痛。

(六)厥阴病腹痛

厥阴病较为复杂,属于六经病阴阳胜复阶段,多发生于疾病的后期。病入厥阴,则肝失条达,气机不利,易致阴阳失调,厥阴具有阴尽阳生、极而复返的特性,厥阴病多为寒热错杂证。厥阴病腹痛,代表方为乌梅丸、白头翁汤等。以乌梅丸证例。

厥阴病腹痛,如症见腹中疼痛,四肢厥冷,时静时烦,得食而吐甚,或呕吐,或下利,有吐蛔史者,治以缓肝调中,清上温下,方选乌梅丸加减。本方出自《伤寒论·辨厥阴病脉证并治》第 338 条:"脉微而厥,至七八日,肤冷,其人躁无暂安时者,此为脏厥,非蛔厥也……乌梅丸主之,又主久利。"本方为蛔厥、久利而设,具有滋阴清热、温阳通降、安蛔止痛之功。方中重用酸敛之乌梅,以补肝之体、泻肝之用,酸与甘合则滋阴,酸与苦合则清热。附子、干姜、川椒、细辛、桂枝之大辛大热以温经散寒,通阳破阴、宣通阴浊阻结;黄连、黄柏苦寒,清热燥湿;人参健脾益气,当归补血养肝,白蜜甘缓和中,与桂枝合用可养血通脉,调和阴阳以解四肢厥冷。全方酸苦辛甘并投,寒温攻补兼用,酸以安蛔,苦以下蛔,辛以伏蛔,为清上温下、安蛔止痛之良方。又因乌梅味酸入肝,兼具益阴柔肝、涩肠止泻的功效。故本方又可治寒热错杂、虚实互见之腹痛。

余某,女,72岁,于2018年5月21日来诊,患者右下腹胀痛已4年余,于当地医院行肠镜检查,未见明显异常,口服中西药治疗,效果均不佳。遂至门诊求治,时症见:右下腹胀痛,受凉、饥饿后疼痛加重,大便质稀,每天4~5次,平素怕冷,出虚汗,口干,舌体胖大,舌中有裂纹,舌质暗,苔干、苔黄,脉弦数。既往有浅表性胃炎。四诊合参辨为厥阴病乌梅丸证,处方:乌梅18 g,细辛3 g,肉桂6 g,淡附片9 g,干姜9 g,党参12 g,花椒6 g,黄连15 g,黄柏10 g,当归15 g。7剂,日一剂,水煎温服。复诊时腹痛明显减轻,大便次数减少,一天1~2次,仍有腹胀,守上方加厚朴20 g。三诊时下腹部胀痛基本消失,大便每日1次,余症消失。

此外,厥阴病腹痛,若症见腹痛,里急后重,下利脓血,肛门灼热,发热口渴,小便黄赤,苔黄脉数者。多因肝失疏泄,热毒迫肠,损伤肠络所致。治以清热燥湿,坚阴止痢,方选白头翁汤加减。

本病在诊疗时,亦应重视饮食调护,如虚寒者,宜进热食;热者忌辛辣煎炸、肥甘厚腻之品;食积腹痛者,宜暂禁食或少食;若出现腹痛剧烈、拒按、冷汗淋漓、四肢不温、呕吐不止等症,须急救处理,以免延误病情。

十二、泄泻

泄泻是以排便次数增多,粪便稀溏,甚至泻如水样为主的病证。多由脾胃运化功能失职,湿邪内盛所致。泄者,泄漏之意,大便稀溏,时作时止,病势较缓;泻者,倾泻之意,大便如水倾注直下,病势较急。古以大便溏薄势缓者称为泄,大便清稀如水而直下者称为泻。现代临床统称为泄泻。历代医家对本病论述甚详,名称亦颇多。《内经》始称为"泄",如"濡泄""飧泄""溏糜""鹜溏"等。汉唐以前,泻与痢混称,如《难经》将泻分为五种,其中胃泄、脾泄、大肠泄属泄泻,而小肠泄、大瘕泄属痢疾。《伤寒论》中概称为下利。直至隋·巢元方《诸病源候论》首次提出泻与痢分论,列诸泻候、诸痢候等。名称虽多,但都不离泄泻二字。至宋代以后统称为"泄泻"。关于本病的病因病机,《内经》有较详细的论述。如"春伤于风,夏生飧泄""清气在下,则生飧泄""湿盛则濡泻""寒邪客于小肠,小肠不得成聚,故后泄腹痛矣""食寒则泄""暴注下迫,皆属于热""诸病水液,澄彻清冷,皆属于寒""饮食不节,起居不时者,阴受之……阴受之则入五脏……入五脏则䐜满闭塞,下为飧泄,久为肠澼""胃中寒,则腹胀,肠中寒,则肠鸣飧泄,胃中寒,肠中热,则胀而且泻"等。以上均说明了风、寒、湿热皆能引起泄泻,且与饮食起居有关。汉·张仲景《金匮要略》提出虚寒下利的症状、治法和方药。如《金匮要略·呕吐哕下利病脉证并治第十七》曰："下利清谷,里寒外热,汗出而厥者,通脉四逆汤主之。"另外对实证、热证之泄泻也用"通因通用"法,充分体现了辨证论治精神。宋·陈无择认为情志失调亦引起泄泻,其中《三因极-病证方论》指出:"喜则散,怒则激,忧则聚,惊则动,脏气隔绝,精神夺散,以致溏泄。"明·张景岳《景岳全书·泄泻》曰:"泄泻……或为饮食所伤,或为时邪所犯……因食生冷寒滞者。"指出其病位主要在于脾胃,在治疗方面,提出"以利水为上策"。但分利之法,亦不可滥用,否则"愈利愈虚"。明·李中梓《医宗必读·泄泻》在总结前人治泄泻经验基础上,对泄泻的治法作了进一步的概括,提出了著名的治泻九法,即淡渗、升提、清凉、疏利、甘缓、酸收、燥脾、温肾、固涩,在治疗上有了较大的发展,其实用价值亦为现代临床所证实。清·王清任《医林改错》对于瘀血致泻的认识,尤其久泻从瘀论治在临床上也具有重要意义。

本病是一种常见的脾胃病,一年四季均可发生,以夏秋季节较为多见。在西医学中可见于急性肠炎、慢性肠炎、胃肠功能紊乱、腹泻型肠易激综合征、肠结核等肠道疾病。治疗该病,宜寻找病因,积极治疗原发病,给予抗感染治疗;或对症治疗,纠正水、电解质、酸碱平衡紊乱和营养失衡,补充液体,根据情况选用相应止泻剂等,常用药物有蒙脱石散、地芬诺酯、培菲康等。

(一)太阳病泄泻

太阳为六经之藩篱,主一身之表。太阳病泄泻多与表证有关,常因表邪未解,犯及胃肠,传化失司,升降失常,清浊不分而致泄泻。代表方有葛根芩连汤、桂枝人参汤、半夏泻心汤、黄连汤。

1.葛根芩连汤证

本证以热利不止,大便黏秽,暴注下迫为主,伴有腹痛,里急后重,恶寒发热,喘而汗出,舌红,苔黄腻,脉数者,治以解表退热,升阳止泻,方用葛根芩连汤加减。本方见于《伤寒论·辨太阳病脉证并治》第34条:"太阳病,桂枝证,医反下之,利遂不止,脉促者,表未解也;喘而汗出者,葛根芩连汤主之。"本证为太阳表证未解,阳明里热已炽,而病偏于里。方中以葛根为君,解表退热,升阳止泻;黄芩、黄连清热燥湿,坚阴止利,又可厚肠胃,为臣药;炙甘草为佐使药,甘缓和中,调和诸药。四药相伍,治以清热坚阴止利,兼以解表。

2.桂枝人参汤证

本证以下利不止,心下痞满为主,伴有恶寒发热,舌淡苔白,小便清长,脉弱者,治以温阳止利,辛温解表,方用桂枝人参汤加减。本方出自《伤寒论·辨太阳病脉证并治》第163条:"太阳病,外证未除,而数下之,遂协热下利,利下不止,心下痞硬,表里不解者,桂枝人参汤主之。"本方由理中汤加桂枝组成,方中人参补脾益气,干姜温中散寒,白术健脾燥湿,甘草和中益虚,四味相合,共奏温中散寒止利之功;桂枝解太阳之表邪,并能助理中汤温中散寒。诸药相伍,共成温里解表之剂。《金匮内台方议》解释:"桂枝以解表,人参、白术以安中止泻,加干姜以攻痞而温经,甘草以和缓其中,此未应下而下之以虚其中者主之也。"本证为脾阳内虚,外证不解的表里皆寒证。表证不解,当有发热恶寒之证。脾阳内虚,则升降失常,清阳不升则下利不止,浊阴不降而心下痞硬。《尚论篇》曰:"以表未除,故用桂枝以解之;以里适虚,故用理中以和之。此方即理中加桂枝而易其名,亦治虚痞下利之圣法也。"

3. 半夏泻心汤证

本证以下利,心下痞满为主,伴见恶心,呕吐,肠鸣,舌红,苔腻,脉细濡者,治以和胃降逆,开结除痞,方用半夏泻心汤加减。本方见于《伤寒论·辨太阳病脉证并治》149 条:"但满而不痛者,此为痞,柴胡不中与之,宜半夏泻心汤。"本方所治之证乃脾胃虚弱,寒热错杂所致。脾胃虚弱,湿热内生,壅滞气机,浊气不行,则心下痞;脾胃虚弱,运化无力,生化气血不足,则困倦乏力;胃热气逆,则呕吐;脾气虚弱,寒从内生而下注,则肠鸣下利;方中黄连、黄芩,清热燥湿,降泄浊逆,为君药。浊气不降,以半夏醒脾燥湿,温中降逆;清气不升,以干姜辛散温热,温中理脾和胃,兼防寒药凝滞,相反相成,共为臣药。脾胃虚弱,以人参、大枣,补益脾胃,生化气血,共为佐药。炙甘草补益中气,助人参、大枣益气和中,为使药。诸药相配,以奏寒热平调,消痞散结之效。

李某,男,32 岁,2018 年 4 月 28 日以"下利伴腹痛 3 天"为主诉来诊。患者 3 天前饮酒后发热,饮凉水数杯,次日晨起后出现腹泻不止,泻下如水黄色,伴有腹痛,恶心干呕,胸中满闷不舒,口干喜冷饮,舌质红,苔白腻,脉沉细数。遂诊为太阳病半夏泻心汤证,处方:法半夏 12 g,黄芩 10 g,黄连 9 g,党参 10 g,干姜 9 g,炙甘草 6 g,大枣 4 枚。4 剂,日一剂,水煎温服,药尽后病愈。

此外,太阳病泄泻,若症见腹中痛,肠鸣泄泻,胸中有热,胃中有邪气,欲呕吐者,治以平调寒热,和胃降逆,方用黄连汤;若症见泄泻清稀,甚则如水样,恶寒,发热,头痛,苔白腻,脉濡缓者,治以解表散寒,芳香化湿,方用藿香正气散加减。

(二)阳明病泄泻

阳明病属里证、热证、实证。阳明病泄泻为胃肠实热,热结旁流所致。代表方有大承气汤、黄芩汤、紫参汤、保和丸等。

1. 大承气汤证

本证泄泻以"利下不爽,臭秽浊垢"为主要特点,亦伴有潮热汗出,或烦躁谵语,舌红,苔黄燥,脉沉实等表现,治以攻下积滞,通腑泄热,方用大承气汤加减。本方见于《金匮要略·呕吐哕下利病脉证治第十七》第37条:"下利三部脉皆平,按之心下坚者,急下之,宜大承气汤。"第38条:"下利,脉迟而滑者,实也,利未欲止,急下之,宜大承气汤。"第39条:"下利,脉反滑者,当有所去,下乃愈,宜大承气汤。"方中大黄苦寒,泻热去实,推陈致新;芒硝咸寒,软坚润燥,通利大便,又用枳实、厚朴行气消痞。大承气汤所治泄泻皆因实热之邪或宿食内停肠腑所导致,体现的是"通因通用"之法。

2. 黄芩汤证

本证以下利灼肛,黏腻臭秽不爽为主要特点,伴有身热,口苦,腹痛,甚则里急后重,脉弦数者,治以清泄郁热,坚阴止利,方用黄芩汤加减。本方出自《伤寒论·辨少阳病脉证并治》第172条:"太阳与少阳合病,自下利者,与黄芩汤;若呕者,黄芩加半夏生姜汤主之。"本方为治太阳少阳合病之下利,但所举证之下利、呕吐等皆无太阳之证,方中无太阳解表之药,似有名实不符之处。但本方唯清热止利而已,主药黄芩善清少阳之邪,清阳明之热,正如陆渊雷总结道:"此条见证唯下利与呕,方药亦但治肠胃,可知其是急性胃肠炎、赤痢之类,虽或发热,非因风寒刺激而起,故不用解表药。"

3. 紫参汤证

本证泄泻以"下利不爽,里急后重"为主要特点,同时可见脓血,肛门灼热,腹中疼痛,发热口渴,舌红,苔黄,脉数等症状,治以清热祛湿,安中止利,方用紫参汤加减。本方见于《金匮要略·呕吐哕下利病脉证治第十七》第46条:"下利肺痛,紫参汤主之。"其病机为大肠湿热壅滞,传导失司。紫参,本草谓主心腹积聚,疗肠胃中热积,九窍可通,大小肠可利,逐其陈,开其道,佐以甘草,和其中外,气通则愈,积去则利止。

阳明病泄泻,若见泻下臭秽,脘腹胀满,嗳腐吞酸,不思饮食,舌苔垢浊厚腻,脉滑者,治以消食导滞,和中止泻,方用保和丸加减。

(三)少阳病泄泻

少阳病属半表半里证。少阳病泄泻多为少阳邪热内迫阳明,胃肠升降功能失职所致。其病机为邪气侵犯少阳,枢机不利,三焦失常,胆火内郁,内外失和。代表方为柴胡加芒硝汤、痛泻要方、小柴胡汤等。

1. 柴胡加芒硝汤证

本证泄泻以"下利,日晡潮热"为主要特点,可有往来寒热,胸胁苦满,干呕,舌红,苔黄,脉弦数等症状,治以和解少阳,清热止利。本方见于《伤寒论·辨太阳病脉证并治》第104条:"伤寒十三日不解,胸胁满而呕,日晡所发潮热,已而微利。此本柴胡证,下之以不得利,今反利者,知医以丸药下之,此非其治也。潮热者,实也,先宜服小柴胡汤以解外,后以柴胡加芒硝汤主之。"柴胡入肝胆经,透泄少阳之邪,并疏泄气机,芒硝泻下攻积,润燥软坚,共为君药。臣以黄芩清泄少阳半里之热,与柴胡相伍,和解少阳。半夏、生姜和胃降逆止呕,人参、大枣益气健脾,既扶正驱邪,又益气以防邪气内传,四者共为佐药。炙甘草为使药,既助参、枣扶正,又能调和诸药。

2. 痛泻要方证

少阳病泄泻,若以肠鸣攻痛,腹痛即泄为主,伴有胸胁胀满,嗳气食少,舌苔薄白或薄腻,脉弦细等证,治以抑肝扶脾,方用痛泻要方。本方出自《医方考》:"泻责之脾,痛责之肝;肝则之实,脾则之虚,脾虚肝实,故令痛泻。"其特点是泻必腹痛。方中白术苦温,补脾燥湿,为君药;白芍酸寒,柔肝缓急止痛,与白术配伍,为臣药;陈皮辛苦而温,理气燥湿,醒脾和胃,为佐药;防风燥湿以助止泻,为脾经引经药,故为佐使药。诸药合用,具有补脾柔肝,祛湿止泻之功。

少阳病泄泻,若症见大便稀溏,小便自调,胸胁满闷,潮热者,治以和解少阳,可用小柴胡汤加减。

(四)太阴病泄泻

太阴病属里证、寒证。太阴病泄泻多因脾阳不足,运化功能失常,水谷不化所致。临床以便溏伴腹胀、纳差,四肢不温为特点。

治疗以健脾化湿为原则,其代表方为理中丸、诃梨勒散、参苓白术散、补中益气汤等。

1. 理中丸证

太阴病泄泻,若以泄泻清稀无臭为主,伴见纳差,腹胀,四肢不温,倦怠乏力等症者,治疗宜温中健脾止泻,方用理中丸。本方出自《伤寒论·辨霍乱病脉证并治》第 386 条:"霍乱,头痛发热,身疼痛,热多欲饮水者,五苓散主之;寒多不用水者,理中丸主之。"本证属脾胃虚寒,中阳不足。脾主运化、主升清,胃主受纳而降浊,脾胃虚寒,则致中焦升降失常,清阳不升,故发为本病。理中丸为治疗中焦脾胃虚寒之主方,方中干姜辛热,温中焦脾胃,助阳祛寒,为君药,人参益气健脾,白术健脾燥湿,甘草益气和中,缓急止痛,调和诸药。四药和用,温中焦之阳气,祛中焦之寒邪,吐泻冷痛诸症可解,故名"理中"。

患者,男,39 岁,以"腹泻 1 年余"为主诉于 2015 年 10 月 11 日来诊。患者 1 年前出现腹泻后,食欲欠佳,数诊而不效,时见:面色苍白,精神疲惫,腹部稍胀,喜按,舌苔白略厚,脉细迟。诊为太阴病理中丸证,处方:人参 10 g,炒白术 12 g,干姜 9 g,炒麦芽 30 g,炙甘草 6 g。4 剂,日一剂,水煎温服。复诊时,大便次数明显减少,面色好转,精神倍增。守原方继服 6 剂,药尽病瘥。

2. 诃梨勒散证

太阴病泄泻,若以腹泻,滑脱不固为主,伴有大便随矢气排出,且所下之物不粘等症,治以温涩固脱,涩肠止利,方用诃梨勒散。本方出自《金匮要略·呕吐哕下利病脉证治第十七》第 47 条:"气利,诃梨勒散主之。"诃梨勒即诃子,煨用以涩肠固脱,以粥饮和服,在于益肠胃而健中气。本方为固涩之剂,不仅用于肠滑气利,也用于虚脱不禁之久咳、久泻等证。若有实邪者,则不宜使用。

此外,太阴病泄泻,证属脾虚湿生,临床以大便溏稀、纳差为主,伴有神疲倦怠,咳嗽有痰,气短者,方选参苓白术散以健脾祛湿止泻;若久泻不止,下坠,脱肛者,方选补中益气汤以益气升阳止泻。

(五)少阴病泄泻

少阴经包括心肾二经,少阴病以心肾阴阳俱亏为特点,表现为虚寒或虚热证候。少阴病泄泻有少阴热化证和少阴寒化证,但以少阴寒化证多见。少阴病泄泻代表方为赤石脂禹余粮汤、桃花汤、四神丸、四逆散、四逆汤、通脉四逆汤、白通汤等。

1.赤石脂禹余粮汤证

少阴病泄泻,若症见泻下不止,滑脱不固,脉沉细无力者,治宜赤石脂禹余粮汤。方用赤石脂禹余粮汤,治宜收敛固脱,涩肠止泻。本方出自《伤寒论·辨太阳病脉证并治》第159条:"伤寒服汤药,下利不止,心下痞硬,服泻心汤已。复以他药下之,利不止;医以理中与之,利益甚。理中者,理中焦,此利在下焦,赤石脂禹余粮汤主之。复不止者,当利其小便。"本证下利,乃脾肾阳衰,寒湿中阻,气虚不固,统摄无权,以致大肠滑脱不禁。本方虽温中之力不胜,但收涩之性加强。临床可作为泄泻日久,滑泄不禁者治标之用,此外于崩中漏下、白带、脱肛之久不愈者,亦可用此方,以增收涩之效。

吴乐伦乃室,年近四旬,素患小产,每大便必在五更。服尽归脾、四神、理中之药,屡孕屡坠。今春复孕,大便仍在五更,诸医连进四神丸,不仅解未能移,并且沉困更甚,商治于余。诊毕,乐兄问曰:拙荆虚不受补,将如何之? 余曰:此乃八脉失调,尾闾不禁,病在奇经。诸医从事脏腑肠胃,药与病全无相涉。尝读《内经·骨空论》曰:督脉者,起于少腹以下骨中央,女子入系庭孔;又曰:其络循阴器,合篡后,别绕臀。由是观之,督脉原司前后二阴,此督脉失权,不司约束,故前坠胎而后晨泄也。又冲为血海,任主胞胎,唯有斑龙顶上珠,能补玉堂关下穴。但久病肠滑,恐难以尽其神化,当兼遵下焦有病人难会,须用赤石脂禹余粮。如斯处治,丝毫无爽。五更之泄,今已移矣;十月之胎,今已保矣。《内经》一书可不读乎? (选自《谢映庐医案集》)

2.桃花汤证

少阴病泄泻,若下利日久,症见大便稀溏、伴脓血,无热无臭,腹痛绵绵,喜温喜按,小便不利者,方选桃花汤加减。桃花汤出自《伤寒论》第306条:"少阴病,下利便脓血者,桃花汤主之。"第307条:"少阴病,二三日至四五日腹痛,小便不利,下利不止,便脓血者,桃花汤主之。"桃花汤主治虚寒下利,滑脱不禁之证,其证候特点是虽然脓血杂下,必无里急后重,亦无臭秽之气,而有脾肾阳虚之象。正如《黄帝内经》云:"脾病虚则腹满肠鸣,飧泄,食不化。"又如《景岳全书·泄泻》云:"久泻无火,多由脾肾虚寒也……泄泻不愈,必自太阴传于少阴。"本方赤石脂,主泻痢,肠澼脓血,下血赤白为君药;干姜,主胸满咳逆上气,温中,止血;粳米,温胃和中。诸药合用,共奏温中涩肠止泻之功。

此外,少阴病泄泻,症见五更泻、完谷不化、久泻不止为主,伴有肠鸣腹胀、畏寒肢冷者,方选四神丸加减以温肾散寒,涩肠止泻;若症见大便时干时稀,肛门坠胀,四肢不温,腹胀,腹痛者,方选四逆散治以疏肝理脾;若以下利不止,完谷不化为主,伴四肢逆冷,呕吐,腹痛,神疲倦怠者,方用四逆汤治以温中祛寒,回阳救逆;若下利清谷,里寒外热,手足厥逆,脉微欲绝,身反不恶寒,面赤或腹痛,或干呕,或咽痛,或下利脉不出者,方选通脉四逆汤以破阴回阳,通达内外;若症见下利,手足厥逆,脉微,面赤者,证属阴盛戴阳,方选白通汤以急救回阳。

(六)厥阴病泄泻

"厥阴之为病,消渴,气上撞心,心中疼热,饥而不欲食,食则吐蛔,下之利不止。"厥阴病属阴证、里证,病情较为复杂,预后较差,厥阴病泄泻病机特点为上热下寒、寒热错杂,治疗以清上温下,寒热平调为原则。厥阴病泄泻代表方为乌梅丸、白头翁汤。

1.乌梅丸证

厥阴病泄泻,若久泻不止,伴有心中疼热,心烦呕吐,手足逆冷等症,方用乌梅丸。乌梅丸见于《伤寒论·辨厥阴病脉证并治》第338条。本方为蛔厥、久利而设,具有滋阴清热、温阳通降、安蛔止痛之功,为厥阴病寒热错杂证之主方。方中重用酸敛之乌梅,以补肝之体、泻肝之用,酸与甘合则滋阴,酸与苦合则清热。附子、干姜、川椒、细辛、桂枝之大辛大热以温经散寒,通阳破阴、宣通阴浊阻结;黄连、黄柏苦寒,清热燥湿;人参健脾益气,当归补血养肝,白蜜甘缓和中,与桂枝合用可养血通脉,调和阴阳以解四肢厥冷。全方酸苦辛甘并投,寒温攻补兼用,有益阴柔肝、涩肠止泻的功效,故本方可治寒热错杂、虚实互见之久利。

2. 白头翁汤证

本方证以腹痛,里急后重为主,伴有肛门灼热,渴欲饮水,舌红苔黄,脉弦数者,治以清热解毒,凉血止利,方用白头翁汤。本方出自《伤寒论·辨厥阴病脉证并治》第371条:"热利下重者,白头翁汤主之。"第373条:"下利欲饮水者,以有热故也,白头翁汤主之。"方中白头翁苦寒,清热解毒,凉血治痢,为主药。黄连、黄柏、秦皮泻火解毒,燥湿止利,均为辅佐药。疫毒血热,下痢鲜紫脓血,可酌加生地黄、牡丹皮以滋阴凉血。

泄泻多因感受外邪,饮食不节,情志不遂,脏腑功能失调后发病,因此,预防调护应注意起居、饮食、情志诸方面。起居有常,谨防风寒之邪侵袭;饮食有节,避免进食生冷不洁或难以消化之物;舒缓情志,肝气调达以助脾胃受纳运化。发生急性泄泻时,应进食流质或半流质饮食;若泄泻伤及胃气,可予米粥、饭汤以养胃气;若为虚寒腹泻,可予淡姜汤以散寒温中,振奋脾阳,顾护胃气。

十三、痢疾

痢疾是以大便次数增多,腹痛,里急后重,痢下赤白黏冻为主的一种病证。古称为"肠澼""赤沃""滞下",有肠腑闭滞不利之意,内经对其病因及其临床特点有相关论述,如《素问·太阴阳明论》曰:"饮食不节,起居不时,则阴受之。阳受之则入六府,阴受之则入五脏,入五脏则䐜满闭塞,下为飧泄,久为肠澼。"《素问·至真要大论》曰"少阴之胜……呕逆烦躁,腹满痛溏泄,传为赤沃。"指出了感受外邪和饮食不节是两个重要致病原因。《难经》云:"大瘕泄者,里急后重,数至圊而不能便。"认为里急后重为痢疾的主症,所以大瘕泄即是痢疾。东汉张仲景将泄泻、痢疾统称为下利,但于痢疾每以便脓血,下重,圊脓血别之,补充了"下重"这一症状,指出了圊脓血是因为热邪为患,并提出了治疗痢疾的方剂,同时亦提出了休息痢的相关认识。《金匮要略·滞下脓血》:"下利脉数而渴者,今自愈。设不差,必清脓血,以有热故也,下利寸脉反浮数,尽中自墙者,必圊脓血。"指出了病因病机为"有热",治疗上应以清热为主。《金匮要略·下利病脉证治》:"下利,三部脉皆平,按之心下硬者,急下之,宜大承气汤……下利便脓血者,桃花汤主之,热利下重者,白头翁汤主之。"指出了病因病机为"病不尽",辨证属热邪内结者,治疗以泻下热积为主,方选大承气汤通腑泻热,下积导滞;辨证属热毒内结肠道者,治疗上以清热解毒,凉血止痢,方选白头翁汤;辨证属胃肠虚寒者,方选桃花汤以温中涩肠。

现代医学多指细菌性痢疾,简称菌痢,由痢疾杆菌所致的一种常见肠道传染病。本病多见于夏秋季,但常年皆可散发。细菌侵入肠道后,可引起大肠黏膜充血、水肿并形成溃疡和出血。根据病程分为急性和慢性,急性又可根据症状以及程度分为轻型、中型、重型和中毒型,慢性又分为隐伏型、迁延型和急性发作型,治疗上多采用抗生素及对症治疗,也可适当配合清热解毒的中药。

(一)太阳病痢疾

太阳为六经之首,主一身之表,外邪侵袭,太阳首先受之。太阳病痢疾多因外感疫毒,内侵胃肠,邪迫肠道而发病。代表方有葛根芩连汤。以葛根芩连汤证为例。

本方证症见下利不止,或暴注下迫,或大便黏腻,下利臭秽,多伴腹痛,里急后重,恶寒发热,喘而汗出者,治以解表清里,方选葛根芩连汤。本方见于《伤寒论·辨太阳并脉证并治》第34条:"太阳病,桂枝证,医反下之,利遂不止,脉促者,表未解也,喘而汗出者,葛根黄芩黄连汤主之。"本方所治痢疾,证属协热下利。方中以葛根为君,解表退热,升阳止泻;黄芩、黄连清热燥湿,坚阴止利,又可厚肠胃,为臣药;炙甘草为佐使药,甘缓和中,调和诸药。四药相伍,治以清热坚阴止利,兼以解表。

张某,女,15岁,以"发热1周,伴腹泻2日"为主诉于2017年3月10日来诊。患者1周前因受凉后出现发热、咳嗽、头痛,体温38℃以上,至当地医院给予抗生素静脉输液治疗,体温降至正常,但隔日体温复又升高,并出现腹痛、腹泻等症。为求中医药治疗,遂来门诊就医,时症见:身热 38.5 ℃,口干口渴,胸脘烦热,腹痛,腹泻,大便每日 3~5 次,泻下臭秽,便后肛门灼热感,纳呆,舌红苔黄腻,脉数。四诊合参,诊断为太阳病葛根芩连汤证,处方:葛根30 g,黄芩 10 g,黄连 12 g,甘草 12 g。3 剂,日一剂,水煎温服。复诊时热退身凉,口干口渴缓解,大便日行 2 次,仍不成形,纳少,守上方加陈皮 10 g、蔻仁 12 g,3 服,药尽后诸症皆除。

(二)阳明病痢疾

阳明病痢疾,多因饮食不节,损伤脾阳;或湿热内蕴,肠中气机壅滞,气滞血瘀,与肠中腐浊相搏结,化为脓血,发为本病。"阳明之为病,胃家实是也。"阳明经为多气多血之经,阳气昌盛,一旦受邪发病,邪正交争剧烈,多表现为大热、大实之证。"胃家"指的是胃与大、小肠。腑气以降为顺,大肠传导糟粕的功能,有赖于肺胃气机的正常通降。代表方为有大承气汤、芍药汤、黄芩汤、黄芩加半夏生姜汤。

1. 大承气汤证

本证以腹痛、里急后重,利下不爽为主症,伴有腹满,舌苔黄燥或厚腻,脉滑者,治以通腑泻热,方用大承气汤。《金匮要略·呕吐哕下利病脉证治第十七》第 37、38 条曰:"下利三部脉皆平,按之心下坚者,急下之,宜大承气汤""下利脉迟而滑者,实也,利未欲止,急下之,宜大承气汤"。在痢疾发病的初期阶段,邪实内结而正气未虚,属大承气汤之阳明腑实证,应用大承气汤而"急下之"。方中大黄苦寒,泻热去实,推陈致新;芒硝咸寒,软坚润燥,通利大便;又用枳实、厚朴行气消痞。纵观全方，因势利导，通因通用，共奏峻下热结，止利止痛之效。

患者，男，33岁，来诊时自诉饱食后疲惫入睡，次日醒来觉腹部胀满不适、肠鸣、腹痛、腹泻不止、大便臭秽且夹有不消化食物、嗳腐酸臭，舌苔黄厚腻，脉滑。诊为阳明病大承气汤证，予大承气汤加炒莱菔子、炒神曲，2剂而愈。

2. 芍药汤证

本方证见腹痛，大便脓血、里急后重，肛门灼热、小便短赤，舌苔黄腻，脉弦数，治以清热燥湿，调气和血，方选芍药汤加减。本证因湿热塞滞肠中，气血失调所致。方中黄芩黄连，清热燥湿解毒，为君药。芍药养血和营、缓急止痛，配以当归养血活血，体现了"行血则便脓自愈"之义；木香、槟榔行气导滞，四药相配，为臣药。大黄其泻下通腑作用体现"通因通用"之法。方以少量肉桂，其辛热温通之性，属佐助兼反佐之用。炙甘草和中调药，与芍药相配，又能缓急止痛，亦为佐使。诸药合用，气血并治，寒热共投，使湿去热清，气血调和，故下痢可愈。

2016年8月4日来诊，有一女性患者，23岁，以"腹泻伴呕吐3天"为主诉。自诉起初为水样便，日行十余次，伴呕吐，曾口服"蒙脱石散""抗病毒口服液"，未见明显好转。时症见：下利，排泄物夹有脓血，时有呕吐，小便黄，肛门灼热，舌苔黄腻，脉弦数。诊为阳明病芍药汤证，处方：炒白芍20 g，大黄6 g，黄芩10 g，当归20 g，甘草9 g，木香6 g，黄连9 g。3剂，颗粒剂，每日1剂，早晚冲服。药尽症已。

此外，阳明病腹痛，若见腹痛下利，或大便不爽，肛门灼热，身热,口苦,舌红苔黄,脉弦者,可予黄芩汤以清热止痢,和中止痛;兼有有呕吐者,可予黄芩及半夏汤治之。

(三)少阳病痢疾

少阳为全身气机枢纽,主疏泄,调畅气机。少阳病痢疾,多因邪热下迫大肠,肠道气机失常,少阳枢机不利,传导失司而下痢。代表方为大柴胡汤。以大柴胡汤证为例。

本方证见下利不解,伴有呕吐、发热、心下苦满,口苦咽干,心烦者,为邪犯太阳不解,内入少阳腑实之证,方选大柴胡汤加减。《伤寒论·辨少阳病脉证并治》第165条:"伤寒发热,汗出不解,心中痞硬,呕吐而下利者,大柴胡汤主之。"对于本条文历代医家,众说纷纭,伤寒表证发热,汗出当解,但汗出未解,是内有里热外蒸所致;心下,即肝、胆、脾、胃,心下痞硬,即胆胃郁塞;呕吐而下利,即肝脾不调所致。因本条文中并无支持阳明腑实的证据,"下利"一症无法用阳明腑实来解释,故认为本条当属少阳腑实之证,归于少阳病。

王某,女性,痢疾数日,痢下赤白相兼,里急后重,腹痛,反复低热、胸胁苦满,舌淡苔黄,脉弦。四诊合参辨为少阳病大柴胡汤证,处方:北柴胡18 g,清半夏12 g,枳实12 g,炙甘草9 g,黄芩10 g,大黄6 g,赤芍10 g,生姜9 g。5剂,日一剂,水煎温服,药尽后热退痢止,诸症悉除。

(四)太阴病痢疾

太阴病属里证、寒证。"太阴之为病,腹满而吐,食不下,自利益甚,时腹自痛。若下之,必胸下结硬。"太阴病痢疾多因脾阳虚弱,寒湿阻滞或脾气亏虚,无力升举所致。代表方为胃苓汤。以胃苓汤证为例。

本方证见腹痛,里急后重,痢下赤白黏冻,白多赤少,脘闷,头身困重,口淡不渴,饮食乏味,舌质淡,苔白腻,脉濡缓,治以温化寒湿,调气和血,方用胃苓汤加减。本方出自《丹溪心法》,方以平胃散运脾燥湿,合五苓散利水渗湿,标本兼顾。

陈某,女,39岁,以"泻下黏液脓血便2天"为主诉来诊。2天前劳累后汗出,冲凉后随即出现恶寒,头痛,发热,腹胀,肠鸣腹泻,未予重视,后由泻转痢,下利黏液脓血便,自服清热解毒、消炎止痢类药未见好转。时症见:大便频次,排便有气无力,小腹坠胀,舌淡,苔薄白少津,脉细弱。诊断为太阴病胃苓汤证。处方:厚朴15 g,苍术9 g,桂枝6 g,茯苓15 g,炒白术20 g,陈皮15 g,党参15 g,当归10 g。4剂,日一剂,水煎温服。嘱防寒保暖。电话随访,药后热止痢愈,诸症皆除。

许二四,痢疾一年,已浮肿溺弱,古称久痢必伤肾。月前用理阴煎不应,询及食粥吞酸,色瘁脉濡,中焦之阳日惫,水谷之湿不运。仍辛温以苏脾阳,佐以分利。用胃苓汤去甘草,加益智。《(选自《临证指南医案》)

太阴病痢疾,若遇寒即发,症见下痢白冻,倦怠少食,舌淡苔白,脉沉者,治以温中散寒,消积导滞,方用温脾汤加减。

(五)少阴病痢疾

肾为先天之本,藏真阴而寓元阳,下通于阴,职司二便。肾阳亏虚,失于固摄,故下痢稀薄,或滑脱不禁;少阴寒化,温煦失司,寒湿凝滞,大肠络脉受伤,故下痢脓血。代表方有桃花汤、驻车丸、真人养脏汤等。

1.桃花汤证

本证以下利不止,或便脓血,色暗不鲜,无热无臭为主要表现,同时伴有腹痛绵绵,喜温喜按,口淡不渴,舌淡,苔白,脉沉迟等虚寒症状。治以温中涩肠止痢,方选桃花汤。本方见于《伤寒论·辨少阴病脉证并治》第 306 条:"少阴病,下利,便脓血者,桃花汤主之。"第 307 条:"少阴病,二三日至四五日腹痛,小便不利,下利不止,便脓血者,桃花汤主之。"方中赤石脂温涩固脱以止痢,为君药;干姜大辛大热,温中祛寒,合赤石脂温中涩肠,止血止痢,为臣药;粳米养胃和中,助赤石脂、干姜以厚肠胃,为佐药。诸药合用,共奏温中散寒、涩肠止痢之功。

李某,男,51 岁。主诉:腹痛、下利 10 余日。10 天前受凉后出现腹痛、下利,自服中西药物治疗均不效。时症见:大便日行 5～6 次,泻下物如鱼脑,无臭气,面色萎黄,四肢不温,舌淡,苔白,脉沉细,诊断为少阴病桃花汤证,予原方 3 剂而愈。

《临证指南医案》载一医案,某,脉微细,肢厥,下利无度。吴茱萸汤但能止痛,仍不进食。此阳败阴浊,腑气欲绝,用桃花汤。赤石脂、干姜、白粳米。

2.驻车丸证

本证症见便下脓血,赤白相兼,或时作时止,腹痛,里急后重,心中烦热,舌红少苔,脉细数,治宜清热燥湿,养阴止痢,方选驻车丸。本方由药物粉碎成末,过筛,混匀,用醋 60 mL 加水泛丸,干燥而成。方中黄连清热燥湿,厚肠止痢,为君药;阿胶、当归滋阴养血止血,为臣药;炮姜入血分,可止血,又可制约黄连的苦寒伤胃之弊。诸药相伍,共奏清热燥湿,滋阴止痢之功。

少阴病痢疾日久,若出现神疲倦怠,四肢不温,腰膝酸软,小便清长频数,舌淡,苔白,脉细弱等症,治以温肾暖脾,固肠止痢,方用四神丸加减;若出现下利,便脓血,失眠多梦,手足烦热,咽干口燥,舌红,苔少,脉细数等症,治以滋阴降火,清热止痢,方用黄连阿胶汤加减。

(六)厥阴病痢疾

"厥阴之为病,消渴,气上撞心,心中疼热,饥而不欲食,食则吐蛔,下之利不止。"厥阴病病情复杂,寒热虚实夹杂,多为疾病的终末期,预后较差。厥阴病痢疾多为休息痢,其特点为时作时止,同时亦伴有寒热错杂等证。代表方有乌梅丸、白头翁汤。

1.乌梅丸证

本证以下痢时作,大便稀溏,心中烦热,饥不欲食,四肢不温为主要表现者,治以缓肝调中,清上温下,方用乌梅丸加减。《伤寒论·辨厥阴病脉证并治》第 338 条:"蛔厥者,乌梅丸主之,又主久利。"《医宗金鉴》注曰:"三阴俱有下利证……初痢用此法以寒治热,久痢则宜用乌梅丸,随所利而从治之,调其气使之平也。"本方中乌梅酸温安蛔,涩肠止痢,为君药。花椒、细辛性味辛温,辛可伏蛔,温能祛寒并用,共为臣药。附子、干姜、桂枝温脏祛寒;人参、当归养气血,共为佐药。全方共奏缓肝调中、清上温下之功。

2. 白头翁汤证

本证以腹痛,热利下重,便脓血,发热,口渴,舌红,苔黄,脉弦数为表现者,治以清肝泻热,解毒止痢,方用白头翁汤加减。本方见于《伤寒论·辨厥阴病脉证并治》第 371 条:"热利下重者,白头翁汤主之。"第 373 条:"下利,欲饮水者,以有热故也,白头翁汤主之。"本证痢疾为外邪直入厥阴,湿热下迫大肠,损伤肠络所致。方中以白头翁为君,清热解毒,凉血止痢。臣以黄连之苦寒,清热解毒,燥湿厚肠;黄柏泻下焦湿热,共奏燥湿止痢之效。秦皮苦寒性涩,收敛作用强,因本证有赤多白少,故用以止血,不仿芍药汤之大黄。四药并用,为热毒血痢之良方。

田某,男,21 岁,2017 年 4 月 30 日来诊,排脓血样大便,面赤,烦躁,口渴,发热,体温 38.8 ℃,舌红苔黄腻。诊断为厥阴病白头翁汤证,给予原方 2 剂,服后症状大减,体温 37.2 ℃,嘱其继服 3 剂而愈。

蔡,内虚邪陷,协热自利,脉左小右大,病九日不减,是重症,议用白头翁汤方加黄芩、白芍。(选自《临证指南医案》)

在治疗本病时,嘱患者适当禁食。待病情稳定后,清淡饮食,逐渐加量。此外,对具有传染性的痢疾,应积极采取有效的预防措施,早筛查,早诊断,早隔离,有效控制疾病的传播和流行。

十四、便秘

便秘是指由于大肠传导失常,导致大便秘结不通、排便周期延长,或周期不长,但粪质干结,排出艰难,或粪质不硬,虽频有便意,但排便不畅的一种病证。《内经》认为便秘与脾、肾关系密切,如《灵枢·杂病》曰:"腹满,大便不利……取足少阳;腹满,食不化,腹响响然,不能大便,取足太阴。"《金匮要略·五脏风寒积聚病脉证并治》第15条:"趺阳脉浮而涩,浮则胃气强,涩则小便数,浮涩相搏,大便则硬,其脾为约,麻子仁丸主之。"本条文阐明了胃热过盛,脾阳不足所致便秘的病机与证治。《伤寒论·辨阳明病脉证并治》提出用蜜制药挺"内谷道中"及用猪胆汁和醋"以灌谷道内"治疗便秘的方法,是最早应用的外导法和灌肠疗法的记载。宋代《圣济总录·大便秘法》指出:"大便秘涩,盖非一证,皆荣卫不调,阴阳之气相持也。若风气壅滞,肠胃干涩,是谓风秘;胃蕴客热,口糜体黄,是谓热秘;下焦虚冷,窘迫后重,是谓冷秘,或肾虚小水过多,大肠枯竭,渴而多秘者,亡津液也。或胃燥结,时作寒热者,中有宿食也。"从病因病机的角度将便秘分为风、热、冷、虚、宿食等证候类型。金元时期,刘完素首倡实秘、虚秘之别。这种虚实分类法经后世医家不断完善,成为便秘临床辨证的纲领,有效地指导着临床实践。

现代医学认为,便秘为临床常见的一种症状。如功能性便秘、肠道激惹综合征、肠炎恢复期肠蠕动减弱引起的便秘,直肠及肛门疾患引起的便秘,药物性便秘,内分泌及代谢性疾病的便秘以及肌力减退所致的排便困难等,临床常用导泻药以对症治疗,如甘油果糖、硫酸镁、氧化镁、乳果糖、山梨醇等,或采用灌肠法。

（一）太阳病便秘

太阳为人体之藩篱,太阳病多因外邪侵袭体表,阳气不得外达,上闭于肺,肺与大肠相表里,肺气郁闭,大肠传导失司则大便不通,故太阳病便秘以大便燥结难行为主,同时伴有恶寒发热,头痛,脉浮等太阳表证。治疗需上开肺气,下通大肠,代表方有小建中汤、半夏泻心汤、抵当汤。

1. 小建中汤证

本证以大便干结,发热恶风,汗出,脉浮缓等症状为主者,治以建中补虚,调养气血,方用小建中汤。本方见于《伤寒论·辨太阳病脉证并治》第102条和《金匮要略·血痹虚劳病脉证并治第六》第13条。方中饴糖为君,意在温中补虚,缓急止痛,主治中焦虚寒;桂枝佐芍药,专和血脉之阴;生姜辛温,暖胃止呕;大枣甘平,既能益气补中,又能滋脾生津。姜、枣相合,还可以升腾脾胃生发之气;炙甘草益气和中。表解而里自和,营气下布,肠道得润而便秘自解。

张某,女,24岁,感受风寒后出现发热、汗出、怕风、便秘等症状,大便3~5日一行,干硬难解,状如羊粪,无腹胀,无腹痛。舌淡苔薄白,脉浮。诊断为太阳病小建中汤证。处方:桂枝10 g,白芍

30 g,炙甘草 6 g,饴糖 60 g,生姜 3 片,大枣 4 枚。5 剂,日一剂,水煎温服。电话随访,3 剂时表证已解,服完 5 剂,大便畅利。

2. 半夏泻心汤证

本证属寒热互结型便秘,症见大便干结难解,恶心,呕吐,心下痞满,舌淡,苔白腻或黄腻,脉弦或数,治以平调寒热,散结除痞,方用半夏泻心汤加减。本方见于《伤寒论·辨太阳病脉证并治》第149 条:"但满而不痛者,此为痞,柴胡不中与之,宜半夏泻心汤。"脾胃为气机升降之枢纽,若中气虚弱,寒热互结,气机升降不畅,中焦不通,痞满闭塞,亦会引起便秘。此类便秘,需抓准中焦痞满之病机。方中黄连、黄芩,清热燥湿,降泄浊逆,为君药。浊气不降,以半夏醒脾燥湿,温中降逆;清气不升,以干姜辛散温热,温中理脾,和胃升清,兼防寒药凝滞,相反相成,共为臣药。脾胃虚弱,以人参、大枣,补益脾胃,生化气血,共为佐药。炙甘草补益中气,助人参、大枣益气和中,为使药。诸药相配,以奏寒热平调,消痞散结之效。方中寒温并用,阴阳并调,旨在疏通肠道,令气机通畅,清阳得升,浊阴自降,脾胃升降有序,大肠传导功能复常。

李某,17 岁。便秘半年余,干燥难解,每 4~5 天用开塞露灌肠方能排便,按其胃脘部胀满不适,呃逆连声,舌淡,苔白厚,脉弦数。诊断为太阳病半夏泻心汤证,予方药:姜半夏 15 g,党参 12 g,黄连9 g,黄芩 9 g,干姜 6 g,甘草 9 g,大枣 4 枚。3 剂,日一剂,水煎温服。复诊时,大便可自行排出,未再用开塞露,胃脘部胀满不适已好大半,守原方继服 5 剂,大便畅通,日行一次,余无不适。

3. 抵当汤证

本证以大便硬结,色黑如胶漆或柏油状为主要特点,亦伴有小便自利,少腹硬满,拒按,其人发狂,舌红,舌下脉络迂曲,脉涩而沉结等表现,治以泻热破血逐瘀,方用抵当汤加减。本方见于《伤寒论·辨阳明病脉证并治》第 237 条:"阳明证,其人喜忘者,必有蓄血。所以然者,本有久蓄血,故令喜忘。屎虽硬,大便反易,其色必黑者,宜抵当汤下之。"第 257 条:"病人无表里证,发热七八日,虽脉浮数者,可下之。假令已下,脉数不解,合热则消谷喜饥。至六七日不大便者,有瘀血,宜抵当汤。"因太阳邪热和瘀血相互搏结,阻于肠道,大肠传导失司,故可见"不大便"。清代陈士铎也在《辨证奇闻》有言:"大便不通,手按之痛甚欲死,心烦躁,坐卧不宁,似有火,然小水又清长,人谓有硬屎留肠中,谁知蓄血不散乎。蓄血,伤寒症多有之,今不感风寒,何以有蓄血症? 不知气血宜流通一身,一有抑塞,遂遏皮肤而为痈,留肠胃而成痛,传结成块,阻住传化,隔断糟粕,大肠因而不通。法宜通大肠,佐之逐秽,用抵当汤治之。"《本经》谓水蛭"治恶血、瘀血,破血瘕积聚",虻虫"逐瘀血、破血积、坚痞癥瘕"。二药直入血分破其坚结,更配泄热逐瘀的大黄与活血的桃仁,则攻逐之力更比桃仁承气汤为峻猛。

(二)阳明病便秘

"阳明之为病,胃家实是也。"阳明病便秘为邪热燥火侵袭阳明大肠,与肠中糟粕互结所致。治以泄热通腑,代表方有大承气汤、麻子仁丸、增液承气汤等。

1.大承气汤证

本证以大便不通,腹部胀满,疼痛拒按,烦躁谵语,潮热汗出,舌红,苔黄燥,脉沉实为主要特点,治以峻下热结,方用大承气汤加减。本方见于《伤寒论·辨阳明病脉证并治》第 220 条："二阳并病,太阳证罢,但发潮热,手足絷絷汗出,大便难而谵语者,下之则愈,宜大承气汤。"第 241 条："大下后,六七日不大便,烦不解,腹满痛者,此有燥屎也。所以然者,本有宿食故也,宜大承气汤。"方中大黄苦寒泻热去实推陈致新,芒硝咸寒软坚润燥,通利大便,又用枳实、厚朴行气消痞,诸药相配,以达推陈致新、峻下热结之效。

刘某,女,35 岁。2018 年 12 月 6 日以"大便 4 天未行"为主诉来诊。时症见:大便秘结,腹胀、腹痛拒按,口臭,烦躁,小便黄,舌红,苔黄干,脉弦实有力,诊断为阳明病大承气汤证,予原方,1 剂,水煎温服。自诉服后,大便即行,腹痛、烦躁减轻,但仍有腹部不舒,原方减芒硝,继服 2 剂后,口臭、腹胀消失,大便正常。

2. 麻子仁丸证

本证以大便结硬,或数日不行,或便出不畅,小便数,舌红,苔黄少津,脉浮而涩为表现者,治以运脾泻热,行气通便,方用麻子仁丸加减。本方见于《伤寒论·辨阳明病脉证并治》第 247 条:"趺阳脉浮而涩,浮则胃气强,涩则小便数,浮涩相搏,大便则硬,其脾为约,麻子仁丸主之。"成无己在《注解伤寒论》中说:"约者,俭约之约,又约束之约也。"《内经》曰:"饮入于胃,游溢精气,上属于脾,脾气散精,上归于肺,通调水道,下输于膀胱,水精四布,五经并行,是脾主为胃行其津液者也。"因脾之转输功能为胃热所约束,不能为胃行其津液,津液不得四布,但输膀胱,致小便数而大便硬,故曰其为脾约。方中麻子仁甘平质润,润肠滋燥通便,是为君药。杏仁上肃肺气,下润大肠;白芍养血敛阴,缓急止痛,共为臣药。大黄、枳实、厚朴即小承气汤,以泻热去实,行气导滞为佐。蜂蜜甘缓,既助麻子仁润肠通便,又可缓和小承气攻下之力,以为佐使。

申某,女,58岁。于2018年7月12日以"便秘1年余,加重1周"为主诉来诊。1年前无明显诱因出现便秘,大便不干但排出困难,曾服用西药(具体不详)治疗,虽有效,但停药后病情反复。现症见:排便困难,便软量少,2~3日1次,大便不成形,自觉腹胀,面色微黄,饮食正常,眠可,小便正常。舌红,苔黄少津,脉浮而涩。四诊合参诊断为阳明病麻子仁丸证,予麻子仁丸:火麻仁30 g,苦杏仁20 g,白芍20 g,枳实15 g,厚朴12 g,大黄6 g(后下)。7剂,日一剂,水煎温服。复诊时大便较前容易排出,量多,质软,腹胀稍减轻,守上方厚朴加量至18 g,连续服用10剂而愈。随访半年未复发。

太阳病便秘,若属阴亏燥结,热盛津伤证,出现燥屎不行,下之不通,脘腹胀满,口干唇燥,舌红苔黄,脉细数者,可用增液承气汤以增水行舟,泻热通便。

(三)少阳病便秘

少阳经气不利,导致三焦气机不畅,腑气不通,津液难下,大肠传导失司,故而出现便秘。少阳病的病机为邪气侵犯少阳,枢机不利,胆火内郁,内外失和。代表方为小柴胡汤、大柴胡汤、柴胡加芒硝汤、六磨汤等。

1. 小柴胡汤证

本证以大便秘结不通,心胸胀满不适,心烦,口苦咽干,不思饮食,伴或不伴呕吐,舌红,苔黄,脉弦紧或数为主要表现,治以和解少阳,宣通气机,方用小柴胡汤。本方见于《伤寒论·辨少阳病脉证并治》第148条："伤寒五六日，头汗出，微恶寒，手足冷，心下满，口不欲食，大便硬，脉细者，此为阳微结，必有表，复有里也。脉沉，亦在里也，汗出为阳微，假令纯阴结，不得复有外证，悉入在里。此为半在里半在外也。脉虽沉紧，不得为少阴病，所以然者，阴不得有汗，今头汗出，故知非少阴也，可与小柴胡汤。设不了了者，得屎而解。"第230条："阳明病，胁下硬满，不大便而呕，舌上白苔者，可与小柴胡汤。上焦得通，津液得下，胃气因和，身濈然汗出而解也。"方中柴胡专入少阳、疏邪透表；黄芩清少阳胆腑之郁火，共为君药；气逆不降，以半夏降泄浊气，气郁不升，以生姜辛升宣散，兼制柴胡黄芩苦寒伤胃为臣药；正气虚，以人参补益中气，扶正抗邪为佐药；甘草为使药，益气和中，调和诸药。

徐某，女，47岁。便秘半年有余，平素无便意，靠服用日本某进口药物（具体不详）排便，急躁易怒，腹部胀满，口苦，晨起尤甚，舌红，苔黄，脉弦细。诊断为少阳病小柴胡汤证，处方：柴胡18 g，清半夏9 g，黄芩18 g，党参10 g，陈皮12 g，甘草9 g，生姜3片，大枣4枚。4剂，日一剂，水煎温服。药尽后诸症悉除。

2. 大柴胡汤证

本证以大便干结，寒热往来，胸胁部疼痛，其痛攻撑难耐，舌红，苔黄腻，脉沉弦等症状为主，治以和解少阳，攻下热结，方用大柴胡汤加减。本方见于《伤寒论·辨太阳病脉证并治》第103条："太阳病，过经十余日，反二三下之，后四五日，柴胡证仍在者，先与小柴胡。呕不止，心下急，郁郁微烦者，为未解也，与大柴胡汤，下之则愈。"邪至少阳，气机不利，少阳热聚成实，兼阳明里实证，当见腹满痛，不大便等症。少阳病不解，则不可下，如若兼有阳明腑实证,便可予大柴胡汤兼顾表里,和解与通下之法并行。正如《医方集解》:"少阳固不可下,然兼阳明腑实则当下。"本方是小柴胡汤去人参、甘草,加大黄、枳实、芍药而成。方中柴胡专入少阳、疏邪透表为君药,黄芩擅清少阳郁热,与柴胡共用和解少阳,是为少阳病未解、往来寒热、胸胁苦满而设;大黄通腑泻热,枳实行气除痞,二者相配可内泻热结;芍药缓急止痛,配大黄可治腹中实痛,伍枳实能调和气血,合柴胡、黄芩可清肝胆之热;半夏和胃降逆,生姜重用则止呕之力更强,以治呕逆不止;大枣和中益气,合芍药酸甘化阴,既可防热邪入里伤阴之虞,又能缓和枳实、大黄泻下伤阴之弊。总之,本方配伍和解与攻下两法的结合运用,既不悖于少阳禁下的原则,又可和解少阳,内泻热结,使少阳与阳明合病得以双解。

高某,女,72 岁,2017 年 10 月 2 日就诊。大便干燥数十年余,近 1 个月来便秘加重,曾予中药汤剂,排便 1 次,效果欠佳,遂至门诊求治。时症见:口干口渴,喜饮水,食欲不振,心烦,腹胀满,舌质红,苔黄,脉弦滑。辨为少阳病大柴胡汤证,予大柴胡汤加减:柴胡 15 g,大黄(后下)10 g,枳实 10 g,黄芩 10 g,厚朴 10 g,白芍 10 g,焦三仙各 10 g,甘草 5 g,生姜 10 g,大枣 5 枚。4 剂,日一剂,水煎温服,每天 3 次。服药后,大便排出,诸症改善,嘱继服增液汤 4 剂后。

3. 柴胡加芒硝汤证

本证以大便干结或下利,日晡潮热,胸胁苦满,心烦喜呕,舌红,苔白或黄,脉弦数有力为主,治以和解少阳,润燥泄实。本方见于《伤寒论·辨太阳病脉证并治》第 104 条:"伤寒,十三日不解,胸胁满而呕,日晡所发潮热,已而微利。此本柴胡证,下之以不得利,今反利者,知医以丸药下之,此非其治也。潮热者,实也,先宜服小柴胡汤以解外,后以柴胡加芒硝汤主之。"本方为和解少阳又泻下里实的双解之剂,柴胡入肝胆经,透泄少阳之邪,并疏泄气机,芒硝泻下攻积,润燥软坚,共为君药。臣以黄芩清泄少阳之热,与柴胡相伍,和解少阳。半夏、生姜和胃降逆止呕,人参、大枣益气健脾,既扶正驱邪,又防邪气内传,四者共为佐药。炙甘草为使药,既助参、枣扶正,又能调和诸药。

4.六磨汤证

本方证症见大便干结,欲便不得出,或便而不爽,肠鸣矢气,嗳气频发,胸胁痞满,舌苔黄腻,脉弦者,方选六磨汤加减。六磨汤出自《和剂局方》,重在调肝理脾、通便导滞。本方主治通降失常、肠道传导失职、糟粕不能下行而导致的大便秘结。方中木香调气,乌药顺气,沉香降气,三药合用,行气导滞;大黄、槟榔、枳实破气行滞,六药合用,共奏通便导滞之功。

(四)太阴病便秘

太阴病属于里证、虚寒证,病机总属中阳虚弱,寒湿内盛。太阴病便秘,多因中阳虚弱,脾胃运化失司,气血生化乏源,气虚则大肠传导无力,而致便秘,临床常表现为大便不硬,但难以排出。治疗以温中散寒、健脾燥湿为主。太阴病便秘代表方为桂枝加大黄汤、黄芪汤、尊生润肠丸、温脾汤、桂枝加芍药汤等。

1.桂枝加大黄汤证

本证可见大便秘结,脘腹胀满拒按,伴有呃逆、嗳气、口干口苦等症,方选桂枝加大黄汤。本方出自《伤寒论·辨太阴病脉证并治》第 279 条:"本太阳病,医反下之,因而腹满时痛者,属太阴也,桂枝加芍药汤主之,大实痛者,桂枝加大黄汤主之。"太阳病在表,本应发汗,却反下之,伤脾胃阳气,脾失运化,和降失司,气机运行不利,然非阳明里实的大实痛,而是气机郁结为甚,此为本虚偏轻,标实为重。太阴病固然以虚为主,但也有实证,正由偏于阴实,所以不用苦寒攻下的三承气汤。陈亦人于《伤寒论译释》中论述:太阴病大实痛乃因肠间腐秽阻结,性质属寒,且为虚中夹实,不同于阳明燥屎阻滞热实,所以不用苦寒攻下的承气类,而用桂枝加大黄汤温阳和络,大黄疏通里实。芍药之味酸寒,大黄与芍药配伍,毕竟性偏破泄,所以脾气虚弱患者,用量不可太重,以免损伤正气。

曹某,男,57 岁。来诊时便秘已 3 年,4～5 天行一次,自服泻下药,效果不佳。时症见:大便秘结,神疲乏力,语声低微,平素怕冷,纳差,舌淡苔白,脉沉迟无力。四诊合参,辨为太阴病桂枝加大黄汤证,予桂枝加大黄汤,4 剂,日一剂,水煎温服。服药后便秘情况好转,大便日行一次,精神明显改善。原方继服 7 服,精神佳,大便正常,饮食正常,嘱其少食生冷寒凉之品,随访半年未复发。

2. 黄芪汤证

本证症见大便不硬但难解,虽有便意,但排便困难,便后乏力,面白神疲,自汗出,脉弱,治宜补气通便,方选黄芪汤加减。本方出自《金匮翼》,是治疗气虚型便秘的基础方剂和经典方剂。气虚阳微,大肠传导无力或肠道失于濡润,而致大便秘结。气虚,主要责之于脾、肺、肾,脾气虚则气血生化无源,精亏血少;肺气虚则肠道气机不利,蠕动无力;肾气虚,则开阖失司,肠道失润,均可致便秘。

补虚,则以补气为主,气可生血,气血充足,气机通畅,便秘乃治,故用黄芪汤加减。方中黄芪补脾肺之气,麻仁、白蜜润肠通便,陈皮理气。四药合用,以奏补气理气、润肠通便之功效。

3.尊生润肠丸证

本证以大便干燥秘涩,或干结如羊屎,甚至闭塞不通,不思饮食为主,治宜润肠通便,活血祛风。本方出自《沈氏尊生书》,主治风热入大肠与血燥而结所致的肠燥便秘,方中重用麻仁润肠通便,为主药;辅以桃仁、当归活血养血,润肠通便;大黄泻热通便;羌活祛风散邪。诸药配伍,共奏润肠通便、活血祛风之效。

此外,太阴病便秘,若属中焦虚寒者,大便排出困难,腹痛拘急,手足不温,呃逆呕吐,方选温脾汤以温中健脾;若症见便秘,下腹部或脐周隐隐作痛,或挛急疼痛,时作时止,时轻时重,腹部胀满,按之膨隆者,方选桂枝加芍药汤。

(五)少阴病便秘

少阴病的基本病理变化以心、肾阴阳失调为基础,分为寒化证和热化证,但少阴病便秘以寒化证为主,其病机为心肾阳虚、阴寒内盛。代表方为四逆散、济川煎。以四逆散证为例。

少阴病便秘,症见大便秘结或排出不畅,手足不温,胸胁胀满,女子或有乳房胀痛者,治以疏肝健脾,理气通便,方选四逆散。《伤寒论·辨少阴病脉证并治》第318条提到:"少阴病,四逆,其人或咳,或悸,或小便不利,或腹中痛,或泄利下重者,四逆散主之。"本条文所述为"泄利下重",其病机属肝脾气郁、大肠传导失司,根据"异病同治"思想,故本方亦可治疗便秘。如唐宗海所云:"大肠之所以能传送者,全赖于气""四逆散乃疏肝平气,和降胃气之通剂,借用处尤多"。方中柴胡为君药,入肝胆经,疏肝解郁,升阳透邪;白芍为臣药,与柴胡合用,既可补养肝血,调畅肝气,又防柴胡升散耗伤阴血之弊;枳实为佐药,与柴胡相配,增加理气解郁,调畅气机之功;与白芍相伍,又有调和气血之效;甘草调和诸药,益脾和中,为使药。四药配伍,共奏透邪解郁、疏肝理脾之效,气机流转,阳郁得发,则大便自通。

此外,少阴病便秘,证属阴液不足,症见大便干结,燥如羊屎,潮热盗汗,头晕耳鸣,腰膝酸软者,方选增液汤滋阴通便;若属肾阳虚,症见大便干结,排出困难,畏寒肢冷,腰膝酸冷,小便清长者,方选济川煎温阳通便。

(六)厥阴病便秘

两阴相交,故曰厥阴。厥阴病多属寒热错杂,为六经胜复阶段,病情较为复杂。厥阴病便秘,多伴有呕吐、腹满症状,病机多为上热下寒,上实下虚。代表方为干姜芩连人参汤。以干姜芩连人参汤证为例。

本证以大便燥结不通、食入则吐为主,伴胃脘部胀满不适,恶心,舌红苔黄,脉数,治以平寒热、调阴阳,方选干姜芩连人参汤加减。本证乃上热下寒、寒热格拒型便秘。方中干姜辛温散寒,解脾胃凝聚之阴寒,促脾为胃敷布津液;黄芩、黄连泄热燥湿通便,除胃中积热;人参扶助正气,四药合奏健脾益气,温中散寒,泄热除痞,平衡阴阳之效。

便秘是由多种原因引起的临床常见疾病,总的分为虚实两大类,病机总属大肠传导失司。治疗方面,谨遵六经辨病方证对应原则,虚则补之,实则通之,每有良效。该病的预防重在平时,首先要养成每天定时排便的习惯;其次,清淡饮食,多吃粗纤维食品;另外,还要锻炼身体,以利于胃肠排泄。

十五、胁痛

胁痛是指以一侧或两侧胁部疼痛为主要临床表现的一种病证。该病名首创于《内经》,如《素问·缪刺论》云:"胁客于少阳之络,令人胁痛不得息。"《内经》中也有"季胁痛""胸胁痛"及"胁下痛"的说法。东汉时期,张仲景在《伤寒论》中描述了胁痛的临床表现如胸胁苦满、胁下痞硬、胁下硬满等。东汉末年,华佗在《华氏中藏经》中丰富了对胁痛的认识,描述为胁下坚痛。隋唐时期,各医家在继承前人基础上,对胁痛的病因病机提出了新的认识,如《诸病源候论》说:"胸胁满者,由胆与肝与肾之支脉虚为寒气所乘故也。"又如《备急千金要方》中提出肝实热和肝虚寒的病因。到了宋金时期,严用和《严氏济生方》言:"夫胁痛之病,肝脏即伤,攻于左则左胁痛,攻于右则右胁痛,移逆两胁,则两胁俱痛。"

胁痛见于西医学中的急慢性肝炎、胆囊炎、胆系结石、胆道蛔虫病、肋间神经痛等疾病。临床宜仔细询问病史,了解症状、体征,结合相关辅助检查,如肝功能、肝胆彩超等,明确诊断后给予抗病毒、保肝、降酶、消炎及其他对症治疗,必要时行外科手术。

六经辨病,方证对应辨治理论提纲挈领,对胁痛辨治规律进行归纳,以期为临床选方用药提供治疗思路及参考。

（一）阳明病胁痛

阳明为多气多血之经，阳明病胁痛，以阳明病表现为主，腹胁疼痛，大便秘结，嗳气吞酸，呃逆，呕吐，善太息，多情志变化，阳明病多燥、多实、多热，每因经脉气血运行不畅，而致凝结阻滞不通，不通则痛。代表方有桃核承气汤、抵当汤等。此桃核承气汤证为例。

本证以胁肋刺痛，痛无定处为主，伴口唇紫暗，善忘如狂，大便干结，舌下络脉迂曲，脉涩者，方选桃核承气汤。因太阳表证未解，化热入里，传入下焦，邪热与血相互搏结，导致气血瘀滞，瘀阻脉络，不通则痛，因血在上善忘，血在下如狂，其人如狂者，以热在下焦。表明患者病位在下焦。且小腹急结则为下焦蓄血证，治疗当攻下热结，泄热行瘀。《伤寒论·辨太阳病脉证并治》第106条："太阳病不解，热结膀胱，其人如狂，血自下，下者愈。其外不解者，尚未可攻，当先解其外，外解已，但少腹急结者，乃可攻之，宜桃核承气汤。"本方为治疗阳明蓄血证之经典方。方中桃仁活血破瘀，大黄苦寒，下瘀泄热。二者合用，瘀热并治，共为君药。芒硝咸苦寒，泻热软坚，助大黄下瘀泄热；桂枝辛甘温，通行血脉，既助桃仁活血祛瘀，又防硝、黄寒凉凝血之弊，共为臣药。炙甘草缓诸药之峻烈，为佐使药。诸药合用，共奏活血通络、泄热散瘀之功。

阳明病胁痛，症见胁下刺痛，少腹硬满，小便自利，喜忘，如狂或发狂，大便色黑易解，脉沉实，或妇女经闭，少腹硬满拒按，治以破血下瘀，方选抵当汤。《伤寒论·辨太阳病脉证并治》第124条："太阳病六七日，表证仍在，脉微而沉，反不结胸，其人发狂者，以热在下焦,少腹当硬满,小便自利者,下血乃愈。所以然者,以太阳随经,瘀热在里故也。抵当汤主之。"抵当汤用于治疗蓄血重证,方中虻虫、水蛭为虫药,破血行瘀之力强,加上活血祛瘀的桃仁,以及泻热的大黄,使瘀血从下窍而去。临床经验表明,条文虽然以"太阳病"开头,但临床应用并不局限于太阳病,胁痛属于瘀血互结证者,根据病情轻重,皆可酌情应用桃核承气汤、抵当汤。

(二)少阳病胁痛

少阳为气机之枢,为人体气机升降出入之通道,外邪侵袭,胆气失和,气机郁滞而发为少阳病。少阳病胁痛多为肝郁气滞,气血运行不畅,不通则痛;或肝郁日久化火,灼伤胁络,肝络失和。代表方有小柴胡汤、大柴胡汤、柴胡加芒硝汤。

1. 小柴胡汤证

本方证见往来寒热,胁痛胸满,不欲饮食,心烦喜呕者,用小柴胡汤,治以和解少阳。《伤寒论·辨太阳病脉证并治》第96条:"伤寒五六日,中风,往来寒热,胸胁苦满,嘿嘿不欲饮食,心烦喜呕,或胸中烦而不呕,或渴,或腹中痛,或胁下痞硬,或心下悸、小便不利,或不渴,身有微热,或咳者,小柴胡汤主之。"外邪侵入少阳,正气不足,正邪交争搏于少阳,枢机不利,气血运行不畅,发为胁痛。小柴胡汤为畅达气机之剂,方中柴胡专入少阳、疏邪透表;黄芩清少阳胆腑之郁火,共为君药;气逆不降,以半夏降泄浊气,气郁不升,以生姜辛升宣散,兼制柴胡黄芩苦寒伤胃为臣药;正气虚,以人参补益中气,扶正抗邪为佐药;甘草益气和中,调和诸药。全方以和解少阳,调畅气机之功,而达和络止痛之效。

董某,病伤寒数日,两胁挟脐痛不可忍。或作奔豚治,予视之曰:非也。少阳胆经,循胁入耳。邪在此经,故病心烦,喜呕,渴,往来寒热,默不能食,胸胁满闷,少阳证也。始太阳传入此经,故有是证。仲景云:太阳病不解,传入少阳,胁下痛,干呕者,小柴胡汤主之。三投而痛止,续得汗解。(选自《伤寒九十论》)

2. 柴胡加芒硝汤证

本证以胸胁满痛为主症,伴有呕吐,日晡潮热,下利或便秘,舌红,苔白或黄,脉弦数有力者,方用柴胡加芒硝汤。《伤寒论·辨太阳病脉证并治》第104条:"伤寒十三日不解,胸胁满而呕,日晡所发潮热,已而微利,此大柴胡汤证,下之以不得利,今反利者,知药以丸药下之,此非其治也。潮热者,实也,先宜服小柴胡汤以解外,后以柴胡加芒硝汤主之。"本方为和解少阳又泻下里实的双解之剂,柴胡入肝胆经,透泄少阳之邪,并疏泄气机,芒硝泻下攻积,润燥软坚,共为君药。臣以黄芩清泄少阳半里之热,与柴胡相伍,和解少阳。半夏、生姜和胃降逆止呕,人参、大枣益气健脾,既扶正驱邪,又益气以防邪气内传,四者共为佐药。炙甘草为使药,既助参、枣扶正,又能调和诸药。诸药合用,既和解少阳,又润燥泄实。诚如《古方选注》所云:"芒消治久热胃闭,少阳热已入胃而犹潮热、胁满者,则热在胃而证未离少阳,治亦仍用柴胡,但加芒消以涤胃热,仍从少阳之枢外出,使其中外荡涤无遗,乃为合法。"

此外,少阳病胁痛,症见胁肋胀痛、走窜不定、情志不遂时加重,伴有胸闷腹胀、嗳气,口苦,不欲饮食等症,方用柴胡疏肝散以疏肝行气止痛;若属肝胆湿热,症见胁肋胀痛或灼痛,口苦、口黏,胸闷纳呆,大便黏腻不爽,小便黄赤,方用龙胆泻肝汤以清热利湿止痛。

（三）太阴病胁痛

太阴病属里证、寒证，多为脾阳虚弱，寒湿内盛，临床以腹满时痛，食不下，呕吐，自利不渴为主要表现。太阴病胁痛多因素体中焦虚弱，寒从中生，邪痹胁络，不通则痛；或中焦虚弱，气血化生乏源，肝络失养，不荣则痛，胁肋隐痛，绵绵不休，当以散寒通络，温中止痛。代表方有桂枝加芍药汤、大黄附子汤。

1.桂枝加芍药汤证

本方证以胁部、下腹部隐痛为主，或伴腹部胀满夯闷、按之膨隆不适，舌淡或红，苔白，脉沉者，方选桂枝加芍药汤。《伤寒论·辨太阴病脉证并治》第 279 条："本太阴病，医反下之，因而腹满时痛着，属太阴也，桂枝加芍药汤主之，大实痛者，桂枝加大黄汤主之。"第 280 条："太阴为病，脉弱，其人续自便利，设当行大黄芍药汤者，宜减之，以其人胃气弱，易动故也。"《脾胃论》记载："腹中夯闷，此非腹胀，乃散而不收，可加芍药收之。"芍药在《本经》中属于中品药："主治邪气腹痛，除血痹……"《名医别录》也将其列为中品："主通顺血脉，缓中……"方中重用芍药，取其"主邪气腹痛，除血痹"之双重作用，与甘草配伍，既能酸甘化阳，又能活血通络，经络通则满痛止；桂枝配甘草辛甘化阳，通阳益脾；姜、枣合用辛甘补中，补益脾胃；全方具有通阳活络，缓急止痛之功。《古方选注》："桂枝加芍药汤，此用阴阳法也，其妙即以太阳之方，求治太阴之病。腹满时痛，阴道虚也，将芍药一味倍加三两，佐以甘草，酸甘相辅，恰合太阴之主药；且倍加芍药，又能助桂枝深入阴分，升举其阳,辟太阳陷入太阴之邪。复有姜、枣为之调和,则太阳之阳邪,不留滞于太阴矣。"本方由桂枝汤倍用芍药而成。桂枝汤调和脾胃,调和气血阴阳,芍药酸甘益阴以柔肝,全方可健运中州以平肝胆之气,治疗由于肝胆气机不利所致的胁痛。

范某,男,42岁。2018年4月15日以"两胁部疼痛"为主诉来诊,患者既往有肝炎病史,经服柴胡剂效不佳。时症见:胁痛、右侧为甚,腹胀,不欲饮食,心悸气短,面色青黄无泽,舌淡苔白,脉沉缓。辨为太阴病桂枝加芍药汤证,方用桂枝加芍药汤。处方:桂枝12 g,生姜12 g,白芍30 g,大枣3枚,炙甘草9 g。3剂,日一剂,水煎温服。服药后,诸症大减,胁痛自止。

2.大黄附子汤证

本证出现胁下疼痛,腹痛、便秘,手足厥逆,脉紧弦等寒结证,治以温散寒凝,苦辛通降,方用大黄附子汤。《金匮要略》:"胁下偏痛,发热,其脉紧弦,此寒也,以温药下之,宜大黄附子汤。"方中附子辛热,温里散寒,治心腹冷痛,大黄荡热除积结,共为君药;细辛辛温,宣通散寒止痛,助附子以增强散寒作用,为臣药。大黄苦寒,配伍附子、细辛之辛散大热之品,可制其寒性而存其走泄之性,以除胁痛。诸药合用,以荡涤肠胃而泻除寒积之滞,使大便得解,腑气畅通,寒积去,阳气行,诸症自消。全方以温里散寒,通便止痛而奏效。

患者,女,54岁,2015年4月23日来诊。以"右胁痛1年余,加重5日"为主诉。曾口服中西药治疗,效不佳,近5天来右胁痛加重。刻下症:右胁持续性疼痛,阵发性加剧,痛引肩背,发热而不恶寒,伴恶心呕吐、嗳气纳呆、口苦咽干、小便黄赤、大便干,脉弦,舌红苔黄厚,诊断为太阴病大黄附子汤证。处方:大黄20 g,附子10 g,细辛3 g,柴胡15 g,金钱草30 g,海金沙15 g,鸡内金12 g,枳实12 g,紫花地丁12 g,郁金12 g。2剂,水煎温服。药尽后大便日行2~3次,无发热,疼痛明显减轻。

钟某,腹痛有年,理中四逆辈皆已服之,间或可止,但痛发不常,或一月数发,或两月一发,每痛多为饮食寒冷之所诱致,自常以胡椒末用姜汤冲服,痛得暂解。一日,彼晤余戚家,谈其痼疾之异,乞为诊之。脉沉而弦紧,舌白润无苔,按其腹有微痛,痛时牵及腰胁,大便间日一次,少而不畅,小便如常。吾曰:"君病属阴寒积聚,非温不能已其寒,非下不能荡其积,是宜温下并行,而前服理中辈无功者,仅去寒而不逐积耳。依吾法两剂可愈。"彼曰:"吾固知先生善治异疾,倘得愈,感且不忘。"即书予大黄附子汤:大黄四钱、乌附三钱细辛钱半并曰:"此为《金匮》成方,屡用有效,不可为外言所惑也。"后半年相晤,据云:果二剂而瘥。噫!经方之可贵如是。(选自《治验回忆录》)

(四)少阴病胁痛

"少阴之为病,脉微细,但欲寐也。"本经病多为心肾虚衰,阴阳气血不足的全身虚弱性疾病。少阴病胁痛以少阴热化证多见,因肝肾阴虚,阴不制阳,虚火灼络,肝络失和所致。代表方为四逆散、一贯煎。以四逆散证为例。

本证以四肢不温,情志不遂,腹痛,舌淡,苔白,脉沉弦为特点,治以疏肝和胃,透达郁阳,方用四逆散加减。本方见于《伤寒论·辨少阴病脉证并治》第318条:"少阴病,四逆,其人或咳,或悸,或小便不利,或腹中痛,或泄利下重者,四逆散主之。"方中柴胡为君药,入肝胆经,疏肝解郁,升阳透邪。白芍为臣药,与柴胡合用,既可补养肝血,调畅肝气,又防柴胡升散耗伤阴血之弊。枳实为佐药,与柴胡相配,增加理气解郁之功;与白芍相伍,又有调和气血之效。甘草调和诸药,益脾和中,为使药。诸药相合,共奏透邪解郁,疏肝理脾之效,使邪去郁解,气血调畅,清阳得升,诸症自愈。

田某,女,41 岁,素有胸胁胀痛,时发太息,少腹时痛,近日病情加重,伴有口干、泛酸,四肢不温,舌红苔白,脉沉弦,诊为少阴病四逆散证,给予四逆散原方,煎汤服用,4 剂后诸症俱除。

此外,少阳病胁痛,若属肝肾阴虚,症见胁肋隐痛,口干咽燥,心中烦热,舌红少苔,脉细数为表现者,可用一贯煎以滋阴疏肝。

(五)厥阴病胁痛

"厥阴之为病,消渴,气上撞心,心中疼热。"厥阴病病情复杂,病位涉及肝胆、脾胃、三焦等多个脏腑。厥阴病胁痛以寒热错杂为主要表现多伴有肝胃不和,胃热肝寒表现。代表方有吴茱萸汤。以吴茱萸汤证为例。

本证以胁痛为主,同时伴有巅顶部头痛,或干呕吐涎沫,手足逆冷,舌淡,苔白,脉沉弦等表现,治以暖肝散寒,通络止痛,方用吴茱萸汤加减。本方见于《伤寒论·辨厥阴病脉证并治》第 378 条:"干呕,吐涎沫,头痛者,吴茱萸汤主之。"《金匮要略·呕吐哕下利病脉证并治第十七》第 8 条:"呕而胸满者,茱萸汤主之。"方中吴茱萸辛苦而温,温肝暖胃,散寒降逆,为君药。重用辛温之生姜,温胃化饮,降逆止呕。人参甘温、大枣甘平,共用以补虚和中,重在健胃。共奏温补肝胃,散寒降逆之效。

李某,男,43 岁,2017 年 9 月初诊,既往有肝炎病史 1 年。现症见:胁肋胀痛,巅顶疼痛,面色萎黄,食欲不振,脘腹满闷,肢体倦怠,脉沉弦滑,苔白薄稍腻,诊断为厥阴病吴茱萸汤证。处方:吴茱萸 9 g,党参 10 g,生姜 15 g,厚朴 18 g,姜半夏 12 g,炙甘草 9 g,大枣 3 枚,14 剂。药尽而诸症消除。

六经辨病为治疗胁痛提供了新的思路和参考。但临证时还要坚持防治结合原则,胁痛当调情志,勿劳累,慎起居,养成良好的生活习惯。

十六、黄疸

　　黄疸是以目黄、身黄、小便黄为主要特征的一种病证,其中目黄为本病最重要的特征。病因有外感和内伤两个方面,外感多因湿热疫毒所致,内伤则因饮食、劳倦、病后而起。病机关键在湿,湿邪为患,困遏脾胃,壅塞肝胆,疏泄失常,发为黄疸。病位在脾胃肝胆,病理因素有湿邪、热邪、寒邪、疫毒、气滞、血瘀六种。

　　"黄疸",古称为"黄瘅",《说文解字》中解释为"黄病"。黄疸病名首载于《内经》。《伤寒杂病论》将黄疸分为黄疸、谷疸、酒疸、女劳疸、黑疸五种。张仲景认为其病因与湿热,饮食伤脾,酗酒,脾胃瘀热相关,如《金匮要略》:"然黄家所得,从湿得之""肾劳而热,为女劳疸,湿热伤脾,而为谷疸"。在病机方面提出了阴阳黄学说,并完善了《内经》中的湿热学说,《金匮要略·痉湿暍病脉证治第二》第15条:"湿家之为病,一身尽疼,发热,身色如熏黄也。"明确指出了黄疸一病主要病因系湿邪为患。黄疸病病位主要与太阴、太阳、阳明诸经关系密切。《伤寒论》第278条:"……太阴当发身黄……"第111条:"太阳病中风,以火劫发汗……两阳相熏灼,其身发黄。"第199条:"阳明病,无汗,小便不利……身必发黄。"症状方面一般有身黄,如烟熏、如橘子色,目黄,小便黄,胁痛,纳差等症状。黄疸的基本治法为"清热除湿,利小便",此治法一直沿用至今。而且仲景多次提到"若小便自利,不能发黄",第 187、278 条均有论述,可见通利小便是治黄疸的重要大法。元朝罗天益著《卫生宝鉴》把阳黄与阴黄的辨治系统化,对临床实践指导意义很大。《景岳全书·黄疸》篇提出了"胆黄"这一病名,认识到黄疸的发生与胆液外泄有关。

现代研究表明,黄疸是一种由于血清中胆红素升高致使皮肤、黏膜和巩膜发黄的症状和体征。西医认为本病为胆汁排泄异常所致,常见于病毒性肝炎、肝硬化、胆道梗阻、溶血性贫血等多种疾病。而对急性黄疸的治疗主要集中于降酶退黄、减少肝损害,最重要的还是针对病因的治疗。

中医治疗黄疸多以阴阳为纲,且古人有五疸之分。本书以六经辨病为指导原则,对黄疸进行归纳总结,以期为临床诊治、选方用药提供新的思路和方法。

(一)太阳病黄疸

太阳病黄疸是因体内素有湿邪,复感风寒,入里化热,与湿相合,导致湿热郁蒸于里,肺气郁闭,湿热之邪不得宣散所致。除目黄、身黄外,并伴有恶寒发热,肢体疼痛,无汗或有汗,脉浮等症状。代表方有麻黄连翘赤小豆汤、桂枝加黄芪汤等。

1. 麻黄连翘赤小豆汤证

本证为湿热发黄兼外感表实证,以身目发黄,小便短黄,恶寒发热,肢节疼痛,无汗,苔黄腻,脉浮滑为主要表现,治以清热利湿兼以解表,方用麻黄连翘赤小豆汤。其多见于黄疸初期,往往表邪未解,而又入里化热与湿相合,熏蒸肝胆,胆热液泄而发黄,如喻嘉言所说："伤寒之邪,得湿而不行,所以热瘀身中而发黄。"本方见于《伤寒论·辨阳明病脉证并治》第 262 条："伤寒瘀热在里,身必黄,麻黄连翘赤小豆汤主之。"本方用麻黄汤去桂枝加生姜辛温宣发、发表散邪,以解阳郁之热,又开提肺气、通调水道以利水湿之邪;用连翘、生梓白皮、赤小豆清热解毒、利湿散瘀,连翘亦可透热散邪,赤小豆又清中活血;其中麻黄、杏仁、生姜与连翘、生梓白皮、赤小豆配合,既可发越气分郁热,又可发散血分郁热,故可治疗郁热在里之黄疸,另用大枣合甘草甘平合中,顾护脾胃,调和诸药。

赵某,女,17 岁,高中学生。2017 年 8 月来诊时,见身目发黄,小便短赤,恶寒发热,无汗,身痒,口苦,舌尖红,苔黄腻,脉浮滑。诊断为太阳病麻黄连翘赤小豆汤证。处方:麻黄 10 g,连翘 15 g,赤小豆 30 g,茵陈 30 g,杏仁 10 g,桑白皮 15 g,甘草 6 g,生姜、大枣为引。7 剂,日一剂,水煎温服。复诊时,身目发黄明显减轻,身痒、口苦消失,继服 3 剂黄退病愈。

2. 桂枝加黄芪汤证

本证可见身目黄,小便短黄,恶寒发热,自汗,脉浮等表现,治以调和营卫,扶正祛邪,方用桂枝加黄芪汤。《金匮要略·黄疸病脉证第十五》第 16 条："诸病黄家……假令脉浮者,当以汗解之,宜桂枝加黄芪汤主之。"本方所治乃营卫不和,湿郁内阻之证。方中黄芪益气固表,桂枝、白芍温阳益阴、活络缓急,甘草和中,生姜、大枣调和营卫,全方以助阳散邪,发郁阻之湿而收效。

郑某,女,35 岁。一周前恶寒发热、汗出、身体僵硬不舒,自服感冒灵颗粒后未缓解,反而加重,出现身体、目睛发黄,小便黄等症,伴有自汗、恶风、恶心、纳差,舌红,苔薄白,脉浮。诊断为太阳病桂枝加黄芪汤证。处方:桂枝 12 g,芍药 10 g,黄芪 30 g,茵陈 30 g,炙甘草 9 g,生姜 10 g,大枣 4 枚。4 剂,日一剂,水煎温服。复诊时,自诉全身症状均缓解,黄疸已消。效不更方,继服 3 剂而愈。

(二)阳明病黄疸

阳明病为里证、实证。《伤寒论·阳明病脉证并治》第 199 条曰:"阳明病,无汗,小便不利,心中懊恼者,身必发黄。"阳明病黄疸,临床以面目黄色鲜明,口渴,便秘为特征,属黄疸之中的阳黄,多为湿热交蒸而发病,其治疗大法为清火邪、利小便;若侵入血室,可出现神昏谵语,热入血分,可灼伤血络,出现衄血、便血或肌肤瘀斑等症,治以清热解毒,凉血开窍。代表方为茵陈蒿汤、栀子柏皮汤、茵陈五苓散、大黄硝石汤、犀角散等。

1.茵陈蒿汤证

本证见身目发黄,颜色鲜明如橘,头汗出,身可无汗,口渴欲饮,恶心呕吐,腹微满,小便不利,大便黏腻不爽或便秘,方选茵陈蒿汤。《伤寒论·辨阳明病脉证并治》第 260 条:"伤寒七八日,身黄如橘子色,小便不利,腹微满者,茵陈蒿汤主之。"第 236 条:"阳明病,发热汗出者,此为热越,不能发黄也;但头汗出,身无汗,剂颈而还,小便不利,渴引水浆者,此为瘀热在里,身必发黄,茵陈蒿汤主之。"《金匮要略·黄疸病脉证并治》第 13 条:"谷疸之为病,寒热不食,食即头眩,心胸不安,久久发黄,为谷疸,茵陈蒿汤主之。"本证因湿热郁蒸所致,而湿热的形成责之无汗与小便不利,无汗则热不得散,小便不利则湿不得泄,湿与热得,郁而不解,则必蒸而发为黄。方中茵陈、大黄、栀子皆苦寒药,寒能清热,苦能燥湿。其中,茵陈为君药,苦泄下降,善清热利湿,又有疏利肝胆的作用,为治疗黄疸要药。臣以栀子清热降火,通利三焦。佐以大黄泻热逐瘀,通利大便,导瘀热从大便而下。三药合用,利湿与泻热并进,通利二便,前后分消,湿邪得除,瘀热得去,黄疸自退。

患者,男,38岁。患者慢性肝炎病史12年,近期突发黄疸,经中西医治疗均效不佳,黄疸指数居高不降,经人介绍来门诊求治。时症见:面目发黄,其色如橘,发热,口舌干燥,腹满,饮食差,小便不利,大便黏滞不爽,舌红,苔黄干,脉濡数。诊为阳明病茵陈蒿汤证,处方:茵陈30 g,栀子18 g,大黄(后下)9 g。4剂,日一剂,水煎温服。药后小便自利,黄疸消失,余症缓解。随访半年未复发。

2. 栀子柏皮汤证

本方证以身黄发热为主,伴有心烦,口渴,苔黄,脉数者,属湿热蕴结,热重于湿,治用栀子柏皮汤,以清解里热,除湿退黄。《伤寒论》263条:"伤寒身黄,发热,栀子柏皮汤主之。"本方所治黄疸,可有心烦热、口渴、发热等里热证,但无腹满便秘里实证,此乃辨证关键。《医学衷中参西录》云:"此方之用意,欲以分消上中下之热也。是以方中栀子善清上焦之热,黄柏善清下焦之热,加甘草三药并用,又能引之至中焦以清中焦之热也。且栀子、黄柏皆过于苦寒,调以甘草之甘,俾其苦寒之性味少变,而不至有伤于胃也。"

此外,阳明病黄疸,症见身目鲜黄,小便赤涩,自汗出,腹满便秘,舌红苔燥者,方选大黄硝石汤以清热通便、利湿除黄;症见身目发黄,心中懊憹,又兼心下热痛者,方选栀子大黄汤加减以清热利湿退黄,兼以攻下里实;症见身目俱黄,伴头身困重,胸闷痞满,舌苔厚腻者,为湿重于热,方选茵陈五苓散合甘露消毒丹加减。若发病急骤,其色如金,皮肤瘙痒,高热口渴,胁满腹痛,神昏谵语,烦躁抽搐或见衄血、便血,肌肤瘀斑,舌质红绛,苔黄而燥,脉弦滑数,方选千金犀角散加味以清热解毒,凉血开窍。

(三)少阳病黄疸

少阳病以"口苦,咽干,目眩"为辨证提纲,反映了少阳病枢机不利,胆经郁热,胆火上炎的病理特点。因病位在胆经与胆腑,热扰而胆汁外溢,故而出现黄疸。邪入少阳,正邪相争,枢机不利,木郁克土,又可见往来寒热、胸胁苦满、默默不欲饮食,心烦喜呕、脉弦细等症。代表方为大柴胡汤。以大柴胡汤证为例。

本证以身目发黄,黄色鲜明,胁肋疼痛,牵引肩背,寒热往来,口苦,咽干,呕吐呃逆,便秘溲赤等症状为主要表现。治以疏肝泄热,利胆退黄,方用大柴胡汤加减。本方见于《伤寒论·辨太阳病脉证并治》第136条:"伤寒十余日,热结在里,复往来寒热者,与大柴胡汤……"湿热砂石郁滞,脾胃不和,肝胆失疏,故而出现黄疸。本方是小柴胡汤去人参、甘草,加大黄、枳实、芍药而成。方中柴胡专入少阳、疏邪透表为君药,黄芩擅清少阳郁热,与柴胡共用和解少阳,是为少阳病未解、往来寒热、胸胁苦满而设;大黄通腑泄热,枳实行气除痞,二者相配可内泻热结;芍药缓急止痛,配大黄可治腹中实痛,伍枳实能调和气血,合柴胡、黄芩可清肝胆之热;半夏和胃降逆,生姜重用则止呕之力更强,以治呕逆不止;大枣和中益气,合芍药酸甘化阴,既可防热邪入里伤阴之虞,又能缓和枳实、大黄泻下伤阴之弊。本方和解与攻下之法并用,疏肝利胆之同时又可通腑泄热,黄疸便可消退。

刘某,男,50 岁。2019 年 3 月 9 日来诊时患病 1 月余,患者全身发黄,色鲜明,小便黄赤,右侧胁肋胀痛难忍,饮食差,口苦咽干,大便干结,舌红,苔黄腻,脉弦滑。诊为少阳病大柴胡汤证。处方:北柴胡 15 g,大黄 9 g,枳实 12 g,黄芩 10 g,清半夏 12 g,白芍 10 g,生姜、大枣为引。6 剂,日一剂,水煎温服。诸症渐消而痊愈。

此外,黄疸消退后,症见脘痞腹胀,胁肋隐痛,饮食减少,口干苦,小便黄赤者,治以清热利湿,方用茵陈四苓散加减;症见脘腹痞闷,倦怠乏力,胁肋隐痛,饮食欠香,大便不调者,治以调和肝脾,理气助运,方用柴胡舒肝散或归芍六君子汤加减;症见胁下结块,刺痛不适,舌有紫斑,脉涩者,治以疏肝理气,活血化瘀,方用逍遥散合鳖甲煎丸。

(四)太阴病黄疸

"实则阳明,虚则太阴",太阴病多为虚证,脾为阴中之至阴,易于寒化,故太阴病黄疸常见寒湿证或虚寒证。太阴病黄疸多因素体阳虚,或阳黄误治失治,导致脾胃虚寒、运化失职,湿从寒化,湿阻气滞,影响肝胆疏泄,胆汁不循常道,入于血分,溢于肌肤,则发为阴黄。太阴病黄疸代表方为茵陈术附汤。以茵陈术附汤证为例。

本证以身目发黄,色如烟熏为主,伴身冷,畏寒神疲,口淡不渴,腹胀,纳呆,脉沉细,属中阳不振,寒湿阻滞,用茵陈术附汤以温中健脾、化湿退黄。本方出自《医学心悟》卷二,为治疗阴黄的典型方剂,由四逆汤加减化裁而成,主治寒湿阻滞中焦,胆汁排泄受阻,溢于肌肤而致的阴黄。方中茵陈能清利湿热,利胆退黄,为治黄疸之专药,与四逆汤并用,可温化寒湿退黄;肉桂暖肝温肾祛寒,白术益气温中燥湿。诸药合用,共奏温中健脾、利湿退黄之功。

胡某,男,36 岁,以"上腹部不适半月余,伴身目发黄 5 天"为主诉来诊,曾就诊于当地医院,西医确诊为"黄疸型肝炎",经治疗后症状未见好转。时症见:精神差,身目发黄,面色晦暗,腹胀纳差,小便黄,舌淡苔白腻,脉沉。诊为太阴病茵陈术附汤证,方药:茵陈 30 g,白术 15 g,制附子 18 g,干姜 12 g,肉桂 15 g,金钱草 30 g,炙甘草 12 g。7 服,日一剂,水煎温服。服药后复诊,精神与饮食均好转,腹胀减轻,黄疸明显消退。守方继服 7 服,症状消失,随诊未再复发。

此外,若黄疸日久不愈,脾虚血亏,湿邪留滞,症见面目淡黄,晦暗不泽,神疲乏力,纳差,便溏者,方选黄芪建中汤加减以健脾养血,利湿退黄。

(五)少阴病黄疸

少阴病属里证、阴证。"少阴之为病,脉微细,但欲寐也"。少阴病主要累及心、肾两经,肾阴亏虚,阴虚内热或心肾阳虚为病的基础病机。少阴病黄疸主要有酒黄疸和女劳疸。代表方有茵陈四逆汤、硝石矾石散等。

1. 茵陈四逆汤证

本证以身目发黄,晦暗无华,又兼阳虚体寒、肢体不温、腹胀体倦等症,方选茵陈四逆汤。茵陈四逆汤出自《伤寒微旨论》,为治疗阴黄的基础方剂。《伤寒论·辨阳明病脉证并治》第 259 条:"伤寒发热已,身目为黄,所以然者,以寒湿在里不解故也,以为不可下也,于寒湿中求之。"方中茵陈能清利湿热,利胆退黄;附子上助心阳、中温脾阳、下补肾阳,能回阳散寒救逆;干姜能温中散寒,回阳通脉;炙甘草益气补中,调和药性。四药配伍,共奏温中散寒、利湿退黄之效。

2.硝石矾石散证

本证以一身尽黄、面额发黑为主症,伴见微微汗出、手足心发热、日晡恶寒,小腹胀满、小便自利,舌暗或有瘀斑,脉弦涩等症状,治以清热化湿,消瘀利水,方用硝石矾石散。本方出自《金匮要略·黄疸病脉证并治第十五》第14条:"黄家日晡所发热,而反恶寒,此为女劳得之;膀胱急,少腹满,身尽黄,额上黑,足下热,因作黑疸。其腹胀如水状,大便必黑,时溏,此女劳之病,非水也。腹满者难治。硝石矾石散主之。"女劳疸是因湿热血瘀结于肝胆所致,其症除日晡发热而恶寒外,并见膀胱拘急、小腹胀满,此为瘀血内着所致;一身尽黄、额上黑,乃虚热熏蒸,气血不能外荣;足下热,是阴虚不能藏阳,虚阳外泄之象。方中硝石咸寒,咸能入肾润燥软坚,寒能清热;矾石酸寒,酸性收,不伤阴,此药能入阴血分,其用药乖巧,攻邪而护脏。治疗女劳疸,除用本方外,还需加用补益肝肾之品。

(六)厥阴病黄疸

厥阴病属半表半里阴证。"厥阴之为病,消渴,气上撞心,心中疼热,饥而不欲食,食则吐蛔,下之利不止"。厥阴病主要涉及心、肝二脏,肝脏为阴中之阳,易从热化,厥阴发黄多见于黄疸病后期,由于湿热毒邪久酝,化火燥热,损伤肝阴,而致阴虚血燥,以滋补阴血,清化湿热为治则,代表方有鳖甲煎丸、三甲复脉汤。

1. 鳖甲煎丸证

本证为黄疸后期,气滞血瘀日久,结于胁下,症见身目发黄,胁下触之有结块,舌暗红有瘀斑,脉弦涩,治以活血化瘀,软坚散结,方选鳖甲煎丸加减。本方出自《金匮要略·疟病脉证并治第四》:"病疟,以月一日发,当以十五日愈;设不差,当月尽解;如其不差,当云何? 师曰此结为症瘕,名曰疟母,急治之,宜鳖甲煎丸。"原方用于治疗胁下肿块,久疟不愈之疟母症,临床应用不必拘泥,若病机相同,即可灵活使用。本方药物组成较多,重用鳖甲软坚散结,通络开痹;大黄、牡丹、桃仁、䗪虫破血攻瘀,疏通经络;蜣螂、蜂巢、鼠妇、赤硝破瘀,攻毒祛风,活络止痛;柴胡、厚朴行气开郁,调达郁结;半夏、茯苓、葶苈、瞿麦、石韦祛痰除湿;干姜、黄芩协调阴阳;桂枝、芍药调和营卫;人参、阿胶益气养血。诸药合用,共奏破瘀散结、消坚止痛之功。

2. 三甲复脉汤证

本证为黄疸病后期,症见颜面潮红,舌红口干,胁痛内热,手足抽动或肌肉颤动,小便黄,大便干结,脉弦细等症状,治以滋补阴血、潜阳息风,方用三甲复脉汤加减。本方出自《温病条辨》,用于治疗阴虚血燥阳亢之证,方中阿胶滋阴养血,为主药;地黄、白芍、麦冬滋阴柔肝;龟板、牡蛎、鳖甲亦入肝经,滋阴潜阳;炙甘草与白芍配伍酸甘化阴,以增强滋阴之力;麻仁滋阴润燥,共为使药。

临床治疗黄疸,常先辨阴阳,而本篇则从六经病角度归纳总结黄疸的证治。临证黄疸,先辨六经病,明确疾病诊断,再辨方证,方随证出,不仅思路清晰,诊断明确,亦因方证对应可收获捷效。

十七、积聚

　　积聚是腹内结块,或胀或痛的一类病证。分别言之,积证有形,结块固定不移、痛有定处,病在血分;聚证无形,聚散无常、痛无定处,病在气分。"积聚"病名首见于《内经》:"人之善病肠中积聚者……如此则肠胃恶,恶则邪气留止,积聚乃伤脾胃之间,寒温不次,邪气稍至。蓄积留止,大聚乃起。"历代医籍中,尚有癥瘕、痃癖、伏梁、肥气、痞气、息贲、奔豚等记载,与积聚同类,可视为别名。《难经》对积聚作了明确的区别,并对五脏之积的主要症状作了具体描述。《金匮要略·五脏风寒积聚病脉证并治第十一》也指出:"积者,脏病也,终不移;聚者,腑病也,发作有时,辗转痛移,为可治。"《诸病源候论·积聚病诸候》对积聚的病因病机有较详细的论述:"诸脏受邪,初未能为积聚,留滞不去,乃成积聚。"关于积聚的治疗,历代医家有大量相关文献记载,张仲景将疟疾引起的癥瘕称为疟母,并以鳖甲煎丸治之,其所创大黄䗪虫丸、桂枝茯苓丸为当今治疗积聚的常用方剂。《景岳全书》所云:积聚"总其要不过四法,曰攻曰消曰散曰补,四者而已",对攻补法的应用做了很好的概括,并认为"治积之要,在知攻补之宜,而攻补之宜,当于孰缓孰急中辨之"。《医宗必读》把攻补两大治法与积聚初中末三阶段有机地结合起来,并指出治积不能急于求成,可以"屡攻屡补,以平为期",其指导思想影响至今。《医林改错》则强调积聚病机中瘀血的重要病理因素。

现代医学认为,聚证多属空腔脏器胃肠道炎症、痉挛、不完全性肠梗阻等,可根据患者病史、症状、体征做出判断,必要时结合腹部 X 射线片、彩超等协助诊断;积证多为肝脾肿大、肝癌、增生型结核、腹腔肿瘤等,病情较重,需结合 B 超、X 射线、腹部 CT、血尿粪常规、肝肾功能、病理活检等协助诊断。西医对于积聚的治疗,根据患者病史、症状、体征,结合辅助检查,明确诊断后给予病因治疗或对症支持治疗,如保肝降酶、抗菌、抗肿瘤、抑酸护胃、增加胃肠动力等。若肿块日趋增大,质地坚硬,边界不清,数量较多,不排除恶性病变。

(一)太阳病积聚

太阳病积聚,是因外邪由表入里,与血结于下焦,出现少腹结急硬满、按之有块,下血,善妄如狂,发热等症状,属太阳蓄血证,代表方为桂枝茯苓丸、大黄蛰虫丸。

1.桂枝茯苓丸证

本证以少腹急结硬满、按之有块,多为刺痛,痛处固定不移,夜间加重,伴有面色紫黯,皮肤粗糙,口唇、爪甲青紫,精神不安,心烦躁扰、失眠,舌质紫黯,或有瘀点、瘀斑,舌下脉络青紫,脉涩为临床特点,治以活血化瘀、缓消癥块,方用桂枝茯苓丸加减。本证多为感受外邪,由表入里,热邪与血结于下焦,导致气血瘀滞,久则渐成癥块。桂枝茯苓丸见于《金匮要略·妇人妊娠病脉证并治第二十》第 2 条:"妇人宿有癥病,经断未及三月,而得漏下不止,胎动在脐上者,为癥痼害……所以血不止者,其癥不去故也,当下其癥,桂枝茯苓丸主之。"古医籍关于本方的记载论述,多见于妇人妊娠病,临床使用本方治疗疾病,不必局限于此,证属气滞血瘀者皆可应用。如《素问·生气通天论》中所云:"治病必求于本。"异病可以同治,关键在于辨识不同疾病有无共同的病机和方证对应关系。方中桂枝温阳通脉,桃仁、牡丹皮活血化瘀,赤芍调营养阴,茯苓利水渗湿,全方泻中寓补,活血化瘀而不伤正。原方对服法也有要求,药量较小且蜜制成丸,有缓和药性之功。

邹某,31 岁,于 2016 年 5 月 16 日来诊,以"乳房胀痛 2 年,加重 1 周"为主诉,彩超示:乳腺小叶增生。1 周前因与家人生气,乳房胀痛加重,为求中医治疗遂来门诊。时症见:两侧乳房按压疼痛,触之有条索状结节,局部无红肿,经期或情绪不佳时症状加重,经行夹血块,色暗,大便干,小便可,舌质瘀暗,苔稍黄,脉沉涩。辨为太阳病桂枝茯苓丸证,处方:桂枝 12 g,茯苓 20 g,桃仁 20 g,赤芍 20 g,丹皮 20 g,枳实 12 g。6 剂,日一剂,水煎温服。二诊:胀痛较前均有减轻,诸症皆无,守上方继服 14 剂。复查彩超,乳腺增生基本消失。

2. 大黄䗪虫丸证

本证以少腹部胀满、疼痛有硬块,形体消瘦,面色晦暗,肌肤干燥如鳞甲,两目暗黑,舌质暗紫或舌见瘀斑,脉细涩为主要表现,治以活血通络、祛瘀生新,方选大黄䗪虫丸。本方见于《金匮要略·血痹虚劳病脉证并治第六》第 18 条:"五劳虚极羸瘦,腹满不能饮食,食伤、忧伤、饮伤、房室伤、饥伤、劳伤、经络营卫气伤,内有干血,肌肤甲错,两目黯黑。缓中补虚,大黄䗪虫丸主之。"本方为仲景用于治疗虚劳兼有瘀血之主方,所治瘀血证是一种"干血",病程较长,患者形体也日见消瘦,皮肤甲错、干燥,甚至状若蛇皮鱼鳞,舌质紫暗;因有瘀血在里,故小腹部疼痛有硬块,或经常腹满腹胀;干血着于脐下,当有少腹痛、按之有结块,按之痛剧,常伴有精神症状。方中大黄、蛰虫、虻虫、水蛭、蛴螬、干漆、桃仁通络破血,消癥化积,祛瘀生新;芍药、地黄、甘草、白蜜养血补虚,益气和中以顾正;黄芩清瘀热;杏仁宣利气机;酒通行血脉。尤在泾《金匮心典》曰:"润以濡其干,虫以动其瘀,通以去其闭。"诸药合用可祛瘀血、清瘀热、润燥结,将"补不足,损有余"融于一体,在缓消瘀血的同时,给以扶正补虚,虚瘀兼顾,攻补兼施。如《血证论》所述:"癥者常聚不散,血多气少,气不胜血故不散……癥之为病,总是气与血胶结而成,须破血行气,以推除之,元恶大憝,万无姑容,即虚人久积,不便攻治者,亦宜攻补兼施。"本方峻药丸服,可达扶正不留瘀,祛瘀不伤正的目的,意在缓消癥块。

此外,若以"腹部积块、质地较硬、固定不移,隐痛或刺痛,面色晦暗,妇女月经量少、色暗有块,舌质紫暗,有瘀斑,脉细涩"为临床特点,方选膈下逐瘀汤加减以活血逐瘀,破癥消结。若瘀血重而疼痛甚者,可合用失笑散以活血祛瘀,散结止痛。

(二)阳明病积聚

阳明病属里证、实证,多由饮食不节,嗜食肥甘厚腻之物,或外邪直中,伤及脾胃,脾胃受损,影响胃肠传导功能,饮食停滞于胃肠,痰浊与食滞结聚成块,发为本病。代表方有六磨汤、麻子仁丸等。

1. 六磨汤证

阳明病积聚,以腹部胀痛,可触及条索状硬结,按之疼痛加重,纳呆,大便秘结,舌苔厚腻,脉弦滑或滑数为临床特点,治以理气祛痰,通滞散结,方选六磨汤加减。本方出自《世医得效方》,原方治气泄腹急、大便秘涩。现代医家多用于治疗便秘、腹胀,临床应用时不必拘于此,只要把握好方证要点,均可灵活运用。方中大黄、槟榔、枳实性趋下,以导滞通便;沉香、木香、乌药性辛香,行气散瘀,全方配伍,导痰浊食滞下行,气机条畅则瘕聚消散。《医略六书》曰:"六磨汤虽用人参味,实为散气之峻剂。盖槟、沉、香、枳、乌药得人参助之,其力愈峻,服后大便必有积沫,下后气即舒化而宽。近世医人见其气滞,不敢用参,但纯用诸般破气药磨服,殊失本方养正行滞之旨。"

2. 麻子仁丸证

本方证以"腹内结块,胀满疼痛,按之痛甚,大便硬结,或数日不行,或便出不畅,小便数,或伴口干口苦、口臭、眠差;舌红,苔黄少津,脉浮而涩。"等为主要症状,属胃强脾弱,当方选麻子仁丸以润肠泻热,行气通便。本方见于《伤寒论·辨阳明病脉证并治》第247条:"趺阳脉浮而涩,浮则胃气强,涩则小便数,浮涩相搏,大便则难,其脾为约,麻子仁丸主之。"本方由小承气汤加麻子仁、杏仁、芍药组成。麻子仁甘平质润,润肠滋燥通便,为君药。杏仁上肃肺气,下润大肠;白芍养血敛阴,缓急止痛,共为臣药。大黄、枳实、厚朴即小承气汤,以泻热去实,行气导滞为佐。蜂蜜甘缓,既助麻子仁润肠通便,又可缓和小承气攻下之力,以为佐使。纵观本方,虽用小承气以泻下通便,但大黄、厚朴用量俱轻,更取质润多脂之麻仁、杏仁、芍药、蜂蜜,一则益阴增液以润肠通便,使腑气通、津液行,二则甘润减缓小承气攻下之力。本方具有泻下不伤阴、润下而不腻、攻润相合的特点,以达润肠、通便、缓下之功,使燥热去、阴液复,而瘕聚自散。

一豪子郭氏,得伤寒数日,身热,头疼,恶风,脐腹膨胀,大便不通。易数医,一医欲用大承气,一医欲用大柴胡,一医欲用蜜导。病家相知凡三五人,各主其说,纷然不定,最后请余至。问小便如何?病家云小便频数。乃诊六脉,下及趺阳脉浮且涩。余曰:脾约证也,此属太阳阳明。仲景云:太阳阳明者,脾约也。仲景又曰:趺阳脉浮而涩,浮则胃气强,涩则小便数,浮涩相搏,大便则硬。其脾为约者,大承气、大柴胡恐不当,仲景法中麻仁丸不可易也。主病亲戚尚尔纷纷,余曰:若不相信,恐别生他证,请辞,无庸召我。坐有一人,乃弟也,逡巡曰:诸君不须纷争,既有仲景证法相当,不同此说何据?某虽愚昧,请终其说,诸医若何各请叙述。众医默默纷争始定。余以麻仁丸百粒,分三服,食顷间尽。是夕,大便通,中汗而解。按语,许叔微云:"凡为医者,要识病浅深,探赜方书,博览古今,是事明辨。不尔,大误人事,识者宜知以为医戒。"(选自《许叔微医案》)

(三)少阳病积聚

少阳居半表半里之位,是人体阴阳气机升降出入之枢纽,少阳经经气不利,不仅碍于胆气功能的正常运转,也会影响三焦气机以及水道通利。少阳病积聚,多因少阳枢机不利,肝气不舒,气血运行不畅,脉络受阻,气滞血瘀,日久发为本病。少阳病积聚代表方有小柴胡汤、逍遥散、金铃子散。

1. 小柴胡汤证

少阳病积聚,若症见腹内结块柔软,时聚时散,胁胀胸满,心烦,口苦,郁闷不舒,往来寒热或低热者,方选小柴胡汤加减。《伤寒论》中关于小柴胡汤的论述较多,其中 96 条云:"伤寒五六日,中风,往来寒热,胸胁苦满、嘿嘿不欲饮食、心烦喜呕,或胸中烦而不呕,或渴,或腹中痛,或胁下痞硬,或心下悸、小便不利,或不渴、身有微热,或咳者,小柴胡汤主之。"本证多因正气亏虚,邪犯少阳,致少阳枢机不利,气机郁滞,血行不畅,日久发为本病,故以小柴胡汤调畅气机,和解少阳。柯韵伯评论小柴胡汤"为少阳枢机之剂,和解表里之总方"。方中柴胡专入少阳、疏邪透表;黄芩清少阳胆腑之郁火,共为君药;气逆不降,以半夏降泄浊气,气郁不升,以生姜辛升宣散,兼制柴胡黄芩苦寒伤胃,二者为臣药;正气亏虚,以人参补益中气,扶正抗邪,为佐药;甘草益气和中,调和众药,为使药。诸药合用,使邪气得解,少阳得和,气机得通,血行和畅,而积聚自除。

2. 逍遥散证

本证症见腹中结块柔软,聚散无常,时有攻窜胀痛,脘胁胀满者,方选逍遥散加减。本证多因邪犯少阳,枢机不利,肝气不舒,脏腑失和,脉络受阻,气滞血瘀而致,治以疏肝解郁、行气散结。逍遥散出自《太平惠民和剂局方》:"治血虚劳倦,五心烦热,肢体疼痛,头目昏重,心忪颊赤,口燥咽干,发热盗汗嗜卧,及血热相搏,月水不调,脐腹胀痛,寒热如疟。"方中柴胡长于疏肝解郁,使肝气舒畅条达;白芍酸甘,敛阴养血、柔肝缓急;当归养血活血,归、芍与柴胡相伍,使血气和而肝气柔,养肝体而助肝用;白术、茯苓、甘草益脾气而健中州,取"见肝之病,知肝传脾,当先实脾"之意,实土以防木乘。全方具有疏肝解郁、行气散结的功效,体现"木郁达之"之法。

李某,男,60 岁,2015 年 4 月 12 日来诊。患者以"发现颈部肿物 1 月"为主诉就诊。患者 1 月前发现颈部肿块,查甲状腺彩超示:甲状腺右叶囊性结节,甲状腺左叶多发实性结节。就诊于当地医院,建议手术治疗。家属拒绝手术,遂来门诊求治中医。时症见:颈部两侧可触及多处硬块,质地较硬,伴有颈部憋胀不适感,胸部满闷,易怒,头晕,气短,口干口苦,纳差,大便干,舌红少苔,脉弦细数。四诊合参辨为少阳病逍遥散证,方用逍遥散加味:当归 20 g,柴胡 18 g,白芍 20 g,茯苓 20 g,生姜 9 g,白术 12 g,薄荷 6 g(后下),炙甘草 9 g,丹皮 15 g,栀子 15 g,决明子 20 g,浙贝母 12 g,夏枯草 15 g。7 剂,日一剂,水煎温服。复诊:药后颈部憋胀减轻,情绪稳定,纳可,头晕、气短明显改善,大便日行一次,以上方为基础方,随证加减,连续服用 30 剂,颈前肿块消失,复查彩超未见明显异常。

此外,少阳病积聚,若症见胁下肿块,时有聚散为主,伴胁腹诸痛,口苦,易怒者,证属肝郁化火,方选金铃子散加减,治以疏肝泄热,行气止痛。

(四)太阴病积聚

太阴病积聚,是因脾胃运化失职,生化乏源,气血亏虚,气虚无以推行血运,久而导致瘀血内停,发为积聚。太阴病属阴证、里证、虚证,以脾胃虚弱,气血亏虚,寒湿内盛为主要病机。代表方为八珍汤、化积丸等。以八珍汤证为例。

太阴病积聚,若久病不愈,正气大虚,临床以积块坚硬,饮食大减,肌肉削瘦为主,伴神疲乏力,面色萎黄,肢体浮肿者,治以补益气血、化瘀消癥,方选八珍汤加减以益气补血。八珍汤所治气血两虚证多由久病失治或病后失调所致。本方为四君子合四物汤组成,具有益气补血之功效。方中人参与熟地黄相配,益气养血,共为君药;白术、茯苓健脾渗湿,助人参益气补脾,当归、白芍养血和营,助熟地滋养心肝,均为臣药;川芎为佐,活血行气,使地、归、芍补而不滞;炙甘草为使,益气和中,调和诸药。

此外,太阴病积聚,若属寒湿气结,症见胁部肿块,头晕,身热,腹鸣腹胀,胃中嘈杂,时作时止,方选化积丸加减,治以活血化瘀,软坚散结。

(五)厥阴病积聚

厥阴病积聚,因邪入厥阴,肝失疏泄,气血运行不畅,阴阳之气不相顺接,寒热错杂,久而发为本病,代表方为鳖甲煎丸。以鳖甲煎丸证为例。

本方证,以胁下痞块,坚硬不移为主,伴往来寒热,胸胁苦满,腹中疼痛,肌肉消瘦,不欲饮食,心烦喜呕等症,方选鳖甲煎丸。《金匮要略》载:"病疟,以月一日发,当以十五日愈;设不差,当月尽解;如其不差,当如何? 师曰,此结为癥瘕,名曰疟母,急治之,宜鳖甲煎丸。"本证因疟疾之邪居于少阳,久而深伏经脉,传入厥阴,正气日益虚衰,气血运行不畅,痰湿之邪与气血相搏结,聚而成形,留于胁下所致。如巢元方所云:"癥瘕者皆由寒热不调,饮食不化,与脏气相搏所生也。"鳖甲煎丸由23味药物组成,仲景方以选药精当、组方严谨著称。此方药味虽多而不乱,兼有祛瘀、化痰、利水、行气、泻下、滋阴之功,立方严谨,病证结合。方中鳖甲为主药,能够化瘕消积,祛除寒热;方中佐以大黄、丹皮、桃仁、芍药、赤硝、紫葳能够祛瘀通滞;配以鼠妇、蜣螂、蛰虫、蜂窝消积破坚;瞿麦、石韦利水祛湿;柴胡、桂枝、厚朴、干姜、黄芩疏理气机,调寒热;半夏、射干、葶苈子祛痰散结;人参、阿胶、白芍补养气血,使该方攻邪而不伤正;灶中灰消除瘕积;清酒活血通经,引药归经,诸药合用,共同达到行气化瘀、散积消结的功效。

郭某,女,52岁。脾肿大5年余,5年前曾定期发热,经县医院诊断为疟疾,运用各种抗疟疗法治疗后症状缓解,而遗留经常发低热。半年后,经检查,发现脾脏肿大2~3 cm,给予各种对症疗法,效果不佳,脾脏继续肿大。近1年来逐渐消瘦,贫血,不规则发热,腹胀如釜,胀痛绵绵,午后更甚。食欲不振,消化迟滞,胸满气促,脾大至肋下10 cm,肝未触及,下肢浮肿,脉数而弱,舌胖有齿印。据此脉证,属《金匮要略》所载之疟母,试以鳖甲煎丸治之。处方:鳖甲120 g,黄芩30 g,柴胡60 g,鼠妇30 g,干姜30 g,大黄30 g,芍药45 g,桂枝30 g,葶苈子15 g,厚朴30 g,牡丹皮45 g,瞿麦15 g,半夏15 g,人参15 g,蛰虫60 g,阿胶30 g,蜂房(炙)45 g,芒硝90 g,蜣螂60 g,桃仁15 g,射干20 g。以上诸药,蜜制为丸,每丸重10 g,日服2丸。服完1剂后,各种症状有不同程度的好转,下肢浮肿消失。此后又服1剂,诸症悉平,脾脏继续缩小,至肋下有6 cm,

各种自觉症状均消失,故不足为患。遂停药,自己调养。(选自赵明锐《经方发挥》)

　　积聚的形成多与情志、饮食、寒邪、疟疾等相关,病位在肝、脾,病机关键为气滞血瘀,诊病时应区别邪正虚实以利于六经辨病。积聚初期以实为主,中期邪实正虚,后期正虚为主;初期、中期多为三阳经病,后期多为三阴经病;三阳经病宜消散,三阴经病消补兼施,后期应养正补虚。另外,对于积聚的治疗应始终重视顾护胃气,攻伐之药不可用量过大,宜攻补兼施,把握好攻伐之度,不可操之过急,正如《医宗必读·积聚》所述:"屡攻屡补,以平为期。"

十八、头痛

头痛为临床常见的一种主观症状,既可以单独出现,又可以见于多种疾病的过程中。其病名首载于《黄帝内经》,在《素问》中又称为"首风""脑风",并描述了其临床特点。汉代张仲景《伤寒论》中论及太阳、阳明、少阳、厥阴病头痛见症,并列举了治疗本病的不同方药,如厥阴病头痛,用吴茱萸汤。金元时期李东垣将头痛分为外感头痛与内伤头痛,根据病机不同,将其分为湿热头痛、真头痛、偏头痛、血虚头痛等。《丹溪心法·头痛》主张分经用药:"如不愈各加引经药,太阳川芎,阳明白芷,少阳柴胡,太阴苍术,少阴细辛,厥阴吴茱萸。"至今对临床仍具有重要指导意义。明代王肯堂《证治准绳》云:"医书多分头痛,头风为二门,然一病也,但有新久去留之分耳,浅而近者名头痛,其痛卒然而至,易于解散速安也;深而远者为头风,其痛作止不常,愈后遇触复发也。"清代王清任提倡瘀血之说,论述了血府逐瘀汤亦可治疗瘀血头痛。

现代医学认为,头痛指局限于头颅上半部,包括眉弓,耳轮上缘和枕外粗隆连线以上部位的疼痛。头痛分为原发性头痛与继发性头痛两类,其中原发性头痛又称为特发性头痛,常见于偏头痛、紧张性头痛;继发性头痛由某些疾病诱发,病因可涉及各种颅内病变如脑血管疾病、颅内感染、颅脑外伤、全身性疾病等。因头痛不单独为病,故临床结合症状、体征、病史,结合生化、影像等辅助检查。明确诊断后给予对症支持治疗,如镇静类、肌松类、止痛类等药物的应用。

(一)太阳病头痛

太阳主一身之表,为六经之藩篱,外邪侵袭,太阳首先受之,清阳之气受阻,气血凝滞,不通则痛。所以,太阳病头痛临床表现除头痛外,常伴有发热,恶寒,脉浮等表证。代表方为麻黄汤、桂枝汤、川芎茶调散、通窍活血汤、桂枝去桂加茯苓白术汤、芎芷石膏汤等。

1. 麻黄汤证

本证见头痛,身体疼痛,骨节疼痛,恶寒发热,无汗,脉浮紧,治以辛温发汗,宣肺解表,方用麻黄汤。本方出自《伤寒论·辨太阳病脉证并治》第35条:"太阳病,头痛发热,身疼腰痛,骨节疼痛,恶风,无汗而喘者,麻黄汤主之。"第46条:"太阳病,脉浮紧,无汗,发热,身疼痛,八九日不解,表证仍在,此当发其汗;服药已,微除,其人发烦,目瞑,剧者必衄,衄乃解。所以然者,阳气重故也。麻黄汤主之。"方中麻黄性温辛苦,归肺与膀胱经,善开腠发汗,祛在表之风寒,故为君药。由于本方证属卫郁营滞,单用麻黄发汗,只能解卫气之郁闭,所以又用透营达卫的桂枝为臣药,解肌发表,温通经脉,既助麻黄解表,使发汗之力倍增;又畅行营阴,使疼痛之症得解。二药相须为用,是辛温发汗的常用组合。杏仁降利肺气,与麻黄相伍,一宣一降,以恢复肺气之宣降,为佐药。炙甘草既能调和麻、杏之宣降,又能缓和麻、桂相合之峻烈,使汗出不致过猛而耗伤正气,是使药而兼佐药之用。四药配伍,表寒得散,营卫得通,肺气得宣,则诸症可愈。

师曰:予友沈镜芙先生之房客某君,十二月起,即患伤寒。因贫无力延医,延至一月之久。沈先生伤其遇,乃代延余义务诊治。察其脉浮紧,头痛,恶寒,发热不甚,据云初得病时即如是。因予:油麻黄二钱、桂枝二钱、杏仁三钱、甘草一钱,又因其病久胃气弱也,嘱自加生姜三片,红枣两枚,急煎热服,盖被而卧。果一刻后,其疾若失。按每年冬季气候严寒之日,患伤寒者特多,我率以麻黄汤一剂愈之,谁说江南无正伤寒哉?(选自《经方实验录》)

2. 桂枝汤证

本方证见头痛、项强,发热汗出,恶风者,属太阳中风证,治以解肌发表、调和营卫,方用桂枝汤。《伤寒论·辨太阳病脉证并治》第12条:"太阳中风,阳浮而阴弱,阳浮者,热自发;阴弱者,汗自出。啬啬恶寒,淅淅恶风,翕翕发热,鼻鸣干呕者,桂枝汤主之""太阳病,头痛发热,汗出恶风,桂枝汤主之"。桂枝解肌发表,散外感之风寒,芍药益阴敛营。桂、芍相合,一治卫强,一治营弱,合则调和营卫,是相须为用。生姜辛温,既助桂枝解肌,又能暖胃止呕;大枣甘平,既能益气补中,又能滋脾生津。姜、枣相合,还可以升腾脾胃生发之气而调和营卫;炙甘草益气和中,合桂枝以解肌,合芍药以益阴。纵观全方,以解表邪,调营卫之功,使得邪气除而头痛止。

3. 川芎茶调散证

太阳病头痛,若以风邪头痛,拘急收紧或伴见恶寒,发热,鼻塞等证,治以疏风止痛,方用川芎茶调散。本方出自《太平惠民和剂局方》,方中川芎性味辛温,用量较重,善于祛风活血而止头痛,为诸经头痛之要药,为君药。薄荷、荆芥轻而上行,善能疏风止痛,并能清利头目,为臣药。羌活、白芷均能疏风止痛,其中羌活长于治太阳经头痛;白芷长于治阳明经头痛;细辛散寒止痛,并长于治少阴经头痛;防风辛散上部风邪,上述诸药协助君、臣药以增强疏风止痛之效,均为佐药。炙甘草益气和中,调和诸药,为使。服时以清茶调下,取其苦凉之性,既可上清头目,又能制约风药的过于温燥与升散。诸药合用,共奏疏风止痛之效。

4.通窍活血汤证

太阳病头痛,若以偏头痛,日久不愈,痛处固定不移为主,或伴有头部外伤史,舌紫暗,有瘀斑,苔薄白,脉细等证,治以活血化瘀,通窍活络,方用通窍活血汤,方中赤芍、川芎行血活血,桃仁、红花活血通络,葱、姜通阳,麝香开窍,黄酒通络,佐以大枣缓和芳香辛窜药物之性。其中麝香味辛性温,功专开窍通闭,解毒活血,因而用为主药;与姜、葱、黄酒配伍更能通络开窍,通利气血,合赤芍、川芎、桃仁、红花增强活血通络之功。

此外,太阳病头痛,表邪未解,内有水停者,头项强痛、发热,心下满、小便不利,治以利水通阳,方用桂枝去桂加茯苓白术汤;若风热头痛者,头痛而胀,甚则头痛如裂,发热恶风,面红耳赤,大便不畅,治以疏风清热,方选芎芷石膏汤。

(二)阳明病头痛

阳明经多气多血,外邪不解,传入阳明,易化热化燥。阳明病头痛多因阳明热结,腑气不通,浊气上逆,扰乱清窍,或阳明之热上攻,清阳被扰所致。代表方有大承气汤、白虎汤。

1. 大承气汤证

本证见头痛,腹胀便秘,满痛拒按,潮热汗出,甚或烦躁谵语,治以通腑泄热,方用大承气汤。本方出自《伤寒论》,书中相关论述较多,其中《伤寒论·辨太阳病脉证并治》第56条:"伤寒不大便六七日,头痛有热者,与承气汤。"邪传阳明之腑,入里化热,燥屎与热结于肠道,腑气不通,浊气不降,浊邪上逆,扰乱清空而发病。大承气汤为主治阳明腑实证的基础方,其证候特点可归纳为"热、燥、满、实"。方中大黄苦寒,泻热去实,推陈致新;芒硝咸寒,软坚润燥,通利大便;又用枳实、厚朴行气导滞。全方兼清热、润燥、除满、泻实之功,无不备至。腑气通,浊气降,则头痛愈。

2. 白虎汤证

本证见头痛欲裂,身热,汗出,烦渴欲饮,脉洪大,属阳明经证,方选白虎汤加减以辛寒清热。本方见于《伤寒论·辨阳明病脉证并治》第219条:"三阳合病,腹满身重,难以转侧,口不仁,面垢,谵语遗尿。发汗则谵语,下之则额上生汗,手足逆冷。若自汗出者,白虎汤主之。"本证头痛因邪转阳明,阳明气分热盛,充斥内外,邪热上攻清窍所致。白虎汤为主治阳明气分热盛的经典方,头痛见阳明热盛可用此方。《普济方》卷三云:"阳明头痛,在经白虎汤主之,入腹调胃承气汤下之。"方中知母、石膏清肺胃之热而除烦渴;甘草、粳米益气生津、养胃和中。四味合用,共奏清热生津之功。

(三)少阳病头痛

少阳包括手少阳三焦与足少阳胆,居于枢机之位,调畅气机。

若胆腑清利,三焦通畅,气机条达,则阴阳平和。若邪传少阳,致少阳枢机不利,胆火内郁,三焦不畅,阳亢火升,上扰清窍,则发为头痛。少阳病头痛代表方为小柴胡汤、天麻钩藤饮、柴胡桂枝汤。

1. 小柴胡汤证

本证出现头部胀痛,以两侧为重,兼有往来寒热,郁闷不舒,胸满胁胀等症,治以和解少阳,疏肝理气以止痛,方选小柴胡汤加减。本方出自《伤寒论·辨少阳病脉证并治》第 96 条:"伤寒五六日,中风,往来寒热,胸胁苦满、嘿嘿不欲饮食、心烦喜呕,或胸中烦而不呕,或渴,或腹中痛,或胁下痞硬,或心下悸、小便不利,或不渴、身有微热,或咳者,小柴胡汤主之。"本证多因外邪侵入少阳,正气不足,正邪交争,枢机不利,清阳不升,清窍失养所致。方中柴胡专入少阳、疏邪透表;黄芩清少阳胆腑之郁火,共为君药;气逆不降,以半夏降泄浊气,气郁不升,以生姜辛升宣散,兼制柴胡、黄芩苦寒伤胃为臣药;正气虚,以人参补益中气,扶正祛邪为佐药;甘草益气和中,调和诸药,为使药。

2. 天麻钩藤饮证

本证以头痛,眩晕,失眠多梦为主,伴面红,口苦,舌红苔黄,脉弦或数,方用天麻钩藤饮。本方出自《中医内科杂病证治新义》,主治肝肾不足,肝阳偏亢,生风化热所致头痛。肝阳偏亢,风阳上扰,故头痛、眩晕;肝阳有余,化热扰心,故心神不安、失眠多梦。故以天麻钩藤饮治以平肝息风,清热活血,补益肝肾。方中天麻、钩藤平肝息风,为君药;石决明咸寒质重,功能平肝潜阳,并能除热明目,与君药合用,加强平肝息风之力;川牛膝引血下行,并能活血利水,共为臣药。杜仲、桑寄生补益肝肾以治本;栀子、黄芩清肝降火,以折其亢阳;益母草合川牛膝活血利水,有利于平抑肝阳;夜交藤、朱茯神宁心安神,均为佐药。

此外,少阳病头痛属太阳表邪未解,兼少阳枢机不利者,症见发热汗出,头痛,恶风,胸满胁痛,口苦,治以和解少阳,调和营卫,方选柴胡桂枝汤。

(四)太阴病头痛

太阴病头痛,因中焦阳气虚衰,脾胃功能减退,寒湿不运,阻遏清窍所致。代表方有理中丸、半夏白术天麻汤、加味四物汤、羌活胜湿汤。

1. 理中丸证

本方证症见头痛,畏寒喜温,脘腹胀满,倦怠乏力,纳差,便溏,治以温中散寒,健脾燥湿,方用理中丸加减。本方见于《伤寒论·辨霍乱病脉证并治》第386条:"霍乱,头痛发热,身疼痛,热多欲饮水者,五苓散主之;寒多不用水者,理中丸主之。"本证属中焦阳虚,寒湿内阻,清阳不升,浊阴不降,故见头痛、腹痛等症,以理中丸治之。本方中干姜为君,大辛大热,温脾阳,祛寒邪,扶阳抑阴。人参为臣,性味甘温,补气健脾。君臣相配,温中健脾。脾为湿土,虚则易生湿浊,故用甘温苦燥之白术为佐,健脾燥湿。甘草调和药性。纵观全方,温补并用,以温为主,温中阳,益脾气,助运化,故曰理中。

2. 半夏白术天麻汤证

本方证症见头痛昏蒙,胸脘烦闷,头晕目眩,纳呆呕恶者,方选半夏白术天麻汤加减,治以健脾燥湿,化痰降逆。脾胃虚弱,痰湿内阻,虚风上扰,而致痰厥头痛。半夏白术天麻汤主治风痰上扰之眩晕头痛,原方出自《医学心悟》卷三:"眩,谓眼黑;晕者,头旋也。古称头眩眼花是也……有湿痰壅遏者,书云,头旋眼花,非天麻、半夏不除是也,半夏白术天麻汤主之。"方中以半夏燥湿化痰,降逆止呕,天麻平肝息风而止头眩为君;白术运脾燥湿,茯苓健脾渗湿为臣;橘红理气化痰,生姜、大枣调和脾胃为佐;甘草调合诸药为使。诸药相伍,共奏燥湿化痰、平肝息风之功。

3.加味四物汤证

太阴病头痛,若以头痛时疼时止,寒热往来者为主,伴心悸失眠,神疲乏力,舌质淡,苔薄白者,治以养血滋阴,和络止痛,方用加味四物汤。本方出自《傅青主女科》:"若但往来寒热,是风寒未甚而热未深耳。治法宜补肝中之血,通其郁而散其风,则病随手而效。所谓治风先治血,血和风自灭。此其一也。方用加味四物汤。"此方用四物以滋脾胃之阴血,用柴胡、白芍、丹皮以宣肝经之风郁,用甘草、白术、延胡索以利腰脐而和腹疼。入于表里之间,通乎经络之内,用之得宜,自然奏功如响也。

此外,太阴病头痛,证属风湿头痛者,头痛如裹,肢体困重,胸闷纳呆,大便稀溏,以羌活胜湿汤加减祛风胜湿止痛。

(五)少阴病头痛

"少阴之为病,脉微细,但欲寐也。"邪传少阴,心肾阳气虚衰,阴寒内盛,故少阴病为里证、阴证。少阴病头痛病机多为阳气虚衰,阴寒之邪凝滞气血,阻滞脑络而致。代表方有麻黄附子细辛汤、大补元煎。以麻黄附子细辛汤证为例。

本方证以头痛,发热为主,伴见神疲倦怠,恶寒,欲寐等症,方用麻黄附子细辛汤。《伤寒论·辨少阴病脉证并治》第301条:"少阴病,始得之,反发热,脉沉者,麻黄附子细辛汤主之。"本方为素体阳虚,复感风寒而设。方中麻黄发汗解表,附子温经助阳,以鼓邪外出,两药相和,温散寒邪,佐以细辛外解太阳之表,内散少阴之寒。三药合并,攻补兼施,可使寒邪从表散,又可因护其阳,使里寒为之散逐,共奏助阳解表之功。

此外,少阴病头痛,证属肾精亏虚者,头空痛,耳鸣眩晕,腰膝酸软,心烦,神疲乏力者,方选大补元煎加减。

(六)厥阴病头痛

"厥阴之为病,消渴,气上撞心,心中疼热。"厥阴病属于半表半里证、阴证。厥阴病病情复杂,寒热虚实夹杂,多为厥阴虚寒,浊阴上逆而致。厥阴病头痛,代表方为吴茱萸汤。以吴茱萸汤证为例。

本证以头痛烦躁,痛在巅顶为主,伴有干呕,吐涎沫,手足逆冷,纳差,便溏等症,治以温中补虚,降逆止呕,方用吴茱萸汤。本方见于《伤寒论·辨厥阴病脉证并治》第378条:"干呕吐涎沫,头痛者,吴茱萸汤主之。"吴茱萸汤治疗头痛一证,多在厥阴经,其病机关键为厥阴虚寒,浊阴上逆。方中吴茱萸苦温,温肝暖胃,散寒降逆,为君药。重用辛温之生姜,温胃化饮,降逆止呕。人参甘温、大枣甘平,共用以补虚和中,重在健胃。共奏温补肝胃、散寒降逆之效。

周某,18岁,以"头痛半年余,加重1周"为主诉来诊。患者半年前无明显诱因出现头痛,两侧太阳穴处为重,连续模拟考试头痛频发,间断服用布洛芬胶囊,疼痛减轻,停药后病情反复。近1周因压力较大头痛加重,口服布洛芬胶囊不能缓解,严重影响学习生活,为求中医治疗,遂来门诊。时症见:阵发性头痛,伴头部发紧、头晕,尤以巅顶、两颞侧处较明显,望其面色稍黄,舌淡胖,苔白腻,脉沉。诊断为厥阴病吴茱萸汤证,处方:吴茱萸9 g,人参10 g,生姜12 g,大枣10 g,炒麦芽30 g。4剂,日一剂,水煎温服。复诊时头痛明显减轻,未再服用止痛药,守原方继服14剂,诸病皆愈,随访半年未复发。

十九、眩晕

　　眩是指眼花或眼前发黑,晕是指头晕甚或感觉自身或外界物件旋转。二者常同时出现,故统称为眩晕。轻者闭目即止;重者如坐车船,旋转不定,不能站立,或伴有恶心、呕吐、汗出,甚则仆倒等症状。该病名最早见于《黄帝内经》,称之为"眩冒",并对病因病机做了较多论述,认为眩晕病因与风、虚有关,病位在脑,病变脏腑在肝。如《素问·至真要大论》云:"诸风掉眩,皆属于肝。"《灵枢·海论》曰:"髓海不足,则脑转耳鸣,胫酸眩冒"。《灵枢·卫气》说:"上虚则眩。"《素问·六元正纪大论》云:"木郁之发……甚则耳鸣眩转。"汉代张仲景《金匮要略》有"心下有痰饮,胸胁支满,目眩";"诸肢节疼痛,身体羸,脚肿如脱,头眩,短气……"等关于痰饮、水湿导致眩晕的证治记载,首次提出了痰饮是眩晕发病的因素之一,为后世从痰饮论治眩晕提供了理论基础,直至现在,痰饮仍被认为是眩晕发病的重要原因之一。唐以前医家对其病名含义认识存有争议,至唐代许多医家对此进行重新探索,如医家王冰点注《内经》,把眩晕定义为"眩,谓目眩,视如转也"。之后的宋、金、元医家,对其认识进行了补充和发展。两宋时期眩晕的病因病机理论得到了进一步发展,各医家十分重视外因致眩。金元时期,各家争鸣,刘完素《素问玄机原病式·五运主病》言:"头目眩运者,由风木旺,必是金衰不能制木,而木复生火两动相搏,则为之旋转。"认为本病发生系由内生风火所致,主张从风火立论,并从五运六气的太过不及揭示了眩晕的发病原因,为临床诊治提供了理论依据。而《丹溪心法·头眩》中强调"无痰不作眩"提出了痰水致眩学说。明清时代对眩晕的论述日臻完善。张景岳提出了"无虚不作眩"的观点,《景岳全书·眩运》篇中指出"眩晕一证,虚者居其八九,而兼火、兼痰者不过十中一二耳",故在治疗上认为应以"治其虚"为主。虞抟于《医学正传》中提出"血瘀致眩"之说,认为多种因素致血瘀不行,瘀血停聚胸中,迷闭心窍,火郁成邪,发为眩晕,故治宜行血清经,散瘀结则眩晕可愈,此说首创了瘀血致眩之论。

现代医学认为,眩晕的病因多种多样,甚至涉及多学科多系统。其分类主要分为生理性眩晕、系统性眩晕、非系统性眩晕等。本病可见于西医的梅尼埃病、高血压病、脑动脉硬化、椎-基底动脉供血不足、贫血、神经衰弱等,临床结合症状、体征、病史以及辅助检查,待明确诊断后,给予营养脑神经、促进脑代谢及其他对症治疗。

(一)太阳病眩晕

太阳主表而统营卫,故太阳病多以风寒外袭,营卫失和所致外感表证为主。太阳病眩晕,临床症状除眩晕外,常伴有恶寒发热,头痛,脉浮等外感表证。代表方有五苓散、桂枝芍药知母汤、桂枝加葛根汤、通窍活血汤等。

1. 五苓散证

太阳病眩晕,若症见头晕,身微热,汗出,烦躁,渴欲饮水,肢体浮肿者,治以化气行水,导引下行,方用五苓散。本方见于《金匮要略·痰饮咳嗽病脉证并治第十二》第 31 条:"假令瘦人脐下有悸,吐涎沫而癫眩,此水也,五苓散主之。"表邪不解,循经入腑,膀胱气化不利,饮停下焦,扰动于内,则脐下悸;水泛于中焦,胃气上逆,遂吐涎沫;水饮阻遏,清阳上达,故头眩。诸症皆由水饮作祟,故选五苓散以通阳化气,解表利水。方中猪苓、茯苓、泽泻淡渗利水,通利小便,导水下行;白术助脾气之转输,使水精得以四布,配茯苓,健脾利水;桂枝辛温,通阳化气,又可散表邪。诸药合用,健脾运湿、温阳化气,如此使水饮除,眩晕止,诸症自愈。

2. 桂枝芍药知母汤证

本方证,可见头晕目眩,气短,伴有发热恶寒,关节疼痛、肿大或变形等症,治以祛风散寒除湿,清热养阴,方用桂枝芍药知母汤。本方见于《金匮要略·中风历节病脉证并治第五》第 8 条:"诸肢节疼痛,身体尪羸,脚肿如脱,头眩短气,温温欲吐,桂枝芍药知母汤主之。"风寒湿邪侵入机体,邪留关节,痹阻阳气,气血不畅,故肢节肿大疼痛;若湿热上蒸而耗气伤阴,故头目眩晕,而短气;耗气伤阴日久,故出现身体逐渐消瘦之候。方中桂枝与附子通阳宣痹,温经散寒;桂枝配麻黄、防风,祛风而温散表湿;白术、附子助阳除湿;知母、芍药益阴清热;甘草和胃调中。诸药相伍,表里兼顾,且温散而不伤阴、养阴而不碍阳。

此外,症见头晕、项背肌肉强直,伴发热汗出,微恶风寒等太阳表虚证,方用桂枝加葛根汤;若症见眩晕、头痛,面色紫暗,唇甲青紫,舌有瘀斑者,属瘀血阻窍,方选通窍活血汤加减;若以头晕目眩,头懵为主,伴心下痞满,按之满而不痛,呕吐,泛酸,大便稀溏者,证属中焦气机不畅,胃失和降,方选半夏泻心汤,治以平调寒热,和中降逆。

(二)阳明病眩晕

邪犯阳明,邪实正盛,正邪相争激烈,易化燥化热。阳明病的主要病机为邪热极盛,内热亢盛,津伤化燥成实,性质为里证、实证、热证。"阳明之为病,胃家实是也。""胃家实"说明了本经病症的病位与病性,"实"既包括阳明气分证的无形之热,又有阳明腑实证的燥屎内结。燥实内结,或浊热上扰,清窍受阻而致眩晕。代表方为大承气汤、当归龙荟丸等。

1. 大承气汤证

本证若见头昏目眩,伴有腹胀、满痛拒按,喘冒不得卧,小便不利,大便硬结等阳明腑实者,方用大承气汤以清泄邪热,荡涤燥结。本证眩晕的病理基础在于燥实内结,热邪上冲,也在于因肺与大肠相表里,腑气不通,肺气不降而致浊热上攻。大承气汤中以苦寒泻热通腑之大黄与咸寒软坚之芒硝,辅以下气宽肠之枳实、厚朴,共奏通腑泄热之功,意在泄阳明之实,燥屎除,肺气降,浊热散,则眩晕愈。

2. 当归龙荟丸证

本证以头晕且胀痛、谵语发狂、面红目赤、急躁易怒、失眠多梦

238

大便干结、小便短赤、舌红苔黄,脉数为表现者,方选当归龙荟丸。忧郁恼怒,郁而化火,肝火循经上攻而见头晕目眩、面红目赤、急躁易怒。《素问·玄机原病式》载:"气逆冲上,火气炎上故也。"故用当归龙荟丸加减,治以清泻肝胆实火,通腑泄热。方中龙胆草、芦荟、青黛清泻肝火;黄连、黄芩、黄柏直折火势;栀子清三焦之火;大黄通腑泄热;当归补血活血以柔肝;木香、麝香行气止痛。全方用大量苦寒药物,清泻肝胆实热火邪,平肝定眩,且用大黄通腑泄热,使热邪从大便而去。

(三)少阳病眩晕

邪入少阳经,致少阳枢机不利,胆火内郁,三焦失畅。少阳之脉起于目内眦,且胆与肝合,肝开窍于目,少阳胆腑郁热,火热循经上扰清窍,则头晕目眩。治疗以和解少阳,疏利肝胆,调达枢机为基本原则。代表方有小柴胡汤、天麻钩藤饮。以小柴胡汤证为例。

本方证以头晕目眩、胸胁胀痛为主,伴心烦喜呕,郁闷不舒,往来寒热或低热者,方选小柴胡汤加减。《伤寒论》第37条:"太阳病,十日以去,脉浮细而嗜卧者,外已解也。设胸满胁痛者,与小柴胡汤。"第96条:"伤寒五六日,中风,往来寒热,胸胁苦满、嘿嘿不欲饮食、心烦喜呕,或胸中烦而不呕,或渴,或腹中痛,或胁下痞硬,或心下悸、小便不利,或不渴、身有微热,或咳者,小柴胡汤主之。"本方证多因外邪侵入少阳,正气不足,枢机不利,清阳不升所致。小柴胡汤治疗少阳病眩晕,意在调其升降,和解表里。方中柴胡专入少阳、疏邪透表;黄芩清少阳胆腑之郁火,共为君药;气逆不降,以半夏降泄浊气,气郁不升,以生姜辛升宣散,兼制柴胡黄芩苦寒伤胃,为臣药;正气虚,以人参补益中气,扶正抗邪为佐药;甘草益气和中,调和诸药,为使药。

此外,少阳病眩晕,若症见头晕耳鸣,头目胀痛,口苦,急躁易怒,肢麻震颤,方选天麻钩藤饮,治以平肝潜阳,清热熄风。

(四)太阴病眩晕

太阴病多以脾阳虚衰,升降失常,运化失司,痰湿内盛,阻于中焦,清阳不升,清窍失养而发为眩晕;亦有脾胃虚弱,气血亏虚,不能上荣于头目,清窍失养而发为眩晕者。治以温中散寒,健脾燥湿。代表方有苓桂术甘汤、泽泻汤、小半夏加茯苓汤、半夏白术天麻汤、归脾汤等。

1. 苓桂术甘汤证

本证以头眩晕,心悸,胸满,面目虚浮,口干渴,不欲饮等症状为主,治以温阳健脾,平冲降逆,方用苓桂术甘汤加减。本方见于《伤寒论·辨太阳病脉证并治》第67条:"伤寒若吐若下后,心下逆满,气上冲胸,起则头眩,脉沉紧,发汗则动经,身为振振摇者,茯苓桂枝白术甘草汤主之。"《金匮要略·痰饮咳嗽病脉证并治第十二》第16条:"心下有痰饮,胸胁支满,目眩,苓桂术甘汤主之。"脾失健运,水湿内停,头为诸阳之会,饮邪阻于中焦,清阳无以上荣,故见头眩。方中以茯苓为君,健脾渗湿,祛痰化饮,使水饮从小便而出;以桂枝为臣,温阳化气,既可温阳以化饮,又能化气以利水,且兼平冲降逆;湿源于脾,脾虚则生湿,故佐以白术健脾燥湿,助脾化运,使脾阳得温,水湿自除;使以甘草益气和中。四药共奏健脾利湿、温阳化饮之功。

李某,57 岁,2018 年 7 月 10 日以"头晕目眩,伴恶心呕吐 5 年余"为主诉来诊。患者自诉近半年来头晕逐渐加重,发作时自觉天旋地转,不能睁眼,甚则昏眩欲仆,望其人形体肥胖,痰涎甚多,舌体淡胖而边有齿痕,苔白润,脉弦滑,诊断为太阴病苓桂术甘汤证。处方:茯苓 20 g,桂枝 10 g,白术 18 g,陈皮 10 g,炙甘草 6 g。7 剂,日一剂,水煎温服。药尽后病愈。

2. 泽泻汤证

本证以冒眩,头重昏蒙而眼前发黑,恶心呕吐,气短,舌体胖大,或边有齿痕,苔白滑或腻,脉弦滑为临床特点,治以健脾化饮,降逆止眩,方用泽泻汤加减。本方见于《金匮要略·痰饮咳嗽病脉证并治第十二》第 25 条:"心下有支饮,其人苦冒眩,泽泻汤主之。"本证为饮停心下,清阳不升,浊阴上泛所致。方中重用泽泻利水消饮,导浊阴下行;白术健脾制水,培土以断饮邪之源。两药合用,使浊阴下走,不能上冒清阳,新饮绝源而升降复常。浊阴已降,清阳上达,故冒眩自愈。

3. 小半夏加茯苓汤证

本证以头目昏眩为主要表现,同时伴有心悸,呕吐,心下痞等症状,方用小半夏加茯苓汤。《金匮要略·痰饮咳嗽病脉证并治第十二》第 30 条:"卒呕吐,心下痞,膈间有水,眩悸者,小半夏加茯苓汤主之。"水饮停于中焦,胃失和降,水饮上犯而致眩晕,治以利水蠲饮,和胃降逆,故用小半夏加茯苓汤加减。方中用生姜温中散寒止呕;半夏降逆,不在降气,而在降水;辅以茯苓导浊于下,使饮散水降,浊去清升,眩晕自止。

太阴病眩晕,症见头晕,头重昏蒙,胸闷恶心,呕吐痰涎,食少多寐者,治以化痰祛湿,健脾和胃,方用半夏白术天麻汤加减;眩晕遇劳加重,面色㿠白,神疲乏力,倦怠懒言,唇甲不华者,治以补益气血,调养心脾,方用归脾汤加减。

(五)少阴病眩晕

"少阴之为病,脉微细,但欲寐也。"少阴病为心肾阴阳俱虚所致的全身衰弱之证,就其证候来说,为疾病发展过程中的危重阶段。少阴病眩晕可见于少阴热化和少阴寒化证,代表方有真武汤、桂枝加龙骨牡蛎汤、左归丸、右归丸等。

1. 真武汤证

本证以头眩,心悸,肢体沉重,浮肿,神情倦怠,面色黧黑为主者,治以温肾助阳,化气行水,方用真武汤加减。本方见于《伤寒论·辨太阳病脉证并治》第82条:"太阳病,发汗,汗出不解,其人仍发热,心下悸,头眩,身瞤动,振振欲擗地者,真武汤主之。"肾主水,肾阳亏虚,不能化水,水气上犯清阳则见头晕目眩。方中炮附子辛热,壮肾阳,补命火,使水有所主;白术苦温,燥湿健脾,使水有所制;术附同用,温煦经脉以除寒湿;生姜宣散水邪并可利水;茯苓淡渗利水,佐白术健脾;芍药活血脉,利小便,又可敛阴和营,制姜附刚燥之性,使之温经散寒而不伤阴。诸药合用,共奏温阳化水而止眩晕之功。

2. 桂枝加龙骨牡蛎汤证

本证以眩晕动则加剧,劳累即发为特点,同时伴有脱发,神疲,少腹弦急,失眠多梦,梦交,遗尿,遗精,脉虚等症状,方用桂枝加龙骨牡蛎汤。《金匮要略·血痹虚劳病脉证并治第六》第 8 条:"夫失精家,少腹弦急,阴头寒,目眩,发落,脉极虚芤迟,为清谷亡血,失精。脉得诸芤动微紧,男子失精,女子梦交,桂枝加龙骨牡蛎汤主之。"阴阳失和,心肾不交,精血不能上荣头目,发为眩晕。方用桂枝汤调和阴阳,加龙骨牡蛎潜镇固涩。

少阴病眩晕,日久不愈,腰膝酸软,少寐多梦,五心烦热,舌红少苔,脉细数者,治以滋养肝肾,益精填髓,方用左归丸加减;四肢不温,形寒怕冷,精神萎靡,舌淡脉沉者,治以温补肾阳,填精补髓,方用右归丸加减。

(六)厥阴病眩晕

"寒热错杂,上热下寒"为厥阴病眩晕的特点,多因肝郁化火,肝阴耗伤,阴阳互不维系所致。治疗以清上温下,寒热共调为原则。代表方有乌梅丸。以乌梅丸证为例。

本证以"眩晕,甚则昏厥"为主,伴心烦,口苦、口干,喜热饮,四肢厥冷,舌红,苔薄或黄,脉微或弦细者,治以滋阴清热,兼以温阳,方用乌梅丸。本方见于《伤寒论·辨厥阴病脉证并治》第 338 条:"伤寒脉微而厥,至七、八日,肤冷,其人躁无暂安时者,此为脏厥,非蛔厥也。"本证因肝郁化火,肝阴耗伤,阴不维阳,阳亢于上所致。方中乌梅味酸,酸能泻肝之热,收肝之逆气。黄连、黄柏苦寒,清泻邪热,助乌梅以泻热。人参、当归味甘,益气补血,助乌梅以滋肝体。又因肝为刚脏而恶抑郁,少用辛温之附子、细辛、干姜、桂枝、蜀椒,以通达肝阳,使邪热有出路。方中酸借辛开,益正不恋邪,苦借甘调,泻热滋肝体。诸药配伍,共治厥阴之眩晕。

　　本病在急性发作时,应及时治疗,严重者当卧床休息,减少活动,防止晕倒。平素应清淡饮食,情绪平和,适当运动,劳逸结合。

二十、中风

中风是以猝然昏仆,不省人事,半身不遂,言语不利,口歪眼斜为特征的一类病证,轻者可仅见半身不遂、口歪眼斜而无神志改变。历代关于本病的病因众说纷纭,唐宋以前,多从"外风"立论,最早在《黄帝内经》中就有记载:"阳气者,大怒则形气绝,而血菀于上,使人薄厥。"将中风的病因归结于体质、饮食等;张仲景认为中风之人多"脉络空虚",风邪侵袭是本病的主因。唐宋以后多从"内风"立论,张元素认为中风多因于热,李东垣认为本病多因"正气自虚",刘完素则主张"心火暴盛"论,朱丹溪则认为主因为"痰湿生热";清代叶天士明确本病因于"内风";王清任从解剖的基础上出发,认为本病多因"气虚血瘀"。

现代医学认为,中风又名脑卒中,包括缺血性脑卒中和出血性脑卒中。本病相当于现代医学中的面神经炎、脑梗死、脑出血等疾病,往往起病急骤,进展较快,致死率、致残率较高。通过血尿粪常规、心电图、肝肾功能、血糖、血脂等常规检查,辅以必要的影像学检查如 CT、MRI、颈动脉彩超、血管造影等为本病确诊提供重要依据。出血性脑卒中一般采取止血,减轻脑水肿,保护脑细胞,严重者需手术治疗;缺血性脑卒中一般给予抗栓、抗凝、抗动脉粥样硬化治疗。

（一）太阳病中风

太阳经为诸经之藩篱，外邪侵袭，首犯太阳经。太阳病中风多因风邪乘虚而入，盘踞其中，以致经气流转不利，气血运行受阻，闭阻于内，发为中风。太阳病中风邪气中于经络，并未深入脏腑，因此病情较轻，多见身体强痉、四肢拘急、口歪眼斜、言语不利等表现，而无神志异常、谵语等精神症状，病情进展较慢，预后较好，代表方为葛根汤、桂枝加葛根汤、黄芪桂枝五物汤、牵正散、小续命汤。

1. 葛根汤证

本证以口眼歪斜，言语不利，项背强硬，拘急不舒为主症，同时伴有发热恶寒，无汗，身体疼痛等表现，治以发汗散寒，疏通筋脉，方用葛根汤加减。本方见于《伤寒论·辨太阳病脉证并治》第31条："太阳病，项背强几几，无汗，恶风，葛根汤主之。"本方由桂枝汤加麻黄、葛根而成，证属太阳伤寒兼证而不用麻黄汤加葛根，是因为麻黄汤为发汗峻剂，过汗更伤其阴，则有碍于升津濡经。桂枝汤加葛根、麻黄既能收发汗生津之效，又无过汗之虞，葛根为主药，功在升津液，舒筋脉，又助麻、桂解肌发表；加麻黄为增强桂枝汤解表发汗之功。且方中之芍药、大枣、炙甘草又可补养阴血，补充津液生发之源。服用本方之后，脊背发热，继而全身汗出，这是药力先作用于经输而使经气畅通，邪气外出的反应，为疾病向愈之征兆。

卢某，男，72 岁。于 2018 年 9 月 30 日来诊，患者感冒后出现发热恶寒、无汗，自服布洛芬、维 C 银翘片治疗，汗出后，病情未见好转，诊见：发热，恶寒，无汗，项背僵硬，周身酸楚，舌淡，苔白，脉浮。诊断为太阳病葛根汤证。予葛根汤原方以发汗解表,升津舒筋,2 剂后溅然汗解,脉和而愈。

2. 桂枝加葛根汤证

本证以口眼歪斜,言语不利,项背肌肉强急,舒展不利为主症,同时伴有发热恶风,汗出,脉浮缓等表现。治以解肌发表,生津舒筋,方用桂枝加葛根汤。本方出自《伤寒论·辨太阳病脉证并治》第 14 条:"太阳病,项背强几几,反汗出恶风者,桂枝加葛根汤主之。"太阳经气不舒,津液失于输布,经脉失于濡养,所以出现口眼歪斜,项背部肌肉强直等症,但又有发热、汗出、恶风等表虚证,所以桂枝汤稍减桂枝用量,加葛根,取其解肌发表、生津舒筋之功。

3. 黄芪桂枝五物汤证

本证以肌肤麻木不仁,或半身不遂,肢体酸痛为主要特点,治以通阳助卫,和营行痹,方用黄芪桂枝五物汤加减。本方见于《金匮要略·血痹虚劳病脉证并治第六》第 2 条:"血痹阴阳俱微,寸口关上微,尺中小紧,外证身体不仁,如风痹状,黄芪桂枝五物汤主之。"本方为桂枝汤去甘草,倍生姜,加黄芪组成,方中黄芪、桂枝益卫通阳;芍药和营气;生姜、大枣助胃气。五物相合,益气通阳以治本,祛风散邪以治标。其病机为营卫气血不足,复感受外邪,临床上凡因气虚血滞所致的中风皆可用之。

4. 牵正散证

太阳病中风,若症见口眼歪斜、面部疼痛,或肢体偏瘫者,证属风痰阻络,治以祛风、化痰、通络,方选牵正散加减。本方出自《杨氏家藏方》,方中白附子祛风、化痰、通络,僵蚕祛风化痰解痉,全蝎祛风通络止痉,诸药合用,效专力宏,共为祛风化痰、通络止痛之功。笔者临床常用牵正散治疗仅有口眼歪斜、面部疼痛之中经络者,或中风后遗症肢体偏瘫、半身不遂者,证属风痰阻络,皆可使用本方。

此外,本证若伴有面色晦暗,口唇青紫,舌有瘀斑或舌下脉络迂曲,脉涩等血瘀证者,可合用桂枝茯苓丸以活血化瘀;若伴有胸闷、纳呆、口苦、头晕目眩,难以入眠,大便干,小便黄赤,舌红苔黄腻,脉滑数等痰热证者,可合用黄连温胆汤以清热燥湿,理气化痰。

徐某,男,76岁,以"左侧肢体活动不利2年余"为主诉就诊。患者2年前因脑出血遗留左侧肢体活动不利,左侧上、下肢肌力均为Ⅲ级,左侧肢体肌张力增高,左手握力欠佳,走路欠稳,间歇性跛行,左侧小腿肌肉常有痉挛,微恶风寒,眠差,舌淡红,苔少乏津,脉弦紧。诊断为太阳病牵正散证,给予牵正散合芍药甘草汤加减:制白附子12 g,炒僵蚕18 g,全蝎9 g,赤芍20 g,酒白芍20 g,炙甘草30 g,伸筋草30 g。7剂,日一剂,水煎温服。二诊时,患者诉服药后左侧肢体有"过电感",左侧肢体力量较前有所增加,小腿肌肉无痉挛,行走较前明显改善,步行时间、距离均延长。连续服用2个月,左侧肢体肌力基本正常,生活可以自理,随访1年未复发。

(二)阳明病中风

阳明经为多气多血之经脉,在调控全身气血方面起着重要作用。阳明病中风,或因外感风邪,以致经气不利;或因饮食不节,痰湿内生,停滞中焦;或因内生火热,循经上犯,干扰神明。总而言之,阳明病中风多因风、痰、热等邪气阻滞中焦,上扰清阳,蒙闭神窍所致。一般起病较急,病情危重。阳明病中风常伴见腹胀、便秘等里实热证。代表方为桃核承气汤、大承气汤等。以桃核承气汤证为例。

本证可见神志不清,头痛眩晕,四肢强急,半身不遂,口歪眼斜,腹胀,便秘,舌质暗红,或有瘀斑,苔黄腻,脉弦滑,治当通腑泄热,息风化痰,方用桃核承气汤加减。痰热壅阻中焦,风痰上犯,扰动清空所致,为痰热腑实之证,故用桃核承气汤。本方见于《伤寒论·辨太阳病脉证并治》第106条:"太阳病不解,热结膀胱,其人如狂,血自下,下者愈。其外不解者,尚未可攻,当先解其外。外解已,但少腹急结者,乃可攻之,宜桃核承气汤。"方中桃仁苦甘平,活血破瘀;大黄苦寒,下瘀泄热。二者合用,瘀热并治,共为君药。芒硝咸苦寒,泻热软坚,助大黄下瘀泄热;桂枝辛甘温,通行血脉,既助桃仁活血祛瘀,又防硝、黄寒凉凝血之弊,共为臣药。桂枝与硝、黄同用,相反相成,桂枝得硝、黄则温通而不助热;硝、黄得桂枝则寒下而又不凉遏。炙甘草护胃安中,并缓诸药之峻烈,为佐使药。诸药合用,共奏破血下瘀泄热之功。服后微利,使蓄血除,瘀热清,诸症自除。

张某,男,69岁,2018年10月12日以"口眼歪斜,右侧肢体活动不利3天"为主诉来诊。症见:神志差,嗜睡,口眼歪斜,语言謇涩,右侧半身不遂,口臭,大便3日未解,舌质暗红,舌下脉络迂曲,苔黄厚腻,脉沉弦。四诊合参诊断为阳明病桃核承气汤证。处方:桃仁20 g,大黄15 g,桂枝12 g,炙甘草9 g,芒硝10 g(后下)。7剂,日一剂,水煎温服。复诊时患者自诉服药3剂后排出黑色大便,口臭消失,口眼歪斜明显改善,言语稍利,继服7剂病愈。

（三）少阳病中风

少阳病属半表半里证，其病机为邪气侵犯少阳，枢机不利，胆火内郁，内外失和。少阳病中风，因枢机不利，气血运行不畅，络脉阻滞发为中风，代表方有柴胡桂枝干姜汤、镇肝息风汤、风引汤、大柴胡汤。

1.柴胡桂枝干姜汤证

本证以半身不遂，口眼㖞斜，胸胁苦满为主，伴有往来寒热，心烦，小便不利，舌红，苔白，脉弦滑等症状，治以和解少阳，调和营卫，方用柴胡桂枝干姜汤加减。该方出自《伤寒论·辨少阳病脉证并治》第147条："伤寒五六日，已发汗而复下之，胸胁满微结，小便不利，渴而不呕，但头汗出，往来寒热，心烦者，此为未解也，柴胡桂枝干姜汤主之。"邪犯少阳，胆火内郁，从而导致少阳枢机不利，经气郁滞，邪气阻于经络，故发为中风。方中柴胡疏肝理气，黄芩清肝经之热，干姜温运脾阳，助脾之运化，且姜通神明；一升一降，一温一寒，一静一动，寒温相调，动静相宜。桂枝辛温，与干姜共助肝胆升发之性；瓜蒌根、牡蛎配伍逐饮开结；甘草和中调和药性；诸药共用，少阳气机宣通，表里营卫得以和之，邪气祛除，中风自愈。

2.镇肝息风汤证

本方证症见平素腰酸耳鸣，突然发生半身不遂，言语不利，手脚瞤动，舌红，苔腻，为阴虚风动之象，治当以滋阴潜阳，息风通络，方选镇肝息风汤。本方为治疗中风病初起的常用方剂，出自《医学衷中参西录》。方中怀牛膝性味苦酸而平，重用以引血下行，并有补益肝肾之效,用为君药;代赭石镇肝降逆,龙骨、牡蛎、龟板、白芍益阴潜阳,镇肝息风,共为臣药;玄参、天冬滋阴清热,壮水涵木;茵陈、川楝子、生麦芽清泄肝热,疏肝理气,以利于肝阳的平降镇潜,均为佐药;甘草调和诸药,与生麦芽相配,并能和胃调中,防止金石类药物碍胃之弊,为使药。本方配伍特点:重用镇潜诸药,配伍滋阴之品,镇潜以治其标,滋阴以治本,标本兼顾,以治标为主。诸药成方,共奏镇肝息风之效。

3. 风引汤证

本证以肢体偏瘫,半身不遂为主,伴有抽搐,舌红,苔黄腻,脉滑者,治以清热泻火,平肝息风,方用风引汤加减。本证中风为内风,即热盛里实,肝风内动,风邪中于经络而发。《金匮要略·中风篇》:"大人风引,少小惊痫瘈疭,日数十发,医所不能治者,此汤主之。"方中用牡蛎、龙骨、石脂、石英,以平肝息风,重镇潜阳;石膏、寒水石、滑石,辛寒以清风化之火;大黄苦寒泄内实之热;反佐以干姜、桂枝之辛温,既可通血脉,又能制约诸石之咸寒,以防损伤脾胃之阳气,甘草和中以调和诸药。

江西黄君在中,初患外感,诸医杂治,屡变不痊。延诊时,言刻下最苦者头晕痛猛不可当,心烦,口苦,手足不时热而麻木,已半月矣。大便时硬时溏,小便黄而涩,舌色红而苔黄,脉弦数。与风引汤两帖,疾如失。后以误用他医方疾复发,但比前较为轻减,复延诊。仍用风引汤愈之,改进甘寒养阴,十余剂而瘳。(选自《邃园医案》)

此外,少阳病中风,以半身不遂,口眼歪斜,胸胁部疼痛,常连及肩背,其痛攻撑难耐为主,多伴有腹胀便秘,呕吐不利等实热证,予以大柴胡汤和解少阳,内泻热结,清热息风。

(四)太阴病中风

太阴脾主升清,清阳在上则神明主焉、神机得守。若嗜食肥甘厚腻之味,或饮酒过度,伤及脾胃,使脾运化失职,聚湿生痰,痰湿生热,热极生风,终致风火痰热内盛,窜犯络脉,上阻清窍。太阴病中风代表方为涤痰汤、补阳还五汤。

1. 涤痰汤证

本证症见突然昏仆,不省人事,牙关紧闭,肢体强痉,面白唇暗,四肢不温、痰涎壅盛,苔白腻,脉沉滑,证属痰浊瘀闭,治以化痰熄风、宣郁开窍,方选涤痰汤加减。本证多因饮食不节或素体脾虚,脾气虚损,以致中焦运化不利,水液输布失常,痰浊内生,痰气上行,蒙蔽心神,发为中风。《医方集解》:"此手太阴、足太阴药也。心脾不足,风邪乘之,而痰与火塞其经络,故舌本强而难语也。人参、茯苓、甘草补心益脾而泻火;陈皮、南星、半夏利气燥湿而祛痰;菖蒲开窍通心,枳实破痰利膈,竹茹清燥开郁,使痰消火降,则经通而舌柔矣。"

2. 补阳还五汤证

太阴病中风,渐入恢复期,症见肢体偏瘫,面色萎黄,乏力,气短,舌有瘀斑者,证属气虚血瘀,脉阻络痹。治以益气养血、化瘀通络,方选补阳还五汤加减。本方适用于中风恢复期气虚血瘀证,《医林改错》卷下:"此方治半身不遂,口眼㖞斜,语言謇涩,口角流涎,下肢痿废,小便频数,遗尿不禁。"方中重用黄芪为君药,大补脾胃之元气,使气旺血行,瘀去络通;当归为臣,养血活血,化瘀而不伤血;赤芍、川芎、桃仁、红花行气活血祛瘀,地龙通经活络,共为佐药。全方相伍,大量补气药与少量活血药相配,气旺则血行,活血不伤正,共奏补气活血通络之功。

(五)少阴病中风

少阴经属里证、阴证。"少阴之为病,脉微细,但欲寐也。"少阴肾主封藏,若精气渐虚,肝肾阴虚于下,肝阳偏亢于上,肝风易动,化火生痰,上扰清窍,发为中风。代表方有地黄饮子、天麻钩藤饮等。

1.地黄饮子证

少阴病中风,以舌强不能言,足废不能用,口干不欲饮,足冷面赤,脉沉细弱为临床特点。治宜补养下元为主,摄纳浮阳,佐以开窍,化痰息风,方选地黄饮子加减。本方出自《圣济总录》,方中熟地黄、山茱萸补肾填精;肉苁蓉、巴戟天温壮肾阳,四药合用以治下元虚衰之本,共为君药。附子、肉桂助阳益火,温养下元,摄纳浮阳,引火归原;石斛、麦冬滋阴益胃,补后天以充先天;五味子酸涩收敛,合山茱萸可固肾涩精,伍肉桂能接纳浮阳。五药合用,助君药滋阴温阳补肾,共为臣药。石菖蒲、远志、茯苓开窍化痰,以治痰浊阻窍之标,又可交通心肾,是为佐药。生姜、大枣和中调药,功兼佐使之用。诸药合用,标本兼顾,阴阳并补,上下同治,而以治本治下为主,下元得以补养,虚阳得以摄纳,水火相济,痰化窍开则中风可愈。

2.天麻钩藤饮证

本方证症见素体头晕头痛、眩晕耳鸣,而猝然出现半身不遂、口眼歪斜、舌强语謇、手足重滞者,属风阳上扰,治当平肝潜阳、活血通络,方选天麻钩藤饮加减。本证多因情志不遂,肝气升发太过,肝火偏旺,热极生风,肝阳暴亢,引动心火,上扰清空,以致神窍闭阻,发为中风。本方载于《中医内科杂病证治新义》,方中天麻、钩藤平肝息风,为君药;石决明咸寒质重,功能平肝潜阳,并能除热明目,与君药合用,加强平肝息风之力,川牛膝引血下行,并能活血利水,共为臣药;杜仲、寄生补益肝肾以治本,栀子、黄芩清肝降火,以折其亢阳,益母草合川牛膝活血利水,有利于平降肝阳,夜交藤、朱茯神宁心安神,均为佐药。诸药合用,虚实兼顾,共奏平肝息风,清热活血,补益肝肾之效。

(六)厥阴病中风

厥阴病属六经阴阳胜复阶段,多为上热下寒、寒热错杂证。厥阴病中风多因肝经不利,或因肝火偏旺,风阳上扰;或因肝肾阴虚,风阳内动,阳亢于上,侵犯神明。肝属木,主疏泄,喜条达而恶抑郁,肝木升发太过或不及都可影响肝的功能,以致风邪内生,上冲脑络,气血逆乱,发为中风。厥阴病中风代表方为侯氏黑散。以侯氏黑散证为例。

本证以面红、眩晕、昏迷,四肢烦重,半身不遂为临床特点。治当清肝化痰,养血祛风,方选侯氏黑散。本方出自《金匮要略·中风历节病脉证并治第五》:"治大风,四肢烦重,心中恶寒不足者。"正如《金匮要略·编注24卷》:"直侵肌肉脏腑,故为大风,邪困于脾,则四肢烦重,阳气虚而未化热,则心中恶寒不足。"说明病因风邪直中脾,邪在心脾,但病虽直中而症状较轻,故治疗用侯氏黑散养血补脾,化痰祛风。方中菊花、牡蛎、黄芩清肝潜阳;桔梗化痰通络,矾石排除痰垢,以治眩晕昏迷;人参、茯苓、当归、川芎、白术、干姜温补脾胃,补气养血,活血通络;防风、桂枝、细辛散风寒之邪,温通阳气,治四肢烦重,半身不遂等。

汪亮辉,年逾五十,患偏头风症,自汗不止,脑中觉有冷涕一阵,自鼻而出。医人不识,与苍耳散,盖错认鼻渊症也,汗愈大,涕愈冷,痛愈甚;又与真武汤,盖误作阳虚头痛也,渐至火升便难;更医又与茶调散,满头筋胀,二便阻滞,盖不识虚实内外之风故也。考虚肝风内动之症,仲景以后,罕识其旨,惟近代天士叶氏,养肝息风,颇得其法。今此症脉左浮大,风居空窍,扰乱不息,头汗不止,是为内风虚风可知矣。夫风气通于肝,必养肝之中佐驱风之品。然头脑空窍,隧隙颇多,最难尽逐,必兼佐以堵塞之义,则空窍之风,无隙可乘。乃仿《金匮》侯氏黑散,内取桂枝、牡蛎、菊花驱风填窍,更取叶氏养肝息风之法,如首乌、黑芝麻、金钗、钩藤、桑叶、荷叶之属,不数剂诸病如失。此症余经验颇多,向未发明。学者鉴此,当知治法矣。(选自《谢映庐医案》)

本病的发生往往有其先兆,观察预兆,见微知著,可以防微杜渐,以免延误病情。预防本病,需注意以下几个方面:①戒烟戒酒,避免诱发中风;②低盐低脂低糖饮食,粗细结合、荤素搭配;③适量活动,如慢跑、快步走、太极拳;④保持心态平和;⑤睡好觉,保存人体正气;⑥建立健康档案,及早发现和预防疾病。正如《预防脑卒中》一书概括的十八字方针"管住嘴,迈开腿、开怀笑、吃对药、常体检、睡好觉"。

二十一、水肿

　　水肿是指因感受外邪,饮食失调或劳倦过度,导致体内水液潴留,泛滥肌肤,引起以眼睑、头面、四肢、腹背甚至全身浮肿为主要临床特征的一类病证。《内经》将水肿称为"水"。有关本病的症状,文献中有较多论述,如《灵枢·水胀》曰:"水始起也,目窠上微肿,如新卧起之状。"并根据症状不同分为风水、石水、涌水。对其病因病机,《素问·水热穴论》指出:"故其本在肾,其末在肺。"《素问至真要大论》又指出:"诸湿肿满,皆属于脾。"相关治疗,古代亦有记载,如《素问·汤液醪醴论》提出了"平治于权衡,去菀陈莝……开鬼门,洁净府"的治疗原则。汉·张仲景《金匮要略·水气病脉证并治》将水肿称为"水气病",并以表里上下为纲将水肿分为风水、皮水、正水、石水、黄汗五型,根据五脏发病的机制及证候不同将水肿分为心水、肝水、肺水、脾水、肾水,并提出了"诸有水者,腰以下肿,当利小便,腰以上肿,当发汗乃愈"的治疗原则。唐·孙思邈《备急千金要方·水肿》则首次提出了水肿需忌盐的观点。宋·严用和《严氏济生方·水肿门》提出了"疮毒内归"的病因理论,并将水肿分为阴水、阳水两大类,为水肿病的辨证论治奠定了基础。明·张景岳发展了《内经》理论,进一步阐明水肿的病机,其在《景岳全书·肿胀》提出:"凡水肿等证,乃肺、脾、肾三脏相干之病,盖水为至阴,故其本在肾;水化于气,故其标在肺;水惟畏土,故其制在脾。今肺虚则气不化精而化水,脾虚则土不制水而反克,肾虚则水无所主而妄行。"明·杨仁斋在《仁斋直指方·虚肿方论》创用活血利水法治疗瘀血水肿。清·唐容川在《血证论·阴阳水火气血论》中提出"瘀血化水亦发水肿,是血病而兼水也"的病机理论,为临床采用活血化瘀法治疗水肿提供了依据。

现代医学认为,水肿是多种疾病的一个症状或体征,根据水肿的病因及分布可分为全身性水肿和局限性水肿两大类。全身性水肿常见于充血性心力衰竭、肾病综合征、肾炎、肝脏疾病、营养不良和原因未明的特发性水肿。局限性水肿常见于器官组织和局限性炎症、静脉阻塞、淋巴道阻塞以及血管神经性水肿等。因水肿不单独为病,故临床应根据症状、体征,结合生化、影像等辅助检查,查明病因,明确诊断后予以病因治疗或对症支持治疗为主。病因治疗是消除水肿的根本措施,但也应根据水肿患者的全身状态、水肿发生的部位,综合分析,采取措施。在某些情况下如急性肺水肿、喉头水肿、大量胸腔积液所致严重的呼吸困难等,对患者的生命威胁性较大,必须立即给予对症治疗。水肿的对症治疗一般包括利尿、补充蛋白、抗炎、改善循环、血液透析、腹水浓缩再灌注法等。

(一)太阳病水肿

太阳为六经之藩篱,主一身之表,而皮毛又为肺所主,外邪侵袭人体,肺脏首当其冲,肺为华盖,通调水道,宣发肃降,输津液于皮毛。通调水道之职失司,可致水溢肌肤,则发为水肿。代表方有五苓散、越婢汤、防己黄芪汤等。

1. 五苓散证

太阳病水肿,以胀满跗肿,微热消渴,小便不利,汗出烦躁,舌淡,苔黄,脉浮数为主要表现,治以通阳化气利水,兼以解表,方用五苓散加减。本方见于《伤寒论·辨太阳病脉证治》第 71 条:"太阳病,发汗后,大汗出,胃中干,烦躁不得眠,欲得饮水者,少少与饮之,令胃气和则愈。若脉浮、小便不利、微热消渴者,五苓散主之。"方中猪苓、茯苓、泽泻,导水下行,通利小便;白术健脾利湿;桂枝辛温,通阳化气以行水,并兼以解表。五味合方,外解表邪,内通水腑,助膀胱气化,使水有出路,对于水湿内停而病证兼表者,可加减使用。五药合用,共奏化气利水通里达表之功。

林某,女,67 岁,2018 年 4 月 21 日以"下肢水肿 3 周余"为主诉来诊。3 周前无明显诱因出现双下肢水肿,夜晚较白天重,劳累后亦加重,未予重视及治疗,近来病情渐加重。时症见双下肢水肿,按之凹陷不起,小便不利,头晕,腰酸,困倦无力,舌体稍胖,苔白腻,脉弦滑。诊断为太阳病五苓散证,处方:茯苓 30 g,猪苓 20 g,白术 10 g,泽泻 20 g,桂枝 12 g,党参 12 g。3 剂,日一剂,水煎温服。服药后,小便畅利,下肢水肿随之消退。

2. 越婢汤证

本证以全身水肿,恶寒发热,口渴,骨节疼痛等症状为主要表现,治以疏风解表,宣肺利水,方用越婢汤加减。本方见于《金匮要略·水气病脉证治第十四》第 23 条:"风水恶风,一身悉肿,脉浮不渴,续自汗出,无大热,越婢汤主之。"本方主治风水夹热之证,风水之病,因风致水,来势急而病在表,故病初可见脉浮、恶风等表证。

水为风继而泛溢周身,故见全身肿胀;口渴为邪已化热之端倪;风热之邪性偏开泄,故见汗出;汗出热泄,因而体表暂无灼手之感。方中重用麻黄,配生姜以宣散发越,石膏辛凉以清内郁之热,甘草、大枣和中以助药力。

若此证肿势较甚者,可加白术健脾除湿,麻黄、白术相配,并行表里之湿,可增强利水退肿之效;恶风者加附子,此恶风由汗多伤阳所致,故用附子温经回阳止汗。正如《金匮要略论注》中论述:"……身重则湿多,此独一身悉肿,则风多气强矣。风为阳邪,脉浮为热,又汗非骤出,续自汗出,若有气蒸之者然;又外无大热,则外表少而内热多,故以越婢汤主之。"

吴某,男,26 岁,2016 年 6 月初诊。主诉:周身浮肿,反复发作 6 个月,加重 1 周。现病史:患者 6 个月前因饮食不节,劳累后出现咽痛,周身酸困,流涕,发热。在当地诊断为感冒,经青霉素静脉滴注及口服中西药(具体不详)治疗 1 周,症状消失。1 周后出现颜面及下肢水肿,在某医院诊断为急性肾小球肾炎而住院治疗,尿蛋白时有时无,1 周前因劳累后上述症状加重,经中西药治疗无效来诊。诊见:面部及周身可凹性水肿,口干不欲饮,咳吐白色清痰,畏寒无汗,小便不利,大便溏,舌淡胖,脉沉细。血压 140/90 mmHg,尿常规:尿蛋白(+++),潜血(-)。24 小时尿蛋白定量 4.6 g/L,遂诊断为太阳病越婢汤证,治以宣肺利水,除湿消肿。处方:麻黄 12 g,石膏 20 g,生姜、白术、茯苓、车前子各 30 g,大枣 4 枚。3 剂,日一剂,水煎温服。复诊时,自诉畏寒减轻,小便通利,水肿减轻。上方加冬瓜皮 30 g 为引,继服 7 剂,水肿消失。复查尿常规:尿蛋 (-),24 小时尿蛋白定量 150 mg/L。为巩固疗效,上药研末继服 3

个月,随访 1 年未复发。

3.防己黄芪汤证

本证以浮肿,下肢肿甚,身困重,小便不利,汗出恶风,舌淡,苔白,脉浮为临床特点,治以益气固表,利水除湿,方用防己黄芪汤加减。本方见于《金匮要略·水气病脉证治第十四》第 22 条:"风水,脉浮身重,汗出恶风者,防己黄芪汤主之。"本证水肿为表虚致风湿乘虚而入,伤于肌表,郁于肌腠所致。方中以防己、黄芪共为君药,防己祛风行水,黄芪益气固表,兼可利水,两者相合,祛风除湿而不伤正,益气固表而不恋邪,使风湿俱去,表虚得固。臣以白术补气健脾祛湿,既助防己祛湿行水之功,又增黄芪益气固表之力。佐入姜、枣调和营卫。甘草和中,兼可调和诸药,是为佐使之用。

李某,男,50 岁,以"双下肢水肿 3 个月"为主诉,于 2018 年 6 月 23 日来诊,既往有高血压、糖尿病病史。西医诊断为"原发性膜性肾病Ⅱ期"。治疗 1 个月效果不佳,仍有泡沫尿,下肢水肿明显。时见:双下肢水肿,腹胀,便溏,夜尿 2～3 次,易出汗,恶风,舌质淡白,舌体胖大,边有齿痕,脉浮而数。诊断为太阳病防己黄芪汤证,选用防己黄芪汤加减,处方:汉防己 10 g,黄芪 45 g,白术 20 g,炙甘草 9 g,生姜 30 g,大枣 4 枚,制附子 10 g。7 剂,日一剂,水煎温服。服用 1 周后,水肿明显消退,嘱患者坚持服药。1 月后复查,各项指标均正常。

(二)阳明病水肿

阳明病水肿多因外邪入里化热,导致湿热互结,出现身黄、小便不利的湿热内壅之证。代表方有麻黄连翘赤小豆汤、疏凿饮子、己椒苈黄丸等。

1. 麻黄连翘赤小豆汤证

阳明病水肿,以身肿满,阳黄,皮肤瘙痒、水疱、渗出,恶寒,发热为主者,治以清热利湿,解表散邪,方用麻黄连翘赤小豆汤加减。《伤寒论·辨阳明病脉证治》第262条:"伤寒瘀热在里,身必黄,麻黄连翘赤小豆汤主之。"本方为表里双解之剂,方中麻黄、杏仁、生姜辛散表邪,三味相配,开提肺气以利水湿;连翘、赤小豆、桑白皮清泄湿热;甘草大枣共调脾胃。方用潦水就煮,取其味薄不助湿之意。正如《医宗金鉴》曰:"湿热发黄,无表里证,热盛者清之,小便不利者利之,表实者汗之,里实者下之,皆无非为病求去路也。用麻黄汤以开其表,使黄从外而散,去桂枝者,避其热也。佐姜枣者,和其营卫也,加连翘、桑白皮以泻其热,赤小豆以利其湿共成治表实黄之效也。"

2. 疏凿饮子证

本证以全身浮肿为主,伴见烦躁、口渴、气喘、腹胀、小便不利、大便秘结等症,治以利水行气,方用疏凿饮子加减。方中槟榔、商陆、蜀椒目、赤小豆破结攻坚,行腹中之水;根据中医取类比象的思想,用茯苓皮、大腹皮、生姜皮,以皮制皮,使水邪从表而散,表里分消;木通、泽泻能通利下焦,使水从小便而去。羌活、秦艽解散肌表,使水邪从汗而去,诸药合用,以奏利水行气,上下内外分消之功,犹如疏江凿河,分消泛滥之水势,故取"疏凿"之名。

阳明病水肿,症见腹部胀满,口舌干燥,小便不利者,治以通利二便,分消水饮,方用己椒苈黄丸加减。

（三）少阳病水肿

少阳为一身气机之枢,枢机运行正常,则"上焦得通,津液得下,胃气因和"。若少阳枢机不利,则会影响三焦水液代谢功能,进而出现水肿、小便不利等症状,代表方有小柴胡汤。以小柴胡汤证为例。

本方证,出现"水肿、小便不利,胸胁苦满,心烦喜呕,嘿嘿不欲饮食,往来寒热,发无定时,舌质淡或红,苔薄白,脉弦细"者,治以和解少阳,方用小柴胡汤加减。方中柴胡气质轻清,味苦微寒,疏解少阳郁滞,使少阳气郁得达;黄芩苦寒,气味较重,清泄少阳邪热,使少阳火郁得清。二者合用,外透内泄,疏解少阳半表半里之邪。柴胡用量重于黄芩,其外透之力强于内泄之功。半夏、生姜调和胃气,降逆止呕。人参、炙甘草、大枣益气和中,扶正祛邪,使中土健旺,不受木邪之害。药共七味,相辅相成,寒温并用,升降协调,攻补兼施,有疏利三焦,调达上下,宣通内外,和畅气机之作用,故为和解之良方。临证本方多合用利水消肿方药,如五苓散、五皮饮等。

（四）太阴病水肿

太阴病属里证、虚寒证,以脾阳虚弱、寒湿阻滞为主要病机。脾在水液代谢中居于中心地位,脾虚无权,制水失常,则致水肿。代表方有实脾饮、防己茯苓汤、苓桂术甘汤、参苓白术散等。

1.实脾饮证

本方证以腰背及下半身水肿为主,伴手足不温、口中不渴、胸腹胀满、大便溏薄、舌苔白腻、脉沉弦而迟者等症。《素问·至真要大论篇》指出:"诸湿肿满,皆属于脾。"《素问·水热穴论篇》又言:"肾者至阴也,至阴者盛水也……跗肿者,聚水而生病也。"可见水肿的病因与脾肾两脏亏虚密不可分,尤以脾肾阳虚为主。脾肾阳虚,阳不化气行水,水气内停则发为水肿,治以健脾温阳利水,方用实脾饮加减。方中附子温助肾阳,助气化以行水,干姜善温脾阳,助运化以行水,两者温肾暖脾,扶阳抑阴为君药;以白术、茯苓健脾利湿,使水湿从小便而去,木瓜、草果醒脾化湿,使湿化水行,共为臣药;佐以厚朴、木香、大腹皮行气导滞,使气化则湿化,气行则胀消;大枣、甘草补益中气,并调和诸药,为佐使。诸药配伍,以奏温阳健脾,行气利水之效。

2. 防己茯苓汤证

太阴病水肿,症见四肢浮肿,伴有轻微颤动、小便不利,兼见乏力、饮食不消者,治以益气通阳,化气利水,表里分消,方用防己茯苓汤加减。《金匮要略·水气病脉证治第十四》第 24 条:"皮水为病,四肢肿,水气在皮肤中,四肢聂聂动者,防己茯苓汤主之。"防己茯苓汤主治水气壅盛于肌肤,阳气郁滞之证。脾主四肢,脾病则水潴留于四肢皮肤,故皮水病人四肢浮肿。肿则阳气被郁,邪正相争,故肌肉有轻微跳动。如《医宗金鉴》所言:"皮水之病,是水气相搏在皮肤之中,故四肢聂聂动也,以防己茯苓汤补卫通荣,祛散皮水也。"方中防己、黄芪相配,益气利水;桂枝、茯苓相合,通阳利水;黄芪、桂枝相协,又有温通表阳、振奋卫气之功。《金匮要略心典》中论述:"防己、茯苓善驱水气,桂枝得茯苓,则不发表而反行水,且合黄芪、甘草助表中之气,以行防己、茯苓之力也。"

余某,28 岁,妊娠 7 个月,全身浮肿 2 月余,起病初期表现为踝部、下肢浮肿,继而遍及全身。来诊时血压升高,波动在(150 ～175)/(80～90)mmHg 水平。于当地医院诊断曾为妊娠期高血压病,服用钙通道阻滞剂以降血压,但水肿未能缓解,今为求中医药治疗,来门诊求治。症见:面色㿠白,全身浮肿,下肢肿甚,皮肤光亮,按之凹陷,伴头晕心悸,胸闷,纳呆,尿少便溏,舌淡胖,苔白腻,脉沉细。辨为太阴病防己茯苓汤证,予防己茯苓汤加减:防己 10 g,茯苓 20 g,桂枝 12 g,黄芪 20 g。3 剂,日一剂,水煎温服。服药后肿消症减,再服 5 剂后水肿全消,心悸、头晕消失,饮食正常。

3. 苓桂术甘汤证

本方证症见肢体水肿,面目虚浮,心悸,头晕,胸满,渴不欲饮,小便短少,大便干结,治以温化利水,方用苓桂术甘汤。本方见于《伤寒论·辨太阳病脉证并治》第 67 条:"伤寒,若吐若下后,心下逆满,气上冲胸,起则头眩,脉沉紧,发汗则动经,身为振振摇者,茯苓桂枝白术甘草汤主之。"《金匮要略·痰饮咳嗽病篇第十二》第16 条:"心下有痰饮,胸胁支满,目眩,苓桂术甘汤主之。"第 17 条:"夫短气有微饮,当从小便去之。"苓桂术甘汤主治脾胃阳虚,水气上冲之证。方中以茯苓为君,健脾渗湿,祛痰化饮,使水饮从小便而出;以桂枝为臣,既可温阳以化饮,又能化气以利水,且兼平冲降逆;湿源于脾,脾虚则生湿,故佐以白术健脾燥湿,助脾运化,使脾阳得温,水湿自除;甘草为使,益气和中,收饮去脾和、湿不复聚之功。方药虽简,配伍严谨,温而不热,利而不峻,确为温化痰饮之和剂。本方临床应用时应和茯苓桂枝甘草大枣汤作鉴别,后者病轻,饮停下焦,为"脐下悸,欲作奔豚"而设,而本病重,饮停中焦,为

"心下逆满,气上冲胸,起则头眩,脉沉紧"而设。

此外,若由于长期饮食失调,脾胃虚弱,精微不化,而见遍体浮肿,面色萎黄,晨起头面较甚,动则下肢肿胀,疲倦乏力,大便溏,苔黄腻,脉软弱等症者,予参苓白术散治之。

(五)少阴病水肿

少阴包括心肾二经,少阴病多以心肾阳虚,虚寒内生或心肾阴亏、阳热上扰所表现的证候为主。阳虚水泛是少阴病水肿发生的主要机制,肾阳亏虚,不能制水,水邪泛溢而发为水肿。其主要表现为肢体肿胀,畏寒肢冷,小便不利,下利,或咳,或呕,或心悸。治疗以温阳化气利水为原则。少阴病水肿代表方有真武汤、猪苓汤、济生肾气丸、麻黄附子汤等。

1.真武汤证

少阴病水肿,以肢体浮肿,心悸,头眩为主,伴有神情倦怠,面色黧黑或面色㿠白而虚浮,小便短少不利等阳虚水泛证,治以温补肾阳,化气利水,方选真武汤。本方见于《伤寒论·辨太阴病脉证并治》第 82 条云:"太阳病发汗,汗出不解,其人仍发热,心下悸,头眩,身瞤动,振振欲擗地者,真武汤主之。"《伤寒论·辨少阴病脉证并治》第 316 条:"少阴病,二三日不已,至四五日,腹痛,小便不利,四肢沉重疼痛,自下利者,此为有水气。其人或咳,或小便利,或下利,或呕者,真武汤主之。"本证因邪入少阴,肾阳渐衰,阳虚寒盛,制水无权,水气不化,泛溢为患。方中熟附子辛热,温补肾阳使水有所主;白术甘温,健脾燥湿,使水有所主;生姜辛温,宣发肺气,使水有所散;茯苓淡渗,走膀胱,佐白术健脾,是于制水中有利水之用;芍药活血脉,利小便,是于制水之中有利水之法,且芍药有敛阴和营之用,可制姜附的刚燥之性。全方从三脏二腑着眼,尤以芍药利肌里腠间水气为妙,既能活血以利水,又能开痹以泄络,如此三焦上下脏腑之水,肌腠表里内外之水,皆可一役而去。

火车站工人某,年五十余,遍身肿胀,色黄而暗,饮食锐减,医治益剧,自分死矣。踵门乞诊,脉之,紧而缓,舌苔灰白而厚滑。与五皮饮加荆芥、防风、紫苏,三帖,身微汗出,肿消大半。改用真武汤加防己、木通、椒目,数服而瘳。(选自《遁园医案》)

2.猪苓汤证

本证以面目浮肿,腰酸腰痛,心烦不眠,发热,渴欲饮水,小便不利,舌红,苔微黄,脉细数为临床特点,治以清热利水滋阴,方用猪苓汤加减。本方见于《伤寒论·辨阳明病脉证治》第223条:"若脉浮发热,渴欲饮水,小便不利者,猪苓汤主之。"《伤寒论·辨少阴病脉证并治》第319条:"少阴病,下利六七日,咳而呕渴,心烦不得眠者,猪苓汤主之。"本证为热盛伤阴,水热互结所致。方中以猪苓,茯苓渗湿利水为君;滑石,泽泻通利小便,泄热于下为臣,君臣相配,既能分消水气,又可疏泄热邪,使水热不致互结;更以阿胶滋阴为佐,滋养内亏之阴液。诸药合用,利水而不伤阴,滋阴而不恋邪,使水气去,邪热清,阴液复,而诸症自除。

宋某,女,84岁,于2019年4月28日以"双下肢轻度浮肿1月余"为主诉来诊。自诉既往高血压病史3年,口服降压药治疗,血压控制尚可,1月前劳累后出现双下肢轻度浮肿,经多方治疗未见好转,遂至门诊求治。刻诊见:双下肢轻度浮肿,双下肢乏力,行走不利,口干,小便时有灼热感,大便干结,需使用开塞露方能排出大便,舌质红,无苔,脉细数。查尿常规示尿蛋白(-),隐血微量,亚硝酸盐(+),白细胞(+),白细胞(高倍视野)42.7 个/HP,细菌18 335 个/μL。诊为:少阴病猪苓汤证。处方:猪苓 10 g,茯苓20 g,泽泻 12 g,白术 12 g,滑石 10 g,阿胶 9 g(烊化),赤小豆 30 g,车前子 12 g,白茅根 10 g,蒲公英 12 g。7 剂,日一剂,水煎温服。复诊时,双下肢浮肿明显减轻,双下肢乏力亦有所缓解,排尿时灼热感较前减轻,大便规律,每日一次,继服 14 剂。复查尿常规示各项指标均正常。

3.济生肾气丸证

本证症见水肿不甚,腰膝酸软,畏寒足冷,神疲倦怠,少腹拘急不仁者,治以温肾蠲饮,化气行水,方用济生肾气丸加减。本方来自于肾气丸,后者见于《金匮要略·痰饮咳嗽病篇第十二》第 17条:"夫短气有微饮,当从小便去之,苓桂术甘汤主之,肾气丸亦主之。"《金匮要略·消渴小便不利病脉证并治第十三》第 3 条:"男子消渴,小便反多,以饮一斗,小便一斗,肾气丸主之。"《金匮要略·血痹虚劳病脉证并治第六》第 15 条:"虚劳腰痛,少腹拘急,小便不利者,八味肾气丸主之。"《金匮要略·妇人杂病脉证并治第二十二》第 19 条:"妇人病,饮食如故,烦热不得卧,而反倚息者,何也?师曰:此名转胞,不得溺也,以胞系了戾,故致此病,但利小便则愈,宜肾气丸主之。"方中附子大辛大热,温阳补火;桂枝辛甘而温,温通阳气,二药相合,补肾阳,助气化,共为君药。"善补阳者,必于阴中求阳,则阳得阴助,而生化无穷",肾为水火之脏,内舍真阴真阳,阳气无阴则不化,故重用干地黄滋阴补肾生精,配伍山茱萸、山药补肝养脾益精,阴生则阳长,同为臣药。本方立方之旨,并非峻补元阳,乃在于微微生火,鼓舞肾气,即取"少火生气"之义。泽泻、茯苓利水渗湿,配桂枝又善温化痰饮;丹皮活血散瘀,伍桂枝则可调血分之滞,此三味寓泻于补,俾邪去而补药得力,并制诸滋阴药碍湿之虞,俱为佐药。再加牛膝、车前子,补肾利水,与诸药合用,助阳之弱以化水,滋阴之虚以生气,使肾阳振奋,气化复常,则诸症自除。

此外,少阴病水肿,如症见面目浮肿为主,伴有表情淡漠,动作迟缓,形寒肢冷者,治以温补肾阳为主,方选右归丸加减。

(六)厥阴病水肿

厥阴病多为肝失疏泄,肝病及肾,肾不能温阳化水,气滞水停,阴阳之气难以顺接,出现寒热错杂证。代表方有栝楼瞿麦丸、蒲灰散等。

1.栝楼瞿麦丸证

本方证以肢体浮肿腰以下肿甚,眩晕,心烦失眠,畏寒肢冷、腹冷为临床特点,治以滋阴润燥,蒸津利水,方用栝楼瞿麦丸。本方主治上燥下寒的水肿证,见于《金匮要略·消渴小便不利病脉证并治第十三》第10条:"小便不利者,有水气,其人若渴,栝楼瞿麦丸主之。"《金匮要略心典》认为栝楼瞿麦丸所治之证为"下焦阳弱气冷,水气不行之证。"方中栝楼根润燥生津而止渴;山药甘淡益脾而制水;茯苓、瞿麦淡渗以利水;附子温肾阳而化气,使肾阳复而气化有权。气化行则水道利,津液上达,诸症即平。

2.蒲灰散证

厥阴病水肿,症见身肿,按之没指,四肢逆冷,小腹胀满,小便短少,尿道疼痛者,治以清利湿热,通利小便,方用蒲灰散。《金匮要略·水气病脉证治第十四》第 27 条:"厥而皮水者,蒲灰散主之。"本方主治皮水湿盛阳郁之证,由蒲灰、滑石二药组成。方中蒲灰生用可凉血、化瘀、消肿,滑石善于利湿清热,具有化瘀利窍泄热之功。如《金匮玉函经二注》中论述:"膀胱血病涩滞,致气不化而小便不利也。"蒲灰、滑石者,本草谓其利小便,消瘀血。小便利则水下行,逆气降。

二十二、淋证

淋证是以湿热蕴结下焦，肾与膀胱气化不利为主要病机，以小便频数短涩、淋沥刺痛、欲出未尽、小腹拘急或痛引腰腹为主要症状的一类病证。"淋证"之名，始见于《黄帝内经》。《素问·六元正纪大论》称为"淋""淋闭"，指出了淋证为小便淋沥不畅，甚或闭阻不通之病症。汉代张仲景在《金匮要略·消渴小便不利淋病脉证并治》中描述对本病的症状："淋之为病，小便如栗状，小腹弦急，痛引脐中。"明确指出了小便不爽、尿道刺痛是本病的主症。而且张仲景在《金匮要略·五脏风寒积聚病脉证并治第十一》中将其称为"淋秘"，病机为"热在下焦"。《中藏经·论诸淋及小便不利》根据临床表现不同，将淋证分为冷、热、气、劳、膏、砂、虚、实八种，乃为本病临床分类的雏形。隋唐·巢元方在《诸病源候论·诸淋病候》中指出："诸淋者，由肾虚而膀胱热故也。"高度概括了淋证的病机，对肾虚为本，膀胱湿热为标的淋证病机进行分析，成为多数医家临床诊治淋证的主要依据。巢氏不仅归纳了淋证病机，还对诸淋各自不同的病机特性进行了探讨，如："热淋者，三焦有热，气搏于肾，流入于胞而成淋也""膏淋者……此肾虚不能制于肥液"。唐宋时期，淋证的分类趋于完善。《千金要方》《外台秘要》将淋证归纳为石、气、膏、劳、热五淋，宋代《济生方》中分为气、石、血、膏、劳淋五种。明清时期,医家对淋证的辨证论治,又有了进一步的提高。如张景岳在《景岳全书·淋浊》中根据淋证寒热虚实等不同证型,倡导"凡热者宜清,涩者宜利,下陷者宜升提,虚者宜补,阳气不固者宜温补命门"的治疗原则。清·尤在泾在《金匮翼·诸淋》谓:"初则热淋、血淋,久则煎熬水液,稠浊如膏、如砂、如石也。"认为各种淋证可相互转化,或同时存在。至此,对淋证的认识渐趋全面。

现代医学认为,淋证类似于西医的急慢性尿路感染、尿道炎、泌尿系结核、尿路结石、急慢性前列腺炎、乳糜尿以及尿道综合征等病,结合西医学检查,如尿常规中白细胞增多,考虑泌尿系统感染或炎症;尿中红细胞增多为主者,多见于泌尿系结石、膀胱癌,进一步检查泌尿系 B 超、静脉肾盂造影、腹部平片等;怀疑泌尿系结核,进行尿沉渣检查,或结核菌素试验;考虑前列腺炎可能者,可做肛门指检前列腺及前列腺液常规检查;怀疑非感染性膀胱炎者,查膀胱镜;各项检查无异常者,多为尿道综合征。明确诊断后,给予抗感染、抗结核、碎石治疗及对症治疗,必要时进行手术。

(一)太阳病淋证

太阳病属于外感病的初期阶段,以"脉浮,头项强痛而恶寒"为提纲,有经证和腑证之分。太阳病淋证多见于太阳腑证之太阳蓄水,即外邪不解,内舍于太阳膀胱之腑,膀胱气化失司,水道不能而致蓄水。太阳病淋证以小便涩痛,或小便不利为主症,同时伴有发热、水肿、心悸、头眩等太阳蓄水证。代表方有五苓散。以五苓散证为例。

本方证以小便短赤、涩痛、少腹拘急疼痛为主，伴腹胀，渴欲饮水，汗出烦躁，胀满跗肿，或水入即吐，舌淡，苔黄，脉浮数者，治以化气利水，通淋止痛，方用五苓散。张景岳《类经》所云："气为水母，知气化能出之旨，则治水之道，思过半矣。"治疗本证，宜通调气机，疏利水道，以助膀胱之气化，水道通利，则邪气随小便而除。本方见于《伤寒论·辨太阳病脉证并治》第71条："太阳病，发汗后，大汗出，胃中干，烦躁不得眠，欲得饮水者，少少与饮之，令胃气和则愈。若脉浮，小便不利，微热消渴者，五苓散主之。"多见于太阳病汗法后，虽大汗出，但表邪未除，邪气随经入腑，热蕴膀胱，气化不利，水道涩滞，则水停下焦。方中重用泽泻为君药，臣以茯苓、猪苓，三者皆为甘淡之品，可通利水道，导水下行。《医宗金鉴》有云："君泽泻之咸寒，咸走水府，寒胜热邪，佐二苓之淡渗，通调水道，下输膀胱，并泻水热也"。白术健脾运化水湿，布散津液；桂枝辛温，通阳化气助行水之力，且能解表；诸药合用，共奏通里达表、化气利水之效，意同"开鬼门，洁净府"，宣发外窍，通利下窍，故诸症皆消。

黄某，女，63岁，于2018年1月11日以"尿频尿急反复发作2年，加重1个月"为主诉来诊。2年来尿频尿急反复发作，曾就诊于当地医院诊为尿路感染，给予对症治疗后，症状有所减轻，但劳累后常常复发，遂来门诊求治。时症见：夜尿2~3次，伴有腰部酸痛，乏力，双下肢水肿，大便正常。舌淡胖，边有齿痕，脉滑。诊断为太阳病五苓散证，方用五苓散加减，处方：茯苓10 g，猪苓10 g，生泽泻6 g，白术10 g，桂枝6 g，白芍10 g，生地黄20 g，太子参15 g，续断10 g，黄精15 g，狗脊15 g，生甘草4 g。7剂，日一剂，水煎温服。二诊时自诉尿频尿急缓解,腰酸腰痛减轻,偶有心悸,舌胖边有齿痕,脉弦滑。守上方加生牡蛎 30 g,肉苁蓉 15 g。7 剂,服法同前。三诊时尿频尿急已愈,腰酸腰痛消失。

(二)阳明病淋证

阳明病为里证、实证。阳明病淋证多因湿热蕴结下焦,热壅经络,煎熬成石,阻塞气机,膀胱气化失司。代表方有蒲灰散、石韦散、八正散、小蓟饮子、滑石白鱼散、茯苓戎盐汤等。

1.蒲灰散证

本证以小便不利,或溲赤,或有尿血,溲时尿道艰涩疼痛如刺,或兼少腹拘急,痛引脐中为主症,治当清热化瘀,方选蒲灰散。其病机为湿热蕴结下焦,肾与膀胱功能失司,三焦气化不利,兼有瘀血内阻,津液运行不畅,水道不通。本方见于《金匮要略·消渴小便不利淋病脉证并治第十三》第 11 条:"小便不利,蒲灰散主之;滑石白鱼散、茯苓戎盐汤并主之。"蒲灰散长于治疗湿热下注之热淋,方中蒲黄生用,性滑利,凉血消瘀;滑石清利湿热,二药合用有泄热利水行瘀之功。《千金要方》认为此二药"治小便不利,茎中抽痛,小腹急痛"。方药虽简,配伍严谨,使得湿热除,瘀血去,小便通而疼痛自止。

曹某,女,54 岁,于 2019 年 9 月 4 日来诊。患者自诉 3 天前劳累后出现小便频数,灼热刺痛,尿色黄赤,急迫不爽,伴有小腹拘急,口苦口干,大便秘结,舌质红,苔黄腻,脉濡数。辅助检查:尿常规示红细胞(+++),白细胞(+++),蛋白(+)。诊为阳明病蒲灰散证,予蒲灰散加减:生蒲黄(包煎)20 g,滑石粉 20 g(包煎),生大黄(后下)9 g,黄芩10 g,川黄连6 g,生甘草10 g。3剂,日一剂,水煎温服。诸症皆除,复查尿常规正常,守上方继服10剂以固疗效。

2. 石韦散证

本证可见尿中夹有砂石,排尿涩痛,或排尿时突然中断,尿道窘迫疼痛,少腹拘急,一侧腰腹绞痛难忍,甚则牵及外阴,尿中带血,舌红,苔薄黄,治以清利湿热,排石通淋,方用石韦散。《外台秘要》记载:"石韦散能清热利水通淋,治淋病,小便不利,溺时刺痛。"本方为治疗湿热蕴结下焦所致石淋之主方。方中石韦既能通淋,又能涤小肠之热;葵子滑利通窍,可通利膀胱之壅塞;滑石化石通窍,瞿麦清心通淋,车前子清热利尿;全方共为散剂,用白汤调服,可使热结顿化,砂石自消,小便通利。

此外,阳明病淋证,若症见小便热涩刺痛,尿色深红,或夹有血块,疼痛满急加剧,或心烦,舌红,苔黄,脉滑数者,治以清热通淋,凉血止血,方用小蓟饮子加减;若以小便频数短涩,灼热刺痛,溺色黄赤,小腹拘急胀痛为主,伴口苦呕恶,或腰痛拒按或大便秘结,苔黄腻,脉滑数者,治以清热利湿通淋,方选八正散加减;若湿热瘀结血分之血淋,以小便短赤不利,尿血,溲时尿道艰涩疼痛如刺,或兼少腹胀痛者,治以凉血化瘀,利窍泄热,方选滑石白鱼散加减;若属脾虚湿重热轻,小便不利,溲时尿道轻微刺痛,或尿后余沥不尽或有少量尿血,或尿中有白浊者,治以清热健脾利湿,方用茯苓戎盐汤。

（三）少阳病淋证

"少阳之为病，口苦，咽干，目眩也。"少阳病以口苦，咽干，目眩，寒热往来，胸胁苦满，心烦多呕，默默不欲食为特征。少阳为气机之枢纽，胆腑疏泄正常，则枢机运转，三焦通畅，气机升降自如，下焦如渎，主其所司。少阳病淋证，多因正气亏虚，邪气内入，正邪相搏于少阳经，致少阳枢机不利，三焦气化失常，津液代谢障碍所致。代表方为小柴胡汤、沉香散。以小柴胡汤证为例。

本方证以小便涩滞，痛而不爽为主，伴胸胁胀痛，郁闷不舒，口苦，往来寒热，脉弦等表现者，方选小柴胡汤加减。本方出自《伤寒论·辨太阳病脉证并治》第 37 条："太阳病，十日以去，脉浮细而嗜卧者，外已解也。设胸满胁痛者，与小柴胡汤。"第 96 条："伤寒五六日，中风，往来寒热，胸胁苦满、嘿嘿不欲饮食、心烦喜呕，或胸中烦而不呕，或渴，或腹中痛，或胁下痞硬，或心下悸、小便不利，或不渴、身有微热，或咳者，小柴胡汤主之。"外邪入侵少阳，正气不足，正邪交争于少阳，致枢机不利，三焦气化失常，津液运行不畅，故小便淋沥涩滞。方中柴胡专入少阳、疏邪透表；黄芩清少阳胆腑之郁火，共为君药；气逆不降，以半夏降泄浊气，气郁不升，以生姜辛升宣散，兼制柴胡黄芩苦寒伤胃为臣药；正气虚，以人参补益中气，扶正抗邪为佐药；甘草益气和中，调和诸药。全方以和解少阳，畅达气机而奏效，气机调畅，津液得通，而小便自利。

少阳病淋证，若属肝郁气滞者，可见小便涩滞，淋沥不宣，伴有少腹胀满疼痛，苔薄白，脉弦等症，治以理气疏导，通淋利尿，方用沉香散。

（四）太阴病淋证

太阴病主要为里证、虚证、寒证，其病变以脾阳虚衰，寒湿内盛，升降失常为基本病机。太阴病淋证多因脾虚生湿，湿邪内盛，与热互结，湿热下注，阻滞脉络，脂汁外溢。治以健脾祛湿，清热泄浊，代表方为程氏萆薢分清饮、膏淋汤、补中益气汤等。以程氏萆薢分清饮证为例。

本证以小便浑浊，或如米泔水为主，或混有血液、血块，尿道热涩疼痛，尿时阻塞不畅，口干，舌红，苔黄腻，脉濡数，治以清热利湿，分清泄浊，方用程氏萆薢分清饮。本方出自《医学心悟》，为治疗膏淋之要方。方中萆薢利湿通淋，分别清浊，合用黄柏清热燥湿，车前子利水通淋，清利湿热，石菖蒲化湿通窍；佐以白术、茯苓健脾祛湿，助脾以运化水湿；配莲子心、丹参清心火，以防心热下移小肠或小肠之上扰于心。全方配伍严谨，共奏清热利湿、分清别浊之功。

若膏淋日久不愈，反复发作，淋出如脂，涩痛不甚，形体日渐消瘦，头昏无力，腰膝酸软，舌淡，苔腻，脉细无力者，可用膏淋汤补脾肾固涩；若属脾虚中气下陷者，可合用补中益气汤。

（五）少阴病淋证

少阴包括心肾二脏及其经脉，肾主水，与膀胱互为表里，"肾者，胃之关也，关门不利，故聚水而从其类也"，提示肾和膀胱在水液代谢方面起着重要的调控作用，同时与三焦、肺、脾共同主导着小便的排泄。肾阳虚弱或湿热结于下焦，津液气化失常而发为淋证。代表方有真武汤、猪苓汤、无比山药丸、知柏地黄丸、鹿茸补涩丸等。

1.真武汤证

本方证以小便不利,腹痛,四肢沉重疼痛,下利为主症,伴心悸、头眩、身𥆧动,肢体颤动欲扑地,苔白,脉沉者,方用真武汤加减。本方见于《伤寒论·辨少阴病脉证并治》第316条:"少阴病,二三日不已,至四五日,腹痛,小便不利,四肢沉重疼痛,自下利者,此为有水气。其人或咳,或小便利,或下利,或呕者,真武汤主之。"肾阳虚弱,阴寒内盛,制水无权,水气不化,泛于下焦而致淋证,喻嘉言在《尚论篇》中云:"方中用茯苓、白术、芍药、附子,行水收阴,醒脾崇土之功,多于回阳,名之曰真武汤……其所收拾者,全在收拾其水。"方中以熟附子大辛大热之品为君药,温补肾阳以治本,使水有所主。《本草求真》谓:"附子专入命门。味辛大热,纯阳有毒,其性走而不守……为补先天命门真火第一要剂。"生姜辛温通阳,散水宣肺;白术甘温,健脾祛湿,使水有所制;茯苓淡渗利水化气,芍药活血利水。《神农本草经》中记载芍药可"利小便",具有泄孙络、利水气、走筋脉之功。方中药物配伍,附子配生姜,温寒散水,从表而解;附子配白术,脾肾同补,温补先天而强健后天;附子配芍药,前者属阳走气分,后者属阴走血分;附子配茯苓,助膀胱气化,行水之力更增;诸药合用,共奏补肾阳、化水气、利小便之效。

颜某,女,58岁。2016年7月21日来诊,患者尿道刺痛10年余,多方求治,疗效不佳。自诉小便未尽之时,即感尿道刺痛,犹如针刺,伴有心慌,汗出,动则尤甚,肢冷畏寒,小腹寒凉等症,口不渴,大便畅,舌质黯,苔白润。遂诊断为少阴病真武汤证。处方:制附子15 g,茯苓25 g,白术15 g,白芍10 g,生姜10 g,车前子15 g（包煎）。3剂,日一剂,水煎温服。复诊时欣然告知,尿道刺痛已大减。嘱其续服,守上方14剂,诸症悉除。追访年余,未见复发。

2.猪苓汤证

本证症见小便热赤,排尿涩痛,或有血尿,口渴,发热,兼有心烦不眠,舌红苔少等表现者,治以清热利水,方用猪苓汤加减。本方出自《伤寒论·辨阳明病脉证并治》第223条,原方用于"脉浮发热,渴欲饮水,小便不利者"。其病机为水热互结于下焦,兼有阴伤。成无己分析:"脉浮发热者,上焦热也;渴欲饮水者,中焦热也;小便不利者,邪客下焦,津液不得下通也。与猪苓汤利小便,以泻下焦之热也。"方中猪苓、茯苓、泽泻皆为甘淡渗湿以利水,虽利水但不伤阴者。如《雷公炮制药性解》谓:"猪苓,专入膀胱利水。"唐容川《血证论》曰:"茯苓、泽泻,化气利水,以泻为补,虽非生水之正药,而实滋水之要药。"《药性赋》则言"泽泻,利水通淋而补阴不足"。阿胶性味甘平,育阴润燥;滑石甘寒,清热祛湿通窍以利小便。本方为后世开创了育阴利水治法之先河,其滋阴清热利水之功,成为主治下焦蓄热兼有阴伤之利尿专剂。

此外,若脾肾两虚,湿热留恋者,症见小便赤涩,溺痛不甚,但淋沥不已,遇劳即发,腰膝酸软,神疲乏力,病程缠绵,舌淡脉细弱,治以补脾益肾,方用无比山药丸加减;若阴虚火旺,面红烦热,尿黄赤伴有灼热不适者,可用知柏地黄丸滋阴降火;若症见浊病,下元虚冷,茎中不痛,脉来无力者,予鹿茸补涩丸温肾固涩。

（六）厥阴病淋证

厥阴病以上热下寒、寒热错杂为主要病机。厥阴受邪，阴阳失调，若邪气从阳化热，则为厥阴热证。厥阴病淋证多为厥阴肝经湿热证，治以清热利湿通淋，代表方有白头翁汤。以白头翁汤证为例。

本证以尿频、尿急、尿痛，腹痛为主症，伴有发热，渴欲饮水，下利脓血，肛门灼热，舌红苔黄腻，脉弦数等表现者，治以清热解毒，利水通淋，方用白头翁汤加减。本方见于《伤寒论·辨厥阴病脉证并治》第 371 条："热利下重者，白头翁汤主之。"第 373 条："下利，欲饮水者，以有热故也，白头翁汤主之。"如《金匮要略·五脏风寒积聚病脉证并治第十一》第 19 条："……热在下焦者，则溺尿血，亦令淋秘不通。"热在下焦者，灼伤肾和膀胱络脉则尿血，热结气分，气化不行，则小便淋涩，尿道刺痛或癃闭不通。方中白头翁性味苦寒，可清热、凉血解毒；黄连、黄柏苦燥，苦能清热，燥能除湿；秦皮苦寒偏涩，主热利下重，配伍白头翁，清热解毒，清淋止痛；四药合用，共奏清热解毒，利水通淋之功。

曹某，女，28 岁。主诉：尿频、尿急、尿痛、小腹坠胀疼痛 3 天。症见尿频、尿急、尿痛、小腹坠胀疼痛，尿色红赤，伴恶寒发热，体温 38.5 ℃，口苦，咽干，便秘，舌质红，苔黄腻，脉滑数。诊断为厥阴病白头翁汤证。处方：白头翁 10 g，黄柏 15 g，黄连 5 g，秦皮 15 g，车前子 10 g。4 剂，日一剂，水煎温服。嘱其清淡饮食，少食辛辣刺激、肥甘厚腻之物。服药 1 剂后，小便畅通，疼痛明显减轻，4 剂后诸症消失。

本病在预防调护方面,需要注意:饮食上忌食辛辣刺激之物,勿劳累,节房事,防复发;保持愉悦的心情,有助于提高防病抗病能力;保持外阴清洁,多饮水,勤排尿,不憋尿;如在月经期、妊娠期、产后,正值体质虚弱之时,谨防虚体受邪。

二十三、癃闭

癃闭是以小便量少,排尿艰难,其则小便闭塞不通为主要特征的一种疾病。一般而言,癃指小便不畅,点滴而短少,病势较缓;闭指小便不通,病势较急,二者都指排尿困难,只在程度上有所区别。本病首载于《黄帝内经》,书中对本病的病因、病机、预后发展等做了较为详尽的描述:在病因方面,其指出"其病癃闭,邪伤肾也""酸走筋,多食之,令人癃",认为本病多因外邪伤肾或饮食不节,而其病机则因膀胱及三焦气化不利。《素问·灵兰秘典论篇》曰:"膀胱者,州都之官,津液藏焉,气化则能出矣。"其认为小便的通畅,有赖于膀胱的气化。汉代张仲景在论述淋病的内容中包含了癃闭的内容,并提出了各种小便不利的治法。唐代孙思邈在《千金要方》中记载了与小便不通相关方剂 13 首,并记载了导尿术治疗小便不通。王焘于《外台秘要》中阐述了用盐及艾灸等外治法治疗癃闭。明代张景岳则首次将淋证与癃闭分而论之,分别阐述了两种疾病的不同治法。李用粹则初步提出了从肺、脾、肾三脏着手论治癃闭。中医认为本病病位在膀胱,病因多为外邪侵袭、饮食不节、情志内伤、痰浊瘀血等,病机为膀胱气化不利,可涉及肝、脾、肺、肾等脏腑。本病相当于现代医学中的尿潴留或无尿症,见于尿路梗阻、肾衰竭、神经源性膀胱炎等疾病,为泌尿系常见重症疾病。

（一）太阳病癃闭

足太阳膀胱经从头走足,连结肾与膀胱,肾主水,"膀胱者,州都之官,津液藏焉,气化则能出矣",人体一身之津液需得膀胱气化才可完成代谢排出体外。且太阳经为诸经之藩篱,阳气充盛,护卫机体。一旦外邪侵袭,太阳经首当其冲,先受其害,必会导致太阳经气流转不利,气血运行受阻,膀胱失司,气化不利,发为癃闭。因此,太阳病癃闭多因外邪所致,一般发病急骤,病情进展较快,预后较好,为阳证、实证,代表方剂为五苓散、清肺饮。

1. 五苓散证

太阳病癃闭,症见小便点滴不通,发热恶寒,汗出烦躁,肢体浮肿或水入即吐者,方选五苓散加减。本证多因风寒之邪停驻太阳经,风善开泄,寒性收引,风邪袭人,首犯上部,因此本病初期仅以恶寒发热、头身疼痛、咳嗽、脉浮等表证为主,迁延数日后,邪气深入经脉,则可导致太阳经气流转失常,三焦气化失司,膀胱气化不利,津液代谢失常。治当化气行水,故用五苓散。五苓散见于《伤寒论·辨太阳病脉证并治》第 71 条:"太阳病,发汗后,大汗出,胃中干,烦躁不得眠,欲得饮水者,少少与饮之,令胃气和则愈。若脉浮,小便不利,微热,消渴者,五苓散主之。"第 72 条:"发汗已,脉浮数、烦渴者,五苓散主之。"第 74 条云:"中风发热六七日不解而烦,有表里证,渴欲饮水,水入则吐者,名曰水逆,五苓散主之。"本方常用于治疗膀胱气化不利,水湿内聚引起的癃闭、水肿。方中桂枝辛温,既能温化膀胱而利小便,又能疏散外邪而治表证;茯苓、猪苓甘淡渗湿,通利小便;泽泻甘寒渗泄,助二苓以利水;白术苦温健脾燥湿,使脾强而制水。诸药合用,共收温阳化气、利湿行水之功。

2.清肺饮证

本证以小便点滴不通为主症,伴咽干,口渴欲饮,呼吸不畅,或有咳嗽,舌质红,苔薄黄,脉数,治以清泻肺热,通利水道,选用清肺饮加减。肺主一身之气,为水之上源,对全身水液的布散具有重要的调控作用。若肺热壅盛,则肺气布散津液的功能必然受到影响,水道通调失司,五行之中,金生水,肺金受损,则肾水生化失源,津液代谢失常,发为癃闭,故选用清肺饮。《证治汇补》言:"方中桑白皮、黄芩、栀子清上焦肺热,麦冬滋阴清热生津,茯苓健脾利湿,车前子、木通清下焦湿热,使湿热随小便自下焦而利。"本方以清热利湿为主,兼顾上中下三焦,最终热邪随小便而解,水道通畅,癃闭得除。

叶某,男,75岁。来诊时已反复咳喘20余年,1周前因小便困难(点滴而出)住院治疗,效不佳。遂求诊于中医治疗,时见:小便点滴而出,咳喘痰鸣,端坐不得卧,小腹胀痛,不欲饮食,双下肢水肿,大便已3天未解,舌红绛、无苔,脉弦数。诊断为太阳病清肺饮证,给予清肺饮,4剂,日一剂,水煎温服。服药后小便渐能排出,大便通,咳喘较平,痰鸣减轻,继服5剂而愈。

(二)阳明病癃闭

阳明病癃闭多因瘀血阻塞或湿热蕴结膀胱,气机不通,肾与膀胱功能失司,三焦气化不利,水液停滞。代表方有蒲灰散、八正散、代抵当丸等。

1.蒲灰散证

本证症见小便短赤不利,尿道灼热,小腹胀满,口中黏腻,大便不畅,舌红苔腻,脉数,治当清热化瘀,方选蒲灰散。本证多因瘀血日久,湿热蕴结下焦,以致肾与膀胱功能失司,三焦气化不利,津液不行,发为本病。蒲灰散见于《金匮要略·消渴小便不利淋病脉证并治第十三》第11条:"小便不利,蒲灰散主之;滑石白鱼散、茯苓戎盐汤并主之。"原文中并未明确指出蒲灰散证的发病特点,但根据蒲灰散的组成及前后文联系,不难推断出本方的适应证。蒲灰散中蒲黄性滑利,凉血行瘀,消肿利窍;滑石沉寒,渗利泄湿;二药合用有泄热利水行瘀之功。《千金要方》认为此二药"治小便不利,茎中抽痛,小腹急痛"。

2.八正散证

本证症见小便点滴而下,量少而短赤,小腹胀满,口苦口黏,口渴而不欲饮,舌质红,苔黄腻,脉数者,方选八正散加减。湿热之邪侵袭,壅塞膀胱,以致"州都之官"不行津液,水液代谢受阻,停滞体内,发为癃闭。方中滑石善能滑利窍道,清热渗湿,利水通淋;木通上清心火,下利湿热,使湿热之邪从小便而去;萹蓄、瞿麦、车前子、灯心草均可清热利水通淋;栀子清泄三焦,通利水道,大黄荡涤邪热,并能使湿热从大便而去;甘草调和诸药,兼能清热、缓急止痛。本方集泻火与利湿合法,利尿与通腑并行,既可直入膀胱清利而除邪,又兼通利大肠导浊以分消,使湿热之邪从二便而去,以达清热泻火,利水通淋之功。

田某,男,70岁,2016年5月6日来诊,两个月前无明显原因出现小便量少,而后不利,2~3天后小便点滴不下,小腹胀满而痛。遂来门诊求治,初诊:望其面色㿠白,微烦,纳差,口渴不欲饮,脉浮而弦,舌质红,苔白腻。诊为阳明病八正散证。处方:木通6 g,车前子(包煎)8 g,瞿麦8 g,萹蓄8 g,滑石10 g,甘草梢6 g,栀子6 g。3剂,日一剂,水煎温服。服3剂后,小便自通,但站立时不能全部排出,必须蹲下才能全部尿出,继服5剂告愈。

3.代抵当丸证

本方证出现小便点滴而下,或尿如细线,甚则小便不通,小腹胀满而痛,舌质紫暗,可见瘀斑,脉涩,治当化瘀散结,通利水道,方选代抵当丸。瘀血久驻下焦,阻塞气机,致使肾与膀胱气化失司,水液停滞体内,发为癃闭。代抵当丸由桃仁、大黄、水蛭、虻虫、甘草组成,《医方解集》曰:"甘缓结,苦泄热,桃仁、大黄之甘苦,以下结热。苦走血,咸渗血,虻虫、水蛭之苦咸,以除畜血"。《医学心悟》云:"代抵当丸主治血淋,瘀血停蓄,茎中刺痛难忍。"

全某,女,34岁,患者曾于两年前患淋证,时轻时重,反复发作。现症见:烦躁,痛苦貌,尿频、尿痛、肉眼可见血尿,近来尿液点滴不下,少腹急结,饮食不进,大便四日未行,查体:小腹胀满,拒按,舌淡红,苔白厚润,脉沉结。诊为阳明病代抵当丸证,急以代抵当汤治之。处方:大黄12 g,当归尾15 g,生地黄25 g,桃仁15 g,桂枝10 g,牛膝10 g,芒硝30 g,2剂。服一剂,二便通利,二剂后,尿频、尿痛减轻,饮食增加,仍见血尿。再服2剂,尿频、尿痛消失,小便色清,饮食如常,精神转佳,微笑致谢。

(三)少阳病癃闭

少阳为枢机之纽,气机升降出入通道,少阳病癃闭,多因正气亏虚,邪气内入,正邪相搏于少阳经,致少阳枢机不利,三焦气化失常,津液代谢障碍。临床多伴有口苦,目眩,寒热往来,胸胁苦满,心烦多呕,默默不欲食等症状。少阳病癃闭代表方为小柴胡汤、沉香散。以小柴胡汤证为例。

本方证以小便不通或通而不爽为主,伴胸胁胀痛,郁闷不舒,口苦,往来寒热或低热者,方选小柴胡汤加减。小柴胡汤出自《伤寒论》第 37 条:"太阳病,十日以去,脉浮细而嗜卧者,外已解也。设胸满胁痛者,与小柴胡汤。"第 96 条:"伤寒五六日,中风,往来寒热,胸胁苦满、嘿嘿不欲饮食、心烦喜呕,或胸中烦而不呕,或渴,或腹中痛,或胁下痞硬,或心下悸、小便不利,或不渴、身有微热,或咳者,小柴胡汤主之。"本方证多因正气亏虚,外邪侵入少阳,正邪相搏于少阳,致少阳枢机不利,津液不布,气化不行,而发为癃闭。小柴胡汤为和解少阳,调理枢机之剂。方中柴胡专入少阳、疏邪透表;黄芩清少阳胆腑之郁火,共为君药;气逆不降,以半夏降泄浊气,气郁不升,以生姜辛升宣散,兼制柴胡黄芩苦寒伤胃为臣药;正气虚,以人参补益中气,扶正抗邪为佐药;甘草益气和中,调和诸药,为使药。全方可使邪气得解,少阳得和,上焦得通,津液得下,则癃闭可愈。

此外,症见小便不通或通而不畅,情志抑郁,胁腹胀满,舌红,苔薄黄,脉弦,多因肝郁气滞,三焦气机失宣,膀胱气化不利,治以疏肝行气,通利小便,方用沉香散加减。

（四）太阴病癃闭

脾胃为后天之本，水谷精微皆有赖于脾脏的输布才能布散至全身各处，因此，其对于津液也有重要的调控作用。脾气健旺则能保证水液的正常代谢，脾气亏虚则无力推动，以致水液停聚膀胱不下，则发为癃闭。肾与脾分别为人体先后天之本，互为资助，脾虚日久，还可影响到肾的功能，进一步影响津液代谢，加重癃闭，其代表方为补中益气汤。以补中益气汤证为例。

本证症见小便量少而不畅，常有便意而排便不出，兼有小腹坠胀、神疲乏力、纳差便溏、舌质淡、脉濡缓等症状，治以补脾益气，化气行水，方选补中益气汤。多因饮食不节或情志内伤，损伤脾气所致。脾喜燥恶湿，以升为健，脾气虚损则化湿之力减弱，湿气聚集又可加重脾虚，因此本证起病较慢，迁延较久。补中益气汤重用黄芪为君药，入脾肺经而补中益气，升阳固表；伍以人参、甘草、白术补气健脾为臣药，以增强黄芪补气之功；血为气之母，气虚日久可致营血亏虚，故以当归养血，合参、芪以补气养血，陈皮理气和胃，使诸药补而不滞，共为佐药；佐以少量升麻、柴胡升阳举陷，协助君药以升提下陷之中气，以炙甘草调和诸药，使气虚者补之，气陷者升之。

王某，女，47岁。2018年11月9日来诊，诉其小便量少，排尿困难已有3天，小腹坠胀，神疲乏力，面色淡白，语声低微，舌淡红，苔薄白，口干欲饮，脉细无力。诊断为太阴病补中益气汤证。处方：生黄芪40 g，党参20 g，白术15 g，当归10 g，升麻10 g，柴胡12 g，陈皮6 g，炙甘草6 g，天花粉30 g，五味子30 g，麦冬15 g。

4 剂,日一剂,水煎温服。药尽后,诸症皆除。

(五)少阴病癃闭

肾为先天之本,肾主水藏精,与膀胱互为表里,"肾者,胃之关也,关门不利,故聚水而从其类也",说明肾脏在调控水液代谢方面起着重要作用,其与膀胱相互为用,与三焦、肺、脾共同主导着小便的排泄。情志内伤或湿热外邪侵袭少阴,则可导致肾气不利,影响津液的气化,进而发为癃闭。代表方有猪苓汤、真武汤、济生肾气丸。

1.猪苓汤证

本证多因素体肾阴亏虚,复感湿热之邪,客于少阴经,临床常见小便不利,身热口渴,舌红,苔黄腻等湿热证表现,又可见烦躁,失眠,腰酸,脉细数等肾阴虚症状,证属水热互结,热伤阴津,治当清热利水、滋阴生津,方用猪苓汤加减。本方见于《伤寒论·辨阳明病脉证并治》第 223 条:"若脉浮发热,渴欲饮水,小便不利者,猪苓汤主之。"《伤寒论·辨少阴病脉证并治》第 319 条"少阴病,下利六七日,咳而呕渴,心烦不得眠者,猪苓汤主之。"本方以猪苓为君药,因其归肾、膀胱经,专以淡渗利水;以泽泻、茯苓为臣药,因其甘淡,可助猪苓利水渗湿,且泽泻性寒兼可泄热,茯苓尚可健脾以助运湿;佐以甘寒之滑石,既可利水,又可清热;阿胶滋阴润燥,既可扶助已伤之阴,又可防止诸药渗利过重而伤阴血。五药合用,以利水渗湿为主,兼以清热养阴,全方利水而不伤阴、滋阴而不碍湿。

胡某,男,21 岁,以"小便不畅伴腰痛 1 周"为主诉于 2019 年 7 月 12 日来诊。其人面目及下肢轻度浮肿,心烦不得眠,口渴,舌红,苔黄,脉弦细。遂诊断为少阴病猪苓汤证,予猪苓汤原方治疗,10天后诸症皆除,半年后随访未再复发。

2. 真武汤证

本证症见小便不通或点滴而下,面色㿠白,畏寒肢冷,腰膝软而无力,身体浮肿,下肢为甚,心悸、头晕目眩、腹痛,舌淡胖,苔白滑,脉沉细,治当温阳利水,方选真武汤加减。因阳气虚衰于下,水邪泛滥于上,阳虚与水湿阻碍下焦气机,气化失常,发为癃闭。真武汤以附子为君药,温肾助阳,以化气行水,兼暖脾土,以温运水湿;以茯苓、白术为臣药,健脾利湿,淡渗利水,使水气从小便而出;佐以生姜之温散,既助附子以温阳祛寒,又伍茯苓、白术以散水湿,共奏温阳利水之功效。赵羽皇在《名医方论》中说:"真武一方,为北方行水而设。"真武,北方之水神,"其德唯水",取镇水的意思,所以用"真武"命名,可见其温肾利水之功倍受称赞。

3. 济生肾气丸证

本证症见小便不通或点滴而下,排出无力,面色白,畏寒肢冷,腰膝酸冷,软而无力,舌淡胖,苔薄白,脉沉细弱,治当温阳化气行水,方选济生肾气丸。其本质为肾阳虚衰证,肾阳不足,无以温化下焦,则下焦气化功能减弱,水液代谢失常,发为癃闭,故用济生肾气丸。方中熟地黄滋阴益髓,山茱萸、山药滋补肝脾,肉桂、附子温肾助阳、化气行水,泽泻、茯苓、车前子渗湿利水消肿,丹皮清泻肝火,牛膝引药下行,直趋下焦,强壮腰膝。诸药相合,阳气复则水道通,癃闭得蠲。

罗某,女,65岁。于2017年10月11因恶心、呕吐1周入住某医院。西医诊断为急性胆囊炎,中毒性心肌炎。入院1周,诸症未减,反增小便不畅,甚则疼痛,邀请会诊,时见:尿液点滴而出,畏寒肢冷,恶心呕吐,面色㿠白,语声低微,舌质淡,苔薄白,脉沉细而尺弱。诊断为少阴病济生肾气丸证。方选济生肾气丸原方,服药1剂后,当晚解小便3次,排尿通畅。继服3剂后病愈出院。

(六)厥阴病癃闭

厥阴病为虚实互结,寒热错杂之证。厥阴病癃闭多因下焦阳气虚衰,阴寒居于下,而虚火上犯,以致肾与膀胱气化失司,以温阳化气,利水润燥为治法,代表方有栝楼瞿麦丸。以栝楼瞿麦丸证为例。

本证可见小便不利,点滴而下,小腹胀满,甚或冷痛,口苦口渴,烦躁,舌质淡而少苔,脉沉,方选栝楼瞿麦丸。本方出自《金匮要略·消渴小便不利淋病脉证并治第十三》第10条:"小便不利者,有水气,其人若渴,栝楼瞿麦丸主之。"下焦阳气虚衰,阴寒居于下,而虚火上犯,以致肾与膀胱气化失司,发为癃闭。方中附子温肾壮阳,以助膀胱之气化,肾阳充足,则膀胱气化有权,小便自然通利;配伍茯苓淡渗利水,山药润燥止渴,使水湿下行,津液上承,则小便利,口渴止,又用栝楼根生津润燥,瞿麦以增强通利水道之功,二味性寒,又可兼制附子之燥热,以期助阳而不伤阴。五药相配,具有温补肾阳,通利小便之功。

癃闭之病,病因复杂,然其病机总属膀胱气化失司,病位在肾与膀胱,与肝脾肺有密切关系。临证时,本病与淋证要加以区分,淋证以热、淋、涩、痛为特征,小便虽排出困难而兼有疼痛,但尿量正常,无少尿、无尿之症;而癃闭则以小便量少甚至闭塞不通为主要特征,一般无尿频、尿痛之症;再次,辨治癃闭还应辨清虚实阴阳,实证以三阳病为主,当辨清湿热、瘀血、痰浊之偏盛;虚证以三阴病为主,当辨脾虚、肾衰之不同,治疗方面则以通利为原则,三阳病以清热、行气、散瘀为通,三阴病以补脾肾为通,急症者还可配合针刺、艾灸、推拿、探吐等外治法速通小便。

二十四、耳鸣、耳聋

耳鸣、耳聋是因外邪侵袭、饮食失调、情志内伤、病后体虚等引起听觉功能异常的一种疾病。凡耳内鸣响，或如蝉声，或如潮声，其声或细或暴，不同程度地妨碍听觉者，称为"耳鸣"；凡听觉有不同程度的减退，甚至丧失者，称为"耳聋"。临床上，二者可单独出现，亦常合并兼见，耳聋又有从耳鸣发展而来。二者症状虽有不同，而发病机理基本一致。《内经》将耳鸣、耳聋的病因分为外感和内伤。隋代医家巢元方认识到耳鸣、耳聋与肾虚有密切关系。宋代医家严用和认为劳倦过度、外邪入侵和七情郁结均可导致耳鸣耳聋。元朱丹溪多从痰火论治，清代王清任多从瘀血论治。至此，各医家阐明了耳鸣、耳聋的病因病机不外乎肾精亏虚，胃气不足，肝火上炎，痰浊蒙窍以及风邪外袭等。

（一）太阳病耳鸣、耳聋

太阳病耳鸣、耳聋多为风寒热邪侵袭肌表，邪气循经上扰至头面，袭扰耳窍而突发耳鸣、耳聋，治以疏风散热，或疏风散寒，兼以通窍之法，代表方为银翘散、葛根汤。以银翘散证为例。

本证以耳鸣、耳聋为主症，伴有发热恶风、咽干口渴、苔薄黄、脉浮数等风热表证之表现，治以疏风、清热、通窍，予银翘散加减。

该方源于吴鞠通所著的《温病条辨·上焦篇》第4条:"太阴风温、温热、温疫、冬温,初起恶风寒者,桂枝汤主之;但热不恶寒而渴者,辛凉平剂银翘散主之。"认为银翘散为温病初起,邪在上焦所设,其立方旨在辛凉清宣、透热外达,是温病学中辛凉清解法的代表方剂。方中运用金银花、连翘、薄荷、牛蒡子等芳香辛凉之品配伍荆芥穗、淡豆豉等辛而微温之品,疏散风热,清热解毒,辟秽化浊,解毒利咽;并加入芦根、竹叶清热生津,桔梗开宣肺气合甘草止咳利咽,调和诸药,既有利于透邪外出,又不悖辛凉之旨,既有外散风热之效,又有内清热毒之功。正如吴鞠通在《温病条辨》中:"本方谨遵《内经》'风淫于内,治以辛凉,佐以苦甘;热淫于内,治以咸寒,佐以甘苦'之训;又宗喻嘉言芳香逐秽之说,用东垣清心凉膈散,辛凉苦甘。"本证病机为风热外邪闭阻清窍,而全方以疏散风热为主,邪气除则耳鸣、耳聋自愈,故银翘散方是不二之选。

此外,若耳鸣耳聋为风寒束表所致,症见耳鸣,恶风,无汗,项背强直者,方用葛根汤加减。

(二)少阳病耳鸣、耳聋

少阳病既不属于太阳的表证,又不属于阳明的里证,而是邪从太阳传入阳明,发于表里之间,所以又称半表半里证。此时外感病邪未除,正气已虚,病邪内侵,结于胆腑,郁热循经上扰于耳,故发为耳鸣、耳聋。少阳病耳鸣、耳聋可选用小柴胡汤、黄连温胆汤、龙胆泻肝汤。

1. 小柴胡汤证

本方证以耳鸣、耳聋为主,同时伴有往来寒热、胸胁苦满、心烦喜呕、默默不欲饮食，舌质淡或红，苔薄白，脉弦细或弦数等症状，治以和解少阳，疏肝利胆，予以小柴胡汤。本方见于《伤寒论·辨太阳病脉证并治》第96条："伤寒五六日，中风，往来寒热，胸胁苦满，嘿嘿不欲饮食，心烦喜呕，或胸中烦而不呕，或渴，或腹中痛，或胁下痞硬，或心下悸、小便不利，或不渴、身有微热，或咳者，小柴胡汤主之。"方中柴胡专入少阳、疏邪透表，黄芩清少阳胆腑之郁火，共为君药；气逆不降，以半夏降泄浊气，气郁不升，以生姜辛升宣散，兼制柴胡、黄芩苦寒伤胃，为臣药；正气虚，以人参补益中气，扶正抗邪为佐药；甘草益气和中，调和诸药，为使药。

陈某，女，34岁。2015年3月12日初诊。1周前左耳听力突然下降，伴耳鸣，如蝉鸣音，偶有头痛，发病时正值月经来潮，色红夹有血块，乳房及少腹胀痛。舌红，苔薄，脉细弦。遂诊断为少阳病小柴胡汤证。处方：柴胡24 g，党参10 g，黄芩10 g，法半夏12 g，生姜6 g，炙甘草6 g。5剂，日一剂，水煎温服。复诊时，患者诉自觉听力提高，时有耳鸣，头痛缓解，守原方继服7剂而愈，随访半年未复发。

2. 黄连温胆汤证

本证出现耳鸣如蝉、时轻时重，痰多，胸闷，口苦，苔黄腻，脉滑数者，治以清火化痰，和胃降浊，予黄连温胆汤加减。该方由温胆汤加黄连组成，方中半夏降逆和胃，燥湿化痰；枳实行气消痰；竹茹清热化痰，止呕除烦；陈皮理气燥湿化痰；茯苓健脾渗湿消痰；黄连清热燥湿，泻火解毒；甘草、生姜、大枣益脾和胃，以绝生痰之源。全方制方精当，药宏专力。临床应用时，若病机与痰、浊、湿、热相关，可守其法而不泥其方，随症加减，可获良效。

少阳病耳鸣、耳聋,若因肝胆实火上炎所致,兼有头痛目赤、胁痛、口苦,舌红苔黄,脉弦细有力者,治以清肝泻火,可用龙胆泻肝汤加减。

(三)太阴病耳鸣、耳聋

太阴病属里证、寒证,以脾阳虚弱,寒湿阻滞为主要病机。脾阳虚衰,运化功能失常,水谷精微无以上承,清窍失养,或水液停聚,痰湿内生,阻滞清窍,而见耳鸣、耳聋。代表方有理中丸、半夏白术天麻汤。

1.理中丸证

本证以耳鸣、耳聋为主,伴有腹痛,畏寒喜温,腹泻,便溏,倦怠乏力,饮食不佳,口不渴,舌淡,苔白润,脉沉细者,治以温中健脾开窍,方用理中丸加减。方中干姜为君,味辛温,温中,逐风湿痹,肠癖,下利,扶阳抑阴。人参为臣,味甘微寒,主补五脏,除邪气,补气健脾。白术为佐,味苦温,主风寒湿痹,助人参健脾益气,以温中健脾燥湿;甘草为使,味甘平,缓中益脾,调和诸药。脾阳恢复,水谷运化正常,清窍得以滋养,故耳鸣、耳聋自可除之。

2.半夏白术天麻汤证

本证以耳鸣、耳聋为主,伴头昏蒙,胸闷恶心,呕吐痰涎,食少多寐,舌苔白腻,脉弦滑者,治以化痰熄风,健脾祛湿,方用半夏白术天麻汤加减。本证多为脾湿生痰,湿痰壅遏,引动肝风,风痰上扰清空所致。风痰上扰,蒙蔽清阳,故发为耳鸣、耳聋;痰阻气滞,升降失司,故胸膈痞闷、恶心呕吐;内有痰浊,则舌苔白腻;脉来弦滑,主风主痰。方中半夏燥湿化痰,降逆止呕;天麻平肝熄风,而止头眩,两者合用,共为君药。以白术、茯苓为臣,健脾祛湿,能治生痰之源。佐以橘红理气化痰,俾气顺则痰消。使以甘草调和诸药;煎加姜、枣调和脾胃,生姜兼制半夏之毒。

(四)少阴病耳鸣、耳聋

少阴病属里证、阴证,以心肾虚衰,阴阳气血不足的全身虚弱性疾病为本经病证的特征。少阴病耳聋、耳鸣以少阴热化证为主,临床多伴心烦易怒、失眠多梦、腰膝酸软等症状。代表方有黄连阿胶汤、交泰丸、六味地黄丸、肾气丸等。

1. 黄连阿胶汤证

本证以耳鸣、耳聋为主症,且伴有心烦易怒、咽干口燥、手足烦热等症状,治以滋阴清热,交通心肾,选用黄连阿胶汤加减。本方见于《伤寒论·辨少阴病脉证并治》第 303 条:"少阴病,得之二三日以上,心中烦,不得卧,黄连阿胶汤主之。"方中黄连、黄芩泻心火,阿胶、鸡子黄滋心肾之阴;芍药配黄芩、黄连,酸苦泄热,配阿胶、鸡子黄,酸甘化阴。《伤寒溯源集》:"黄连苦寒,泻心家之烦热,而又以黄芩佐之;芍药收阴敛气;鸡子黄气味俱浓,阴中之阴,故能补阴除热;阿胶为济水之伏流,乃天下十二经水中之阴水也;乌驴皮黑而属水,能制热而走阴血,合而成胶,为滋养阴气之上品。协四味而成剂,半以杀风邪之热,半以滋阴水之源,而为补救少阴之法也。"

余某,28 岁,2014 年 10 月 24 日以"左耳听力突然下降 3 天"为主诉来诊。3 天前突发耳聋,伴"轰轰"样耳鸣。时症见:左耳听力减退,伴耳鸣,鸣声粗重,无恶寒发热,平素心中烦闷不宁,颜面潮红,口干,夜间入睡困难,舌红,苔薄微黄,脉细数。遂诊断为少阴病黄连阿胶汤证。处方:黄连 12 g,黄芩 10 g,白芍 20 g,阿胶(烊化)10 g,合欢皮 30 g,炒麦芽 20 g,鸡子黄(后入药汁内服)1枚。7 剂,日一剂,水煎温服。复诊时,患者诉左耳听力稍有提高,耳鸣减轻,心烦、口干均缓解,睡眠有改善,睡眠较前增加 2 小时。原方加牛膝 15 g,继服 10 剂而愈。

2. 六味地黄丸证

本证以耳聋、耳鸣为主症,伴有腰膝酸软,头晕耳鸣,口干唇燥,舌红少苔等症状,治以滋阴补肾,方用六味地黄丸加减。方中重用熟地黄,滋阴补肾,填精益髓,为君药;山萸肉补养肝肾,并能涩精;山药补益脾阴,亦能固精,共为臣药。三者配伍,滋养肝脾肾,以补肾阴为主,补其不足以治本,称为"三补"。泽泻利湿泄浊,以防熟地黄滋腻恋邪;牡丹皮清泄相火,制山萸肉之温涩;茯苓淡渗脾湿,助山药之健运。三药合用,渗湿浊,清虚热,平其偏胜以治标,称为"三泻"。全方补药用量重于泻药,是以补为主;肝、脾、肾三阴并补,以补肾阴为主,补泻兼施,为本方组方之特点。

3. 肾气丸证

本证以耳鸣、耳聋为主症,伴有腰膝酸软,四肢欠温,畏寒肢冷,阳痿等症状,治以滋阴温阳,补肾固涩,予肾气丸加减。肾气丸又名"八味肾气丸",见于《金匮要略·血痹虚劳病脉证并治第六》第 15 条:"虚劳腰痛,少腹拘急,小便不利者,八味肾气丸主之。"方中以六味地黄丸滋阴补肾,并用附子、桂枝以温补肾阳。六味地黄丸治疗肾阴虚,肾气丸治疗肾阳虚,少阴病耳鸣耳聋由肾精亏虚所致,肾阴阳两虚日久必然导致肾气虚,肾气虚则肾精化生不足,故见耳鸣、耳聋。如《医林绳墨》云:"耳属足少阴肾经,肾之窍也。肾气充实则耳聪,肾气虚败则耳聋,肾气不足则耳鸣。"

王某,男,56岁,于2019年5月8日以"左侧耳鸣半年余"为主诉来诊,曾在某院诊为"神经性耳鸣",西药治疗不效,遂来门诊求治。刻诊见:望其人精神不振,自诉左侧耳鸣如蝉叫,安静时、夜间较重,自觉耳内发凉,腰膝酸软无力,小便清长,夜尿增多,晨起便溏,舌淡苔薄白,脉沉缓。查体:耳内检查无明显异常。四诊合参诊为少阴病肾气丸证,处方:制附子9g,肉桂9g,熟地黄12g,山药15g,山萸肉12g,茯苓20g,泽泻12g,牧丹皮10g,煅磁石30g,炙甘草10g。4剂,日一剂,水煎温服。复诊时,耳鸣减轻,精神较前好转,耳内无不适感,晨起仍有便溏,嘱续服10剂,诸症悉平。

此外,若本证以耳鸣、耳聋为主症,伴见心烦不安,失眠多梦,下肢不温等心肾不交之表现,单用或合用交泰丸以交通心肾,滋肾清心;若伴见头晕目眩,舌红少苔,脉细者,应予耳聋左慈丸以滋阴清热,益气平肝。若耳鸣耳聋时轻时重,休息暂减,烦劳则加,四肢困倦,神疲昏愦者,可用益气聪明汤加减。

(五)厥阴病耳鸣、耳聋

"厥阴之为病,消渴,气上撞心,心中疼热,饥而不欲食,食则吐蛔,下之利不止。"厥阴病多为病程的后期,属六经阴阳胜复阶段,多表现为上热下寒、寒热错杂证。代表方为乌梅丸。以乌梅丸证为例。

本证以耳鸣、耳聋为主,兼见手足厥冷,咽喉不利或疼痛,甚则吐脓血,泄泻,舌红,苔薄,脉沉等寒热错杂者,治以滋阴清热、温阳通降,予乌梅丸加减。方中以酸味之乌梅收敛肝阴,配合苦寒的黄连、黄柏降泄上逆之火,佐以细辛、干姜、附子、肉桂温中散寒,人参、当归培补中焦。全方寒热并用,补泄兼施,阴阳调和,以达疏肝泻火、补气通窍之功效。

杨某,女,51 岁。2015 年 2 月 26 日以左耳耳鸣反复发作来诊。时见:耳鸣,嗡嗡作响,情绪急躁时加重,伴耳内堵闷感,左耳听力下降,大便溏薄,日行 2~3 次,平素怕冷,眠差,舌淡红,苔腻,脉细弦。诊断为厥阴病乌梅丸证,予乌梅丸加减。处方:乌梅15 g,黄连6 g,黄柏6 g,干姜6 g,细辛3 g,椒目6 g,肉桂5 g,制附子6 g,炒当归10 g,人参10 g。5 剂,日 1 剂,水煎温服。服药后,患者诉左耳耳鸣明显减轻,耳内堵闷感消失,听力改善,但夜间仍然难以入睡。原方加珍珠母30 g,继服7 剂,诸症皆除。

耳鸣、耳聋同样需要注重平时的预防与调护:①爱护耳道卫生,保持耳道清洁,定期清除耳内耵聍,但应避免损伤鼓膜;②因感冒引起鼻塞者,应尽量避免用力揉鼻;③保持情志舒畅,避免长期或过度情志刺激;④劳逸结合,避免劳累过度;⑤慎用耳毒性药物。

二十五、郁证

郁证是由于情志不舒,气机阻滞,脏腑阴阳气血失调所引起的一类病证,主要表现为胸部满闷、胁肋胀痛,或喜怒无常、悲忧欲哭、咽中如有异物感,或嗳气不止、失眠等多种症状。本病属中医"脏躁""百合病""梅核气""癫证""健忘"等范畴。祖国传统医学对郁证的研究,最早可追溯到《内经》,虽未记载郁证病名,但有关于郁证的论述,如"天地有五运之郁……而郁证作矣。"《素问·本病论》总结出"五气之郁",为后世从情志论治郁证奠定了理论基础。张仲景在《金匮要略》中记载了"百合病""脏躁""梅核气"等病证,对其临床特征做了描述,并创制了百合地黄汤、甘麦大枣汤、半夏厚朴汤等方剂。隋·巢元方在《诸病源候论》中指出忧思是本病重要的致病因素。金元时代,明确提出将郁证作为独立的疾病,并加以论述。《丹溪心法》提出了六郁之说,且创立了六郁汤、越鞠丸等方。明代《医学正传》中首次记载郁证这一病名。清代各医家强调七情之郁,辨证分新久虚实,治疗亦逐渐成熟。《景岳全书·郁证》将情志之郁称为郁证,并重点论述了郁证的证治。《临证指南医案·郁》所载医案均属情志之郁,指出"郁证全在病者能怡情易性",提出了心理疗法。王清任强调了血瘀为郁证的重要病机,认为活血化瘀法在治疗郁证中具有重要地位。目前,中医治疗郁证常用治法有疏肝理脾、理气解郁、健脾和胃、活血化瘀、化痰涤饮、补心安神、益气养阴等。

西医认为郁证是以情绪低落、兴趣缺失及乐趣丧失为主要临床表现的情感性（心境）障碍性疾病，在此基础上产生一系列伴发的心理和躯体症状，如情绪低落、自我评价过低、思维迟缓等精神病性症状，以及易怒善哭、头晕、心悸、胸闷、腹满、纳差、大便不调、失眠等躯体生物学症状等。相当于西医学的某些精神疾患，如心脏神经官能症、抑郁症、神经衰弱、焦虑症、癔症、更年期综合征以及反应性精神病。目前治疗主要包括药物治疗和心理疏导。西药治疗虽有一定疗效，但存在抗抑郁谱窄、副作用大、药价高、停药后易复发、药物依赖性强等缺陷，甚至部分患者对该类用药存在误区，依从性差，导致疗效不尽人意。

（一）太阳病郁证

太阳病属表证、阳证。风寒外邪侵袭人体肌表，郁闭于肺卫，皮毛腠理开泄失常，而见心烦易怒，口苦，情绪不宁等表郁轻证。治宜选用桂枝汤类以调和营卫，祛邪解郁。代表方有桂枝汤、桂枝甘草汤、桂枝甘草龙骨牡蛎汤。若表邪不解，随经入腑，邪热与瘀血互结于下焦，发为蓄血证者，症见其人如狂或发狂，少腹硬满或急结，小便自利，代表方有桃核承气汤、抵当汤。

1. 桂枝汤证

本方证可见太阳中风证，伴有心烦、情绪不宁、胸胁胀满、咽喉不适等症为主要表现，治以解肌发汗、调和营卫兼解郁，方用桂枝汤。柯琴在《伤寒来苏集》中称桂枝汤为"仲景群方之冠"，治疗内伤病有调和气血,燮理阴阳之功效。方中桂枝辛温解表,温经通阳;芍药敛阴和营,清营中之热,两药相须为用,治卫强而调营弱;大枣、甘草补脾养肝,生姜调脏腑通经络。全方合用,可振奋中阳,温通心阳,阳气通则精神振,精神振则抑郁除。

患者,女,26 岁。2017 年 9 月 8 日来诊。患者自诉 7 天前与家人争吵后,夜卧不安,心烦,易哭,胸胁胀痛,汗出较多,又不慎感受风寒,出现发热、汗出、头痛、咽痛等症状。至当地门诊给予抗生素、解热镇痛药物治疗 2 天,发热、头痛、咽痛缓解,但仍见心烦,易哭,胸胁胀痛等症,遂来门诊求治。时症见:恶风、怕冷,汗出,伴有心烦,易哭,善太息,胸胁胀痛,眠差,舌淡,苔薄,脉浮。遂诊断为太阳病桂枝汤证。处方:桂枝 10 g,炒白芍 10 g,炙甘草 9 g,柴胡 20 g,生姜 3 片,大枣 5 枚。2 剂,日一剂,水煎温服。复诊时,患者诉诸症消失,心情转好,食欲增加。嘱畅情志,避风寒。

2. 桂枝甘草龙骨牡蛎汤证

本方证以心悸、烦躁,舌淡,苔白,脉弱为主症,可伴有畏寒肢冷,情绪不宁,神疲乏力,失眠健忘,噩梦惊扰,卧起不安等神志异常表现,因心阳虚弱,心神不敛所致。治以温阳安神之法,方用桂枝甘草龙骨牡蛎汤。如柯琴《伤寒来苏集》所言:"烦躁者,惊狂之渐,起卧不安之象也,急用桂枝甘草龙骨牡蛎汤以安神救逆。"本方见于《伤寒论·辨太阳病脉证并治》第 118 条:"火逆下之,因烧针烦躁者,桂枝甘草龙骨牡蛎汤主之。"方中桂枝、甘草为清阳之品,可温通心阳,龙骨、牡蛎乃纯阴之药,可安烦乱之神,四药合用,补心气,温心阳,敛心神,安神定悸而治烦躁之症。心为神明之大主,心阳以通为用,郁证日久则耗伤阳,若主证仅有心悸,欲得按,属心阳虚轻症者,予桂枝甘草汤以温通心阳;若心阳虚程度较重者,兼有痰浊扰心而出现惊狂、卧起不安者,可予桂枝去芍药加蜀漆牡蛎龙骨救逆汤以救逆心阳,重镇安神涤痰。

李某,女,30岁。2013年4月22日以"失眠烦躁3月余"来诊。患者半年前产后与家人吵闹后,闷闷不乐,食欲不振。西医诊断为"产后抑郁症",曾服用西药不效。时症见:失眠,心烦,卧起不安,精神恍惚,有噩梦惊扰,兼见神疲乏力,四肢不温,健忘,纳差,舌质淡,苔白,脉沉细。诊断为太阳病桂枝甘草龙骨牡蛎汤证。治宜补益心阳,潜镇安神。处方:桂枝10 g,炙甘草20 g,龙骨20 g,牡蛎20 g,炒酸枣仁15 g。3剂,日一剂,水煎温服。复诊时,患者诉服药后夜间睡眠增加2~3小时,其他症状亦皆消除。

3.桃核承气汤证

太阳病郁证,出现烦躁,其人如狂,少腹急结,小便自利,或发热,以午后或夜间为甚等症者,予桃核承气汤以泻热逐瘀,安神定志。本方见于《伤寒论·辨太阳病脉证并治》第106条:"太阳病不解,热结膀胱,其人如狂,血自下,下者愈。其外不解者,尚未可攻,当先解其外。外解已,但少腹急结者,乃可攻之,宜桃核承气汤。"太阳病未解,邪气不能外解而化热入里,与血互结下焦,热入血分,扰乱心神,则见其人发狂或如狂,躁动不安。血热初结,病症尚浅,可予桃核承气汤。该方为逐瘀泻热轻剂,方中桃仁活血祛瘀,润肠通便;大黄苦寒泄热,逐瘀通经;芒硝咸寒润燥软坚,清热泻火,助大黄泻热通便;桂枝温经通脉,助桃仁活血;炙甘草调和诸药。全方合用,攻下热结,泄热祛瘀,热解瘀去,狂证则愈,神志自安。

此外,若其人热血搏结俱重,即太阳经蓄血较重,出现发狂,奔跑呼叫、打人毁物、不避亲疏，少腹硬满，脉沉涩或沉结等症，予抵当汤以泻热除实，破血逐瘀，郁热得除，气血自畅。

（二）阳明病郁证

阳明病属热证、实证。临床常以身热、汗出、口渴、不恶寒反恶热，脉洪大等热象为特点。阳明郁证多因邪热弥漫或郁热内生，致邪热留扰胸膈，胸中烦热，而见心烦不得眠，情绪低落，常伴有饥不能食，头汗出，舌红，苔黄等症状，代表方有栀子豉汤。以栀子豉汤证为例。

本证以心中懊侬，心烦郁闷，甚则谵语，饥不能食，虚烦不得眠为主症，治以清宣郁热，除烦解郁，选用栀子豉汤。本方见于《伤寒论·辨阳明病脉证并治》第 221 条："阳明病，脉浮而紧……若发汗则躁，心愦愦，反谵语。若加温针，必怵惕烦躁不得眠；若下之，则胃中空虚，客气动膈，心中懊侬，舌上胎者，栀子豉汤主之。"第 228 条："阳明病，下之，其外有热，手足温，不结胸，心中懊侬，饥不能食，但头汗出者，栀子豉汤主之。"阳明病失治或误治，邪气郁闭胸膈，久而化热之热郁胸膈证。如《临证指南医案》言："郁则气滞，气滞久则必化热，热郁则津液耗而不流，升降之机失度，初伤气分，久延血分，延及郁劳沉疴……每以苦辛凉润宣通，不投燥热敛涩呆补，此其治疗之大法也。"方中栀子性寒，主宣散心经郁热，泻火除烦。豆豉质轻，主透表宣热。淡豆豉使郁热得以清、宣、散，全身气机调畅，郁证自愈。本方适用于郁证的早期和实证阶段。

祁某，女，48 岁，2012 年 5 月 13 日以"间断心悸、心烦 1 月，加重伴失眠 1 周"来诊。于 1 月前发病被诊断为"心脏神经官能症"，

304

口服劳拉西泮治疗,效不佳。1 周前因情绪刺激症状加重,故来就诊。时症见:心悸,心烦,失眠,多梦,易惊醒,口干苦,纳可,便干,舌红,苔薄黄,脉细数。遂诊断为阳明病栀子豉汤证。治宜清宣郁热、宁心除烦。处方:栀子 20 g,淡豆豉 15 g。3 剂,日一剂,水煎温服。嘱患者调畅情志。复诊时,患者心悸、心烦症状减轻,口干苦缓解,仍眠差、多梦,舌红,脉弦细。守上方加茯神 30 g,6 服而愈。

本证若伴少气、乏力者,加甘草益气生津;若兼呕吐者,加生姜以和胃止呕,若见胸中烦乱、脘腹胀满、坐卧不安者,予栀子厚朴汤以清热除烦,行气消满。

(三)少阳病郁证

少阳为出入表里,通达上下,调理升降之转枢。若少阳受邪,枢机失运,肝胆气郁,三焦不利,可见胸胁苦满,神情默默等郁证表现,临床以疏通少阳气机为治则,疏泄肝胆郁结,调畅三焦气机,代表方有小柴胡汤、柴胡加龙骨牡蛎汤等。

1.小柴胡汤证

本方证以往来寒热、胸胁苦满、默默不欲饮食,心烦喜呕为主症,治以和解少阳,方选小柴胡汤。本方见于《伤寒论·辨太阳病脉证并治》第 37 条:"太阳病,十日以去,脉浮细而嗜卧者,外已解也。设胸满胁痛者,与小柴胡汤。"《伤寒论·辨少阳病脉证并治》第 96 条:"伤寒五六日,中风,往来寒热,胸胁苦满、嘿嘿不欲饮食、心烦喜呕,或胸中烦而不呕,或渴,或腹中痛,或胁下痞硬,或心下悸、小便不利,或不渴、身有微热,或咳者,小柴胡汤主之。"方中柴胡专入少阳、疏邪透表;黄芩清少阳胆腑之郁火,共为君药;气逆不降,以半夏降泄浊气,气郁不升,以生姜辛升宣散,兼制柴胡黄芩苦寒伤胃为臣药;正气虚,以人参补益中气,扶正祛邪为佐药;甘草益气和中为使药。诸药合用,以转枢开郁之法,开通半表半里之郁滞,疏利少阳,调达气机,使郁证自愈。

2.柴胡加龙骨牡蛎汤证

本证症见情绪低落,焦虑,胸胁苦满,心烦,心悸,谵语,惊惕不安,一身尽重,不可转侧,甚则失眠者,治以和解少阳,重镇安神,方选柴胡加龙骨牡蛎汤。《伤寒论·辨少阳病脉证并治》第 107 条:"伤寒八九日,下之,胸满烦惊,小便不利,谵语,一身尽重,不可转侧者,柴胡加龙骨牡蛎汤主之。"少阳枢机不利,阳气内郁,化火生热,扰乱心神,上冲神魂而发为神志不安。柴胡龙骨牡蛎汤由小柴胡汤去甘草加龙骨、牡蛎、桂枝、茯苓、大黄、铅丹而成,有和解少阳,调畅气机,重镇安神之功效。《绛雪园古方选注》解说其方义曰:"邪来错杂不一,药亦错杂不一以治之。柴胡引升阳药以升阳;大黄领阴药以就阴;参、草助阳明之神明,即所以益心虚也;茯苓、半夏、生姜启少阳三焦之枢机,即所以通心机也;龙骨、牡蛎入阴摄神,镇东方甲乙之魂,即所以镇心惊也;龙牡顽纯之质,佐桂枝即灵;邪入烦惊,痰气固结于阴分,用铅丹即坠至于心经浮越之邪,借少阳枢转出于太阳,即从兹收安内攘外之功矣"。《伤寒论识》曰:"此汤治癫狂,夜不得眠,喜笑不止。"《伤寒论类方》又说:"此方能下肝胆之惊痰,以之治癫痫必效。"可见古人善用此方治疗郁证等神志疾病。

李某,男,31 岁,小学教师,未婚。2018 年 8 月 28 日以"焦虑 5

年"为主诉来诊。患者诉 5 年来焦虑,心虚胆怯,心烦,急躁易怒,睡眠不佳。其性格内向,常因琐事而烦扰。母亲代诉,患者自尊心较强,幼时被班主任当众责打后,郁郁寡欢,不喜与人交流。多方求治,曾诊断为抑郁症,给予喹硫平、米氮平等药物治疗,疗效不佳。为求中医药治疗,遂来就诊,时症见:焦虑,易激动,心烦郁闷,胆怯易惊,注意力不集中,精神不佳,纳少,眠差,大便稀溏,小便淋漓不尽,舌红有裂纹,苔黄腻。四诊合参诊断为少阳病柴胡加龙骨牡蛎汤证。处方:柴胡 12 g,龙骨 20 g,牡蛎 20 g,党参 12 g,茯苓 20 g,黄芩 10 g,法半夏 12 g,大黄 6 g,煅磁石 30 g,生姜 3 片,大枣 5 个。7 剂,日一剂,水煎温服。嘱患者多与人沟通、交流,适当参加户外活动。复诊时,精神好转,面露喜色,纳增,眠安。守上方 10 剂巩固疗效。

此外,少阳病郁证,若伴有胁肋、乳房胀痛不舒,少腹胀痛不适,脘闷嗳气等症者,可予柴胡疏肝散加减,治以疏肝解郁,行气止痛;若属肝气郁结,木克脾土,症见忧愁善感、思虑过度,头晕、纳差、腹胀者,予逍遥散加减;若精神恍惚,心神不宁,悲忧善哭,此即《金匮要略》所谓"脏躁"证,可予以甘麦大枣汤加味;若属气滞痰郁之"梅核气"者,可用半夏厚朴汤加减;若气郁化火,症见嘈杂吞酸、口干口苦者,可用丹栀逍遥散合左金丸治之。

(四)太阴病郁证

太阴病属里证、寒证,多因脾阳素虚,外邪直犯中焦;或脾胃虚弱,运化失司;或阳经病误治,损伤脾阳,转为太阴病。脾胃为气血生化之源,脾阳不足,运化失司,气血津液生成不足,神明失去阳气温养,可见情绪低沉,沉默寡言,兴趣缺失等表现,治宜温阳健脾开郁,代表方有理中丸。以理中丸证为例。

本证以情绪低沉,沉默寡言,嗜卧少动,思维迟钝,精力减退为主,伴有脘腹隐痛,畏寒肢冷,倦怠乏力,纳差,便溏,舌淡,苔白,脉沉细者,治宜健脾温阳开郁,方用理中丸。《伤寒论·辨太阴病脉证并治》第 277 条:"自利,不渴者属太阴,以其脏有寒故也,当温之,宜服四逆辈。"此处所指四逆辈,《医宗金鉴》中解释为:"四逆辈者,指四逆、理中、附子等汤而言也。"理中丸中干姜为君,大辛大热,温脾阳,祛寒邪,扶阳抑阴;人参为臣,甘温补气健脾;白术为佐,助人参健脾益气,以温中健脾燥湿;甘草,味甘平,主五脏六腑,寒热邪气。诸药温补并用,温中阳,益脾气,助运化。纵观全方,温补阳气,阳气充足,则气机冲和条达,脏腑功能协调,诸郁得解。

此外,太阴病郁证以多思善疑为主,伴有头晕神疲,心悸胆怯,面色不华,纳差,舌淡,苔薄白,脉细者,治以健脾养心,补益气血,方用归脾汤加减。

(五)少阴病郁证

少阴病属阴证、虚证、寒证。少阴寒化证多见阳气虚弱,不能达于四末,而致四肢厥冷;如有阴虚火旺,心肾水火不交,则为少阴热化证。代表方有黄连阿胶汤、四逆散、四逆汤等。

1.黄连阿胶汤证

本方证以情绪不宁,心中烦,不得卧,失眠多梦,五心烦热,盗汗口干,舌红少津,脉细数为辨证要点,宜滋阴降火,养心安神,方用黄连阿胶汤加减。本方出自《伤寒论·辨少阴病脉证并治》第303条:"少阴病,得之二三日以上,心中烦,不得卧,黄连阿胶汤主之。"方中黄连、黄芩泻心火,阿胶、鸡子黄滋心肾之阴;芍药配黄芩、黄连,酸苦泄热,配阿胶、鸡子黄,酸甘化阴。诸药配伍,共奏清心火、滋肾阴、交通心肾、敛阴和阳之效。

2. 四逆散证

本证以情绪抑郁,善太息,四肢不温,脘闷嗳气,郁郁寡欢,胸胁胀痛,急躁易怒,或少腹胀痛,痛无定处,腹胀纳呆,舌苔薄腻,脉弦为临床表现者,治以疏肝理脾和胃,方用四逆散加减。本方见于《伤寒论·辨少阴病脉证并治》第318条:"少阴病,四逆,其人或咳,或悸,或小便不利,或腹中痛,或泄利下重者,四逆散主之。"方中柴胡为君药,入肝胆经,疏肝解郁,升阳透邪。白芍为臣药,与柴胡合用,既可补养肝血,条畅肝气,又防柴胡升散耗伤阴血之弊。枳实为佐药,与柴胡相配,增加理气解郁,调畅气机之功;与白芍相伍,又有调和气血之效。甘草调和诸药,益脾和中,为使药。诸药相合,共奏透邪解郁,疏肝理脾和胃之效,使邪去郁解,气血调畅,清阳得升,郁证自愈。

李某,男,55岁,2017年9月初诊。患者平素情志抑郁,长期口服抗抑郁药物治疗。时症见:情志抑郁,时有太息,胁肋胀满,四肢不温,二便正常,舌质暗红,苔白,脉弦。诊断为少阴病四逆散证。处方:柴胡18 g,白芍20 g,枳实12 g,生甘草9 g,郁金9 g,佛手10 g。7剂,日一剂,水煎温服。复诊时,症状大减,自觉舒畅,用药期间,已停用抗抑郁药,嘱其继服7剂以巩固疗效。

3. 四逆汤证

本方证以情绪低落、兴趣降低为主,伴有四肢逆冷,但欲寐,神疲倦怠,恶寒蜷卧,呕吐下利,腹痛,舌淡,苔白,脉沉细弱者,治以温阳散寒,方用四逆汤。阳气虚衰,心神活动则低下,即情绪低落,兴趣减退,精力下降,故予温阳之方四逆汤。本方见于《伤寒论·辨少阴病脉证并治》第 323 条:"少阴病,脉沉者,急温之,宜四逆汤。"方中附子大辛大热,能温肾壮阳以祛寒救逆,振奋一身之阳气,是为君药;干姜辛温,能通行十二经,"附子无干姜不热",与附子同用,可加强逐阴回阳之功,是为臣药;甘草和中缓急,温养阳气,还可缓和姜附燥热之性,是为佐药。三药合用,共奏温中散寒、回阳救逆之功。

少阴病郁证,若有失眠多梦,五心烦热,盗汗,咽干口燥,舌红,脉细数等表现者,可用天王补心丹合六味地黄丸加减;心烦失眠,多梦遗精者,可合用交泰丸治之。

(六)厥阴病郁证

邪入厥阴,肝失调达,气机不利,阴阳失调,或肝火上炎,致脾虚不运;或肝气郁滞,阳郁于内,四肢厥冷,常出现上热下寒、寒热错杂之病理特点。厥阴病郁证病因多为情志内伤,因肝气郁结,肝郁化火,脾失健运所致。代表方有麻黄升麻汤、干姜芩连人参汤等。以麻黄升麻汤证为例。

本证以心胸烦闷、失眠等躯体症状为主,兼有咽喉不利,唾脓血,泄泻,手足厥逆,脉沉迟等症,治宜发越郁阳,清肺温脾,清上温下,滋阴和阳,方用麻黄升麻汤。本方出自《伤寒论·辨厥阴病脉证并治》第 357 条:"伤寒六七日,大下后,寸脉沉而迟,手足厥逆,下部脉不至,咽喉不利,唾脓血,泄利不止者,为难治,麻黄升麻汤主之。"方中药味较多,但配伍严谨,立足于肺热脾寒、寒热错杂之病机,诸药合用,共奏发越内陷之邪,升散内阳之郁热,使得阳气得伸而病解。

此外,若症见烦躁,纳差,心下痞硬,呕逆、下利等上热下寒,寒热格拒证者,治以清上温下,泄热除痞,温中散寒,平衡阴阳,方用干姜芩连人参汤加减。

临床上,郁证可分为虚实两类,初起多实,久病多虚,为六经辨病提供了重要依据。临证时,本病多用理气药物,香橼、佛手等药性平,理气而不伤阴,郁证患者,无论得病新久,均可加减使用。此外,本病的治疗重在情志的自我调适,正如《临证指南医案》所言"郁证全在病者能移情易性",合理管控情绪,避免忧思郁怒,对防治情志内伤至关重要。同时配合心理疏导有助于提高患者积极性,消除消极情绪,改善抑郁症状。另外,坚持锻炼身体,配合气功、太极拳、音乐等法,更可收事半功倍之效。

二十六、血证

　　血证是指血液不循常道,溢出脉外,或上出于口鼻诸窍,或下泄于前后二阴,或自肌肤渗出的一种出血性疾病,如咳血、呕血、便血、紫斑等。本病在历代文献中记载甚多,《黄帝内经》:"阳络伤则血外溢,血外溢则衄血;阴络伤则血内溢,血内溢则后血。"其对人体的血液生理及病理已经有了一定认识;张仲景在《金匮要略》中首次将出血性疾病单独论其证治,并记载了泻心汤、柏叶汤等方剂,如"心气不足,吐血,衄血,泻心汤主之";《济生方》认为血证多因于热,不外乎"饮酒过度""强食过饱""饮啖辛热""忧思恚怒"之由;《医学正传》首次提出了"血证"病名;缪希雍在《先醒斋医学广笔记》中总结了"吐血三要法",即"宜行血不宜止血""宜补肝不宜伐肝""宜降气不宜降火";《血证论》作为论述血证的专著,提出了止血、消瘀、宁血、补血治血四法。

　　本病相当于现代医学的上消化道出血、特发性血小板减少性紫癜、肠道肿瘤等疾病,多由于血管通透性改变或血管破裂所致。血证患者应将血常规作为必须检查项目,若为咳血,应做胸部CT、支气管镜、痰培养检查;若吐血者,行胃镜、彩超等检查,尽早明确吐血病因;若便血,则行大便常规、肠镜等检查;若为尿血,则需查尿常规、膀胱镜、泌尿系彩超等;若见皮肤紫斑,则查凝血功能、尿液常规、毛细血管脆性试验等。待明确病因后,分别给予对因、对症治疗,若患者为急性出血,应及时止血处理,并补充有效循环血量。

(一)太阳病血证

太阳多表证,太阳病血证多见于太阳蓄血证。因太阳病不解,表邪循经入里化热,血热结于膀胱而致。太阳病血证的代表方为桃核承气汤、抵当汤。以桃核承气汤证为例。

太阳病血证,若症见尿血、便血或紫斑,少腹急结胀满疼痛,烦燥,易怒,其人如狂,口干口渴,烘热,便干者,方选桃核承气汤加减。《伤寒论·辨太阳病脉证并治》第 106 条:"太阳病不解,热结膀胱,其人如狂,血自下,下者愈。其外不解者,尚未可攻,当先解其外,外解已,但少腹急结者,乃可攻之,宜桃核承气汤。"本证因太阳伤寒失治,邪气随经内传,与血相结,瘀热结于下焦少腹,瘀血客于太阳经,病位在膀胱,证属阳属里,故精神症状尤为突出。桃核承气汤为治疗下焦蓄血证之主方,具有泻热逐瘀之效。方中桃仁苦甘平,活血破瘀;大黄苦寒,下瘀泄热。二者合用,瘀热并治,共为君药。芒硝咸、苦、寒,泻热软坚,助大黄下瘀泄热;桂枝辛甘温,通行血脉,既助桃仁活血祛瘀,又防硝、黄寒凉凝血之弊,共为臣药。桂枝与芒硝、大黄同用,相反相成,桂枝得硝、黄则温通而不助热;芒硝、大黄得桂枝则寒下而又不凉遏。炙甘草护胃安中,并缓诸药之峻烈,为佐使药。诸药合用,共奏破血下瘀泄热之功。服后微利,使蓄血除,瘀热清,诸症自除。

李某,年二十余。先患外感,诸医杂治,证屡变,医者却走。其人不远数十里踵门求诊。审视面色微黄，少腹满胀，身无寒热，坐片刻即怒目注人，手拳紧握，伸张如欲击人状，有倾即止，嗣复如初。脉沉涩，舌苔黄暗，底面露鲜红色。诊毕，主人促疏方，并询病因，答曰：病已入血，前医但知用气分药，宜其不效。《内经》言："血在上善忘，血在下如狂。"此证即《伤寒论》："热结膀胱，其人如狂也。"当用桃核承气汤，即疏方授之。一剂知，二剂已。嗣以逍遥散加丹、栀、生地调理而安。（选自《邂园医案》）

此外，诸般血证，若症见鼻衄，口干咽燥，伴头痛、发热、恶风、咳嗽，属热邪犯肺者，方选桑菊饮加减；若症见喉痒咳嗽，痰中带血，口干鼻燥，或身热，舌红，少津，苔薄黄，脉数，属燥热伤肺者，予桑杏汤以清宣肺热，肃肺止咳；若症见尿血或便血，少腹硬满，其人如狂，卧起不安，心烦，便秘，舌下脉络迂曲者，属血瘀重证，可用抵当汤。

（二）阳明病血证

"阳明之为病，胃家实是也。"阳明病血证多因胃火炽盛，循经上犯，灼伤血络或热壅经络，迫血妄行，血溢肌腠。代表方有白虎汤、清胃散、玉女煎、十灰散等。

1. 白虎汤证

本证以肌衄、便血，血色暗红为主，伴身热、汗出，烦渴欲饮，舌质红，苔干少津，脉浮滑或洪大者，方选白虎汤加减。本方见于《伤寒论·辨太阳病脉证并治》第 176 条："伤寒脉浮滑，此以表有热，里有寒，白虎汤主之。"继而是在《伤寒论·辨阳明病脉证并治》第 219 条："三阳合病，腹满身重，难以转侧，口不仁，面垢，谵语遗尿。

发汗则谵语,下之则额上生汗,手足逆冷。若自汗出者,白虎汤主之。"《伤寒论·辨厥阴病脉证并治》第 350 条:"伤寒脉滑而厥者,里有热,白虎汤主之。"方中石膏辛甘大寒清热,知母辛苦寒滑而润,二药同用,可清阳明独盛之热,以凉血止血。炙甘草、粳米益气和中,并可免寒凉药剂伤胃之弊。

2. 清胃散证

本方证以齿衄、牙龈红肿疼痛为主,伴头痛,口臭,便秘,脉数者,方选清胃散加减。本方出自《脾胃论》卷下:"治因服补胃热药,而致上下牙痛不可忍,牵引头脑满热,发大痛,此足阳明别络入脑也。喜寒恶热,此阳明经中热盛而作也。"清胃散为清热剂,具有清脏腑热,清胃凉血之功效。方中黄连苦寒泻火,以清胃中积热;生地黄、丹皮滋阴凉血清热;当归养血和血;升麻散火解毒,兼为阳明引经之药。五药配合,共奏清胃凉血之功。

3. 玉女煎证

本证以鼻衄、齿衄,血色鲜红为主,伴口渴欲饮,口干、口臭,烦躁,便秘者,方选玉女煎加减。玉女煎出自《景岳全书》,张景岳对此方高度评价:"治水亏火盛,六脉浮洪滑大,少阴不足,阳明有余,烦热干渴,头痛牙疼,失血等症如神。"本方为清润之剂,功擅清胃火、滋肾阴。方中石膏辛甘大寒,清阳明有余之火而不损阴,故为君药。熟地黄甘而微温,以滋肾水之不足,用为臣药。君臣相伍,清火壮水,虚实兼顾。知母苦寒质润、滋清兼备,一助石膏清胃热而止烦渴,二助熟地黄滋养肾阴;麦冬微苦甘寒,助熟地黄滋肾,而润胃燥,且可清心除烦,二者共为佐药。牛膝导热引血下行,且补肝肾,为佐使药,以降上炎之火,止上溢之血。诸药合用,滋阴兼清热,补虚又泻实,使胃火得清,肾水得补,则血证可愈。

此外,阳明病血证,症见皮肤瘀斑或鼻衄、齿衄、便血、尿血,伴有发热,口渴,便秘,舌红苔黄,脉数者,方选十灰散加减,治以清热解毒、凉血散血。

(三)少阳病血证

少阳为气机升降出入之枢,为三阴三阳经之纽。少阳病血证,多因少阳枢机不利,气郁化火,日久肝火横逆,伤及血络,而致血液不循常道,代表方为龙胆泻肝汤、大柴胡汤。

1. 龙胆泻肝汤证

本证以吐血,色红或紫暗,伴口苦胁痛,心烦易怒,失眠多梦,方选龙胆泻肝汤加减。原方出自《医方集解》,主治由肝胆实火、肝经湿热循经上扰或湿热下注之证。方中龙胆草大苦大寒,上泻肝胆实火,下清下焦湿热,为本方泻火除湿两擅其功的君药。黄芩、栀子具有苦寒泻火之功,配伍龙胆草,共为臣药。泽泻、木通、车前子清热利湿,使湿热从水道而出。肝主藏血,肝经有热,本易耗伤阴血,加用苦寒燥湿,再耗其阴,故用生地黄、当归滋阴养血,以使标本兼顾。方用柴胡,是为引诸药入肝胆而设,甘草有调和诸药之效。综观全方,清利并用,泻中有补,降中寓升,以使火降热清,湿浊分清,循经所发诸症相应而愈。

2. 大柴胡汤证

本方证症见吐血、便血,胸胁部疼痛,常连及肩背,其痛攻撑难耐,伴有腹胀便秘、呕吐不利等里实热证者,方选大柴胡汤加减。《伤寒论·辨太阳病脉证并治》第103条:"太阳病,过经十余日,反二三下之,后四五日,柴、胡证仍在者,先与小柴胡。呕不止,心下急,郁郁微烦者,为未解也,与大柴胡汤,下之则愈。"《伤寒论·辨太阳病脉证并治》第136条:"伤寒十余日,热结在里,复往来寒热者,与大柴胡汤……"《伤寒论·辨太阳病脉证并治》第165条:"伤寒发热,汗出不解,心中痞硬,呕吐而下利者,大柴胡汤主之。"《金匮要略·腹满寒疝宿食病脉证治第十》第12条:"按之心下满痛者此为实也,当下之,宜大柴胡汤。"方中柴胡为少阳之引经药,功擅疏邪透表,黄芩可清少阳郁热,柴芩合用以和解少阳;大黄泻下通腑,枳实行气除痞,二药合用可清热散结;芍药甘寒,功能缓急止痛,配大黄可治腹中实痛,伍枳实能调和气血,合柴、芩可清肝胆之热;半夏、生姜和胃降逆止呕;大枣益气和中,和营卫以行津液,兼能调和脾胃,以防枳实、大黄泻下而伤阴之弊。本方配伍体现了和解及攻下两法的结合运用,但以和解少阳为主,泻下之力较缓。

此外,若出现咳痰,痰中带血,血色鲜红,胸胁胀痛,烦躁易怒,口苦,舌质红,苔薄黄,脉弦数表现者,属肝火犯肺,予泻白散合黛蛤散,以清肺泻热,泻肝化痰。

(四)太阴病血证

太阴病是以脾阳虚衰,运化失职,寒湿内盛为主要病理变化。太阴病血证为脾虚日久,气血生化无源,摄血无权所致。代表方有黄土汤。以黄土汤证为例。

太阴病血证,以便血,色紫黯,喜热饮,面色不华,神倦懒言,便溏等症状为主,治以健脾温中,养血止血,方用黄土汤。本方见于《金匮要略·惊悸吐衄下血胸满瘀血病脉证治第十六》第15条:"下血,先便后血,此远血也,黄土汤主之。"方中灶心黄土辛温而涩,温中止血;术、附温阳健脾,以复脾统血之权;地黄、阿胶滋阴止血,合黄芩又可制约术、附之温燥;炙甘草调和诸药,以达温阳健脾、养血止血之功效。

苗某,女,48岁,来诊时便血已1个月。患者大便后流鲜血,或无大便亦有大量鲜血流出,每次出血量10~30 mL之多,每日2~3次。伴见:少腹部隐痛,自觉头晕心慌,气短自汗,纳可,眠差,舌红,少苔,脉沉数。诊为太阴病黄土汤证,处方:熟地黄15 g,白术18 g,阿胶(烊化)6 g,炙甘草12 g,黑附子9 g,干姜6 g,黄芩10 g,党参10 g,炒侧柏叶30 g,灶心土20 g。2剂,日一剂,水煎温服。复诊时,便血、腹痛均好转,头晕、自汗消失。守上方继服5剂,便血止。

太阴病血证因气虚而致出血者,则表现为体倦乏力,食少,面色萎黄或㿠白,舌淡,脉细无力等症状,此时当益气摄血,方用归脾汤加减。

(五)少阴病血证

本病多为心肾虚衰,阴阳气血不足的全身虚弱性疾病。代表方为桃花汤。以桃花汤证为例。

少阴病血证,以便脓血,下利不止,腹痛绵绵,喜温喜按,舌淡,苔白,脉沉迟为主要表现者,治以温阳散寒、涩肠固脱,方用桃花汤加减。本方见于《伤寒论·辨少阴病脉证并治》第306条:"少阴病,下利便脓血者,桃花汤主之。"第 307 条:"少阴病,二三日至四五日,腹痛,小便不利,下利不止,便脓血者,桃花汤之。"本证出血为脾肾阳虚,摄血无权所致。方中赤石脂,主泻痢,肠澼脓血,下血赤白,为君药;干姜,主胸满咳逆上气,温中止血;粳米,温胃和中。诸药合用,共奏温中涩肠止痢之功。本方在临床应用时,要中病即止,否则收涩太过或有热化之势。如仲景所言"一服愈,余勿服"。

患者,女,50 岁。以"腹痛、便血 2 年,加重 1 周"为主诉来诊。患者既往有溃疡性结肠炎病史 2 年,经中西医治疗,效不佳,病情反复不愈。近 1 周来,腹痛,小腹胀闷不适,大便溏,夹有血块,色暗,日行 2~3 次,小便频,量少。患者面色萎黄,口干,舌红,苔黄腻,脉弦。遂诊断为少阴病桃花汤证,处方:赤石脂 30 g,干姜 5 g,槐花炭 30 g,制大黄 2 g,神曲 30 g,粳米 20 g。3 剂,日一剂,水煎温服。复诊时,便血消失,腹痛减轻,上方赤石脂改为 15 g,继服7 剂而愈。

少阴病血证,若以阴虚为主,症见齿衄,血色淡红,起病较缓,多因受热或烦劳诱发者,方用六味地黄丸合茜根散加减;症见小便短赤带血,头晕耳鸣,潮热,腰膝酸软者,方用知柏地黄丸加减;若皮肤多发紫斑,手足心热,盗汗,舌红,脉细数者,方用茜根散加减。

(六)厥阴病血证

厥阴病病情复杂,寒热虚实夹杂,多为疾病的终末期,治疗以清上温下,寒热平调为原则。代表方有麻黄升麻汤。以麻黄升麻汤证为例。

本方证以吐脓血,手足逆冷,咽喉不利或疼痛,泄泻不止为主要表现,治以清上温下,平调寒热,方用麻黄升麻汤加减。本方见于《伤寒论·辨厥阴病脉证并治》第357条:"伤寒六七日,大下后,寸脉沉而迟,手足厥逆,下部脉不至,喉咽不利,唾脓血,泄利不止者,为难治,麻黄升麻汤主之。"方中药物虽多,但组方严谨,且用药紧扣病机。

李梦如子,曾二次患喉痰,一次患溏泻,治之愈。今复患热病,历十余日不退,邀余诊,切脉未竟,已下利二次,头痛、腹痛、骨节痛,喉头尽白而腐,吐脓样痰夹血,六脉浮中两按皆无,重按亦微缓不能辨其至数,口渴需水,小便少(据证当有四肢厥冷——编者注),两足少阴脉似有若无。诊毕无法立方,且不明其病理,连拟排脓汤、黄连阿胶汤、苦酒汤皆不惬意,复拟干姜黄芩黄连人参汤,终觉未妥,又改拟小柴胡汤加减,以求稳妥。继因雨阻,寓李宅附近。然沉思不得寐,复讯李父,病人曾出汗几次?曰:"始终无汗。"曾服下剂否?曰:"曾服泻盐三次,而致水泻频仍。脉忽变阴。"余曰:"得之矣,此麻黄升麻汤证也。"病人脉弱易动,素有喉痰,是下虚上热体质,新患太阳伤寒而误下之,表邪不退,外热内陷,触动喉痰旧疾,故喉间白腐,脓血交并。脾弱湿重之体,复因大下而成水泻,水走大肠,故小便不利。上焦热甚,故口渴。表邪未退,故寒热头痛,骨节痛各症仍在。热闭于内,故四肢厥冷。大下之后,气血奔集于里,故阳脉沉弱;水液趋于下部,故阴脉亦闭歇。本方组成,有桂枝汤加麻黄,所以解表发汗。有苓、术、干姜化水,利小便,所以止利。用当归助其行血通脉,用黄芩、知母、石膏以消炎清热,兼生津液,用升麻解咽喉之毒,用玉竹以祛脓血,用天冬以清利炎膜。明日即可照服此方。李终疑脉有败证,恐不胜麻、桂之温,欲加丽参。余曰："脉沉弱肢冷是阳郁,非阳虚也。加参转虑掣消炎解毒之肘,不如勿用,经方以不加减为贵也。"后果愈。(选自《伤寒论译释》)

血证是中医内科范畴中病情较为危重的一类疾病,可见于多种疾病的终末期或作为变病出现,三阴三阳皆可发病,其出血部位不固定,兼证变化多端,临床不易区分。然其总不外乎六经辨病范畴,掌握了六经辨病规律,便可以执简驭繁。临证时还要分清寒热二端,热者多因诸经邪热迫血妄行,寒者多因脾气虚损失于固摄,故其治疗当以治火、治气、治血为要点。至于遣方用药,则需方证对应,配伍精当,药量合适,否则过寒、过热或过服都会加重出血倾向。服药后的调摄也是必不可少的,如阳明蓄血证当禁辛辣炙煿之品以防进一步伤阴耗血,太阴虚寒证则要忌生冷饮食以防加重脾虚,必要时还可佐以针刺、艾灸之法加强疗效。

二十七、痰饮

　　痰饮是体内水液输布、运化失常,停积于身体某些部位的一类病证。痰饮既可是病因,也可是病理产物或临床表现,还可以是疾病过程中的病机概括。痰与饮广义上相互涵盖,狭义上各有特点又相互转化,且常常同时存在而密不可分,故一般以痰饮并称。

　　《神农本草经》已有"留饮痰癖,大腹水肿""胸中痰结""留饮宿食"等记载。《素问·经脉别论》详细论述了水液代谢,为痰饮病因病机的论述奠定了理论基础。在论述痰饮病证时以饮概痰,涵盖了痰饮病证的广泛内容。东汉·张仲景在《金匮要略》中将痰与饮并提为痰饮,并将痰饮分为广义和狭义两个层次。如在"痰饮咳嗽病脉证并治"将广义痰饮分为痰饮(狭义)、悬饮、溢饮、支饮四类,是诸饮的总称。其中狭义的痰饮则是指饮停胃肠之证。该篇所提"病痰饮者,当以温药和之"的治疗原则,至今仍具有重要临床指导意义。《金匮要略·水气病脉证并治第十四》有"血不利则为水"的论述,提示血滞也可生痰。如魏晋·陶弘景《名医别录·上品》提到旋覆花消"心胁痰水",东晋·葛洪《肘后备急方卷四》列记"治胸膈上痰饮诸方"等。隋唐至金元时期逐渐形成了以广义痰饮为核心的痰饮疾病体系。在广义上以痰概饮或痰饮并提,同时保留了狭义痰饮概念。隋·巢元方《诸病源候论·痰饮病诸候》

系统论述了痰病病因、痰饮证候、所生诸病及治疗原则等。唐·孙思邈《备急千金要方》创制了治痰名方温胆汤。宋·严用和《济生方·痰饮论治》有"人之气道贵平顺,顺则津液流通,决无痰饮之患。调摄失宜,气道闭塞,水饮停于胸膈"之论述,建立了气滞生痰的思想。宋·杨士瀛《仁斋直指方·喘嗽方论》将饮与痰进行了区别,认为清稀为饮而稠浊为痰。元·朱震亨《丹溪心法》提出"百病中多有兼痰者"的观点,首创"痰夹瘀血,遂成窠囊"之说,注重痰瘀同病。明·张介宾《景岳全书·杂证谟》云:"五脏之病,虽俱能生痰,然无不由乎脾肾。"强调了脾肾在致痰病因中的主导地位。清·叶天士《临证指南医案》提出"外饮治脾,内饮治肾"之说,丰富了张景岳的脾肾痰饮思想。

现代医学认为,痰饮既是病理产物,又是致病因素。临床中,痰的概念为有形可见的呼吸道分泌物,胃肠道呕吐、腹泻物以及泌尿道、生殖道排泄的炎性分泌物等,统称为外痰;而各种疾病的病理产物在体内停留积聚,蕴结而成,随血及津液运行无处不到或停留皮下组织间液称为内饮。本病多发于西医学的慢性支气管炎、支气管哮喘、渗出性胸膜炎、慢性胃炎、心力衰竭、肾炎水肿等。因痰饮不单独为病,故临床根据症状、体征,结合生化、影像等辅助检查,查明病因,明确诊断后予以病因治疗或对症支持治疗为主。

(一)太阳病痰饮

太阳为六经之藩篱,主一身之表,外邪侵袭人体,正邪交争于肌表。因肺为华盖,主气,合皮毛,通调水道,宣发肃降,输津液于皮毛。通调水道之职失司,则致饮停四肢肌表。代表方有小青龙汤、十枣汤、旋覆代赭汤、越婢加半夏汤等。

1.小青龙汤证

本方证以水饮停蓄于心下胃脘部,出现咳嗽气喘,呕、渴、利、嚏、少腹满,舌淡或滑,苔薄白,脉浮紧等太阳伤寒证为临床特点。治以辛温解表,温化水饮,方用小青龙汤。本方见于《伤寒论·辨太阳病脉证并治》第 40 条:"伤寒表不解,心下有水气,干呕发热而咳,或渴,或利,或嚏,或小便不利、少腹满,或喘者,小青龙汤主之。"第 41 条:"伤寒,心下有水气,咳而微喘,发热不渴。服汤已渴者,此寒去欲解也,小青龙汤主之。"方中麻黄性味辛苦温,归肺、膀胱经,有发汗散寒、宣肺平喘、利水消肿之功效;桂枝辛甘温,归心、肺、膀胱经,有发汗解肌、温通经脉、助阳化气之功效,二者共为君药,既可发汗解表散邪,又可温阳化气利饮。干姜辛热,可温中散寒,燥湿消痰;细辛辛温,可祛风散寒、温肺化饮,二药为臣,共助君药温肺化饮散邪。五味子酸甘温,可收敛固涩、益气生津;芍药苦、酸,微寒,可敛阴养血,二药的收敛之性,既助止咳平喘,又制约君臣之燥性;半夏辛温,可燥湿化痰、降逆止呕、消痞散结,三药共为佐药。炙甘草为使药,补益脾胃,调和诸药。诸药相伍,一散一收,一开一合,共奏散寒祛饮之效。

高某,女,68 岁,咳吐大量黏痰,伴阵发性咳嗽,头痛,胃脘部不适,夜间口干,眠差。至当地诊所经中西医治疗,效果欠佳,遂来求诊。现症见:夜间咳嗽,烦躁,不能平卧,苔白滑,脉弦紧。诊断为太阳病小青龙汤,处方:蜜麻黄 12 g,芍药 10 g,细辛 6 g,干姜 9 g,桂枝 12 g,五味子 30 g,清半夏 12 g,炙甘草 9 g。服 3 剂后诸症皆除。

2．十枣汤证

本证以胸胁满痛，咳唾引痛，心下痞硬满，干呕短气，下利，或兼头痛，汗出发作有时，但不恶寒为临床特点。治以攻逐水饮，方用十枣汤。本方见于《伤寒论·辨太阳病脉证并治》第152条："太阳中风，下利呕逆，表解者，乃可攻之。其人漐漐汗出，发作有时，头痛，心下痞硬满，引胁下痛，干呕短气，汗出不恶寒者，此表解里未和也，十枣汤主之。"主治水饮停聚胸胁，气机升降不利之证。方中甘遂善行经隧水湿；大戟善泄脏腑水湿，主蛊毒十二水，腹满急痛；芫花善消胸胁伏饮，消胸中痰水。三药苦寒有毒，药性峻烈，峻下泻水，使水饮从二便而消。方用肥大枣10枚煎汤调服，以补中扶正，缓和诸药之烈，使邪去而不伤正。本方以大枣为名有强调顾护胃气之意。成无己在《注解伤寒论》中论述本方："下利，呕逆，里受邪也，邪在里者可下，亦须待表解者，乃可攻之。其人漐漐汗出，发作有时，不恶寒者，表已解也；头痛，心下痞硬满，引胁下痛，干呕短气者，邪热内蓄而有伏饮，是里未和也，与十枣汤下热逐饮。"

张任夫，二十四年四月四日初诊，先患左颊部漫肿而痛，痛牵耳际，牙内外缝出脓甚多。恙起于半载之前，平日喜运动蹴球，恒至汗出浃背，率不易衣。嗣觉两胁作胀，按之痛。有时心悸而善畏，入夜，室中无灯炬，则惴惴勿敢入，头亦晕，搭车时尤甚。嗳气则胸膈稍舒。夜间不能平卧，平卧则气促，辗转不宁。当夜深人静之时，每觉两胁之里有水声漉漉然，振荡于其间。是证非十枣汤不治，药值甚廉而药力则甚剧。其夜七时许，未进夜饭，先服药浆，随觉喉中辛辣，甚于胡椒。张君素能食椒，犹尚畏之，则药性之剧可知。并觉口干,心中烦,若发热然。九时起,喉哑不能作声,急欲大便,不能顷刻停留,所下非便,直水耳。其臭颇甚。于是略停,稍进夜饭,竟得安眠,非复平日之转侧不宁矣。夜二时起,又欲大便,所下臭水更多,又安眠。六时,又大便,所下臭水益增多。又睡至十时起床,昨夜之喉哑者,今乃愈矣。且不料干呕,嗳气,心悸,头晕诸恙均减,精神反佳。张君自知肋膜炎为难愈之疾,今竟得速效如此,乃不禁叹古方之神奇!

次日中午,喉间完全复原。下午七时,夜膳如常。九时半,进药,枣汤即前日所留下者。药后,胃脘甚觉难堪,胃壁似有翻转之状,颇欲吐,一面心烦,觉热,喉哑,悉如昨日,但略差可。至深夜一时,即泄水,较第一夜尤多。翌晨,呕出饭食少许,并带痰水,又泄臭水,但不多矣。至午,喉又复原,能进中膳如常,嗳气大除,两胁之胀大减。唯两肋之上(偏乳下)反觉比平日为胀。张君自曰,此胁上之胀。必平日已有,只因胁下剧胀,故反勿觉。今胁下之胀除,故胁上反彰明耳。而胆量仍小,眼目模糊,反有增无减,但绝无痛苦而已。(选自《经方实验录》)

3. 旋覆代赭汤证

本证以"心下痞硬、噫气不除"的痰气痞为主要临床特点,治以和胃降逆,化痰下气,方选旋覆代赭汤。痰饮阻于中焦,气机升降失常,则见心下痞硬;胃虚痰阻,气逆欲上,则频发噫气。本方见于《伤寒论·辨太阳病脉证并治》第 161 条:"伤寒发汗,若吐若下,解后,心下痞硬,噫气不除者。旋覆代赭汤主之。"方中旋覆花性温而能下气消痰,降气行水,是为君药。代赭石质重而沉降,重镇降逆,但味苦性寒,故用量稍小为臣药。生姜于本方用量独重,寓意有三:一为和胃降逆以增止呕之效,二为宣散水气以助祛痰之功,三可制约代赭石的寒凉之性,使其镇降气逆而不伐胃。半夏辛温,祛痰散结,降逆和胃,并为臣药。人参、炙甘草、大枣益脾胃、补气虚、扶助已伤之中气,为佐使之用。诸药配合,共成降逆化痰,益气和胃之剂,使痰涎得消,逆气得平,中虚得复,则诸症皆除。

4.越婢加半夏汤证

本证以上气喘咳,甚则憋胀,胸闷气促,两目胀突如脱,脉浮大有力为临床特点,治以宣肺散饮,降逆平喘,兼清郁热,方用越婢加半夏汤。本方见于《金匮要略·肺痿肺痈咳嗽上气病脉证治第七》第13条:"咳而上气,此为肺胀,其人喘,目如脱状,脉浮大者,越婢加半夏汤主之。"外有风热,内有水饮,风热挟饮上逆,饮热交阻,热重于饮,壅塞不通,肺气胀满而上气喘咳。方中麻黄、石膏相配,既辛凉清解,又发越水气;半夏、生姜化痰逐饮而降逆;甘草、大枣补中而调和诸药,缓解麻黄、石膏之寒,以免攻邪而伤正。全方以发泄、透达肺中邪火,蠲饮化痰之功而平咳喘。

此外,太阳病痰饮,表寒外束,内有郁热,症见咳喘,小便不利,伴有发热,烦躁,苔白而黄者,治以祛寒解表,清泻内热,方用小青龙加石膏汤;表寒较轻,而胸中烦躁较甚者,治以发表清里,方用大青龙汤;咳嗽痰多,清稀色白,胸满不舒,喜唾涎沫者,治以温肺化饮,方用苓甘五味姜辛汤;若属饮多寒少,外无表证,咳喘气逆者,治以泻肺通饮,方用葶苈大枣泻肺汤加白芥子、莱菔子;若症见头项强痛,无汗,翕翕发热,心下满微痛,小便不利者,治以健脾益阴,利水通阳,方用桂枝去桂加茯苓白术汤。

（二）阳明病痰饮

阳明为多气多血之经，外邪侵袭迁延不愈，易热化、燥化。饮邪热化，津不上承，则口干舌燥，但不欲饮。津化为饮，不能下滋肠腑，可见大便秘结。支饮下移阳明与糟粕相合成实者亦有之。代表方有甘遂半夏汤、己椒苈黄丸、厚朴大黄汤。

1. 甘遂半夏汤证

本证以下利，利后反觉畅快，心下坚满，按之疼痛，脉伏为主要表现者，治以攻下逐水，方用甘遂半夏汤。本方见于《金匮要略·痰饮咳嗽病脉证治第十二》第 18 条："病者脉伏，其人欲自利，利反快，虽利，心下续坚满，此为留饮欲去故也，甘遂半夏汤主之。"本证用于留饮实证，邪欲下趋，祛而未尽者。方中半夏既能降逆，又能蠲饮散结，为治饮要药；甘遂攻逐心下留饮，驱水从大便而出，与甘草同用，取其相反相成之意，俾激发留饮得以尽去；芍药、白蜜酸收甘缓以安中，且能缓和甘遂之毒性，开破利导而不伤正。

李某，男，42 岁。2015 年 10 月 12 日初诊。患者腹痛肠鸣、便稀 3 个月。因夏天饮大量冷水后，随即心下窒闷，呕吐清水，泻下稀薄，曾自服西药无效，且日日加重，绕脐肠鸣，沥沥有声，脘腹疼痛，痛后下利白黏冻样便，利后稍舒，复又心下坚满。其人体质消瘦，舌体略胖大，舌苔白滑，脉沉滑。诊断为阳明病甘遂半夏汤证，处方：醋甘遂（冲服）3 g，半夏 10 g，白芍 10 g，炙甘草 10 g，炒白术 10 g，茯苓 15 g。2 剂，日一剂，水煎温服。服药后，即泻出如鱼冻样便约 300 mL，自觉脘腹宽舒，药尽后诸症悉除。以健脾和胃化饮法善其后。

2.己椒苈黄丸证

本证以腹满,口舌干燥为主要特点,伴有肢体浮肿、气喘等症,治以通利二便,分消水饮,方用己椒苈黄丸。本方见于《金匮要略·痰饮咳嗽病脉证治第十二》第29条:"腹满,口舌干燥,此肠间有水气,己椒苈黄丸主之。"本方主治肠间饮聚成实之证。方中防己苦泄,渗透肠间水气,椒目辛散,除心腹留饮,两药合用,导水气从小便而出。葶苈开宣肺气,通利肠道,大黄荡涤肠胃,两药合用,水邪从大便而出。诸药合用,前后分消,共奏攻坚逐饮、化气行水之功。饮邪祛除,气机复常,津液上承,则"口中有津液",这是饮去病解之征。若服药后反增加口渴,则为饮阻气结,热滞肠道,可再加芒硝软坚散结,促其下泄。

马某,男,58岁,来诊时自诉每于入冬时节易发心悸、喘息难卧、周身浮肿等症,多方治疗,效不佳。时症见:心悸,周身浮肿,腹满而喘,不能平卧,面色青黑,唇口发绀,四肢厥冷,二便不利,舌质紫,苔薄白,脉沉细。既往有肺源性心脏病病史10余年。遂诊断为阳明病己椒苈黄丸证。处方:防己6 g,葶苈子10 g,炮附片6 g,椒目9 g,干姜9 g,红参10 g,茯苓30 g,大黄6 g。3剂,日一剂,嘱其浓煎频服。复诊时自述:药后即便出脓样黏秽粪,小便通利,四肢转温,心悸喘促均减轻,守上方继服6剂而愈。

3.厚朴大黄汤证

本证以胸腹胀满、气急、大便秘结为临床特点,治以理气逐饮,荡涤实邪通腑,方用厚朴大黄汤。本方见于《金匮要略·痰饮咳嗽病脉证治第十二》第26条:"支饮胸满者,厚朴大黄汤主之。"正如清代名医张璐在《千金方衍义》中云："此即小承气汤,以大黄多,遂名厚朴大黄汤;若厚朴多,即名厚朴三物汤。此支饮胸满,必缘其人素多湿热,浊饮上逆所致,故用荡涤中焦药治之。"厚朴大黄汤主治饮阻气逆,腑气不通之心下时痛,兼腹满便秘之证。方中重用厚朴、大黄在于治痰饮结实,有开痞满、通大便的功效。《金匮要略心典》中:"胸满疑作腹满。支饮多胸满,此何以独用下法? 厚朴大黄与小承气同,设非腹中痛而闭者,未可以此轻试也。"

(三)少阳病痰饮

少阳病属半表半里证,为一身气机之枢,枢机运行正常,则"上焦得通,津液得下,胃气因和";枢机不利,则出现饮停心下,见心下痞、满、坚等症状。水邪停于心下,留而不去,可见心下坚满,坚为水饮,满为气壅。代表方有木防己汤、柴枳半夏汤等。以木防己汤证为例。

本方证以气喘胸满、心下痞坚、面色黧黑、小便不利、脉沉紧为临床特点,治以利水降逆,扶正补虚,方用木防己汤。本方见于《金匮要略·痰饮咳嗽病脉证治第十二》第24条:"膈间支饮,其人喘满,心下痞坚,面色黧黑,其脉沉紧,得之数十日,医吐下之不愈,木防己汤主之。虚者即愈,实者三日复发,复与不愈者,宜木防己汤去石膏加茯苓芒硝汤主之。"木防己汤主治水饮挟热,结聚胸膈,正气已虚的支饮重证。方中木防己利水,善走下行,桂枝通阳化气,还可温通血脉,两药相合,通阳利水消饮,利于气血畅行;石膏清解郁热,人参益气补虚。服药之后,能得痞坚虚软,这是水去气行,结聚已散,病即可愈;若仍痞坚结实,是水停气阻,病情仍多反复,再用此方,不能胜任,应于原方中去石膏之辛凉,加茯苓以导水下行,芒硝以软坚破结,方能更合病情。

辛某,男,36 岁,首都机场木工,初诊日期 1965 年 6 月 16 日。右手臂颤抖三四年,左手、腿亦有轻微颤抖,不能持物,每用力则颤动而酸疼,自觉精神紧张,时有心悸、怔忡不安,心下痞满,口渴思饮。曾以养血息风、养肝柔筋等法及针灸治疗不效。苔白,脉右弦,左沉弦。证属心下停饮、痰阻经络,治以温中化饮,因饮久化热,故佐以清标热,与木防己汤:木防己 12 g,生石膏 45 g,桂枝 10 g,党参 10 g,生龙骨 15 g,生牡蛎 15 g。上药服 6 剂,心悸好转,继服 3 个月手颤抖好转。(选自《经方方证传真》)

此外,症见寒热往来,胸胁刺痛,心下痞硬,干呕,口苦,咽干,苔薄黄,脉弦数者,治以和解清热,宣肺利气,方用柴枳半夏汤;胸胁疼痛,肋间饱满,咳逆气喘,甚则不能平卧者,治以泻肺祛饮,方用椒目瓜蒌汤合十枣汤或控涎丹加减;胸胁疼痛,如灼如刺,胸闷不舒,舌质暗,苔薄白,脉弦者,治以理气和络,方用香附旋复花汤加减。

(四)太阴病痰饮

太阴脾为后天之本,气血生化之源,又主运化水液,位居中土,灌溉四傍,上输于肺,下注于肾,故水液代谢与太阴脾关系密切。《内经》曰:"诸湿肿满,皆属于脾。"若脾阳虚弱,运化失职,则内生痰饮。太阴病痰饮代表方有苓桂术甘汤、泽泻汤、五苓散、小半夏加茯苓汤等。

1. 苓桂术甘汤证

太阴病痰饮,以胸胁支满,心下痞闷,胃中震水音为主,伴心悸,头晕,胸满,面目虚浮,口干渴不欲饮,小便不利者,证属脾阳虚弱,饮停中焦,治以温阳化饮,健脾利水,方用苓桂术甘汤。本方见于《金匮要略·痰饮咳嗽病脉证治第十二》第16条:"心下有痰饮,胸胁支满,目眩,苓桂术甘汤主之。"本方为治疗痰饮"温药和之"的代表方剂。方中以茯苓为君,健脾渗湿,祛痰化饮,使水饮从小便而出;以桂枝为臣,既可温阳以化饮,又能化气以利水,且兼平冲降逆;湿源于脾,脾虚则生湿,故佐以白术健脾燥湿,助脾化运,使脾阳得温,水湿自除;甘草为使,益气和中,收饮去脾和、湿不复聚之功。四药共奏健脾利湿,温阳化饮之效。方药虽简,配伍严谨,温而不热,利而不峻,为温化痰饮之和剂。

刘某,女,72岁。2016年7月11日来诊。3年来患者常感心悸、胸闷、气短,活动后加重,曾服用中西药治疗,未见明显改善。时症见:心悸,胸闷气短,头晕,自觉有气上冲而咳嗽,无痰,四肢不温,两足浮肿,身重乏力,大便稍干结,舌淡,苔薄白,脉弦滑。四诊合参诊为太阴病苓桂术甘汤证,处方:茯苓30 g,桂枝12 g,白术18 g,炙甘草9 g。4剂,日一剂,水煎温服。复诊时诉心悸、胸闷、气短均明显减轻,足肿较前消退,仍有腹胀、大便干结,守上方加枳实15 g,赤芍12 g,服7剂后诸症皆除。

2. 泽泻汤证

太阴病痰饮,症见头晕目眩,胸中痞满,肢体浮肿者,方用泽泻汤,治以健脾化饮,降逆止眩。泽泻汤见于《金匮要略·痰饮咳嗽病脉证治第十二》第 25 条:"心下有支饮,其人苦冒眩,泽泻汤主之。"本方所治之证,乃脾胃虚弱,饮停中焦,蒙蔽清阳所致。正如《金匮要略直解》云:"《内经》曰'清阳出上窍',支饮留于心膈,则上焦之气浊而不清,清阳不能走于头目,故其人苦冒眩也。"方中泽泻重用以利水消饮,导浊阴下行;白术健脾制水,培土以断饮邪之源。两药合用,使浊阴下走,清阳上行,升降复常,冒眩自愈。

3. 五苓散证

本证以脐下悸动、吐涎沫、头目眩晕为主,伴有汗出烦躁,渴欲饮水,小便不利等特点,治以温化下焦,通利水道,方用五苓散。本方见于《金匮要略·痰饮咳嗽病脉证治第十二》第 31 条:"假令瘦人脐下有悸,吐涎沫而癫眩,此水也,五苓散主之。"本方主治饮停下焦,气化不利,水饮逆动之证。方中茯苓、泽泻、猪苓淡渗利水,使水饮从小便而去;桂枝解肌发汗以散饮,化膀胱之气以利水,且具平冲降逆之功,使水饮表里分消;白术健脾利水。诸药合用共奏温阳化气利水之效。方后注"多饮暖水,汗出愈",旨在提示后人多饮温水扶助胃阳,使其发汗,达到水饮内外分消之功。

患者,女,52 岁,下肢水肿半年,按之凹陷不起,未正规治疗,症状时轻时重。时症见:下肢水肿,小便不利、色如浓茶,口渴,烦躁,头晕,困倦无力,舌体胖大,苔白,脉弦无力。遂辨为太阴病五苓散证,治以补气温阳,化湿利水。处方:茯苓 20 g,猪苓 10 g,白术 12 g,泽泻 20 g,桂枝 12 g。服 4 剂,小便畅利,下肢水肿随之消退,口不渴,头晕亦除,继服 4 剂以资巩固。

4. 小半夏加茯苓汤证

太阴病痰饮,以心下痞,膈间有水,呕吐,头眩,心悸为临床特点。治以降逆止呕，引水下行，方用小半夏加茯苓汤。本方见于《金匮要略·痰饮咳嗽病脉证治第十二》第41条："先渴后呕，为水停心下，此属饮家，小半夏加茯苓汤主之。"此条用于治疗水饮上逆致呕之证。第30条："卒呕吐，心下痞，膈间有水，眩悸者，小半夏加茯苓汤主之。"此处用于饮邪致呕兼眩证的证治。小半夏汤蠲饮降逆，加茯苓以增强利水之力，使旧饮去而水津上润，则渴呕自止。正如在《金匮玉函经二注》中："心下痞，膈间有水，眩悸者，阳气必不宣散也。经云以辛散之。半夏、生姜皆味辛，《本草》半夏可治膈上痰，心下坚、呕逆者。眩亦上焦阳气虚，不能升发，所以半夏、生姜并治之。悸则心受水凌，非半夏可独治，必加茯苓去水，下肾逆以安神，神安则悸愈也。"

此外，以脐下动悸，欲作奔豚为临床特点，予茯苓桂枝甘草大枣汤通阳降逆，培土制水；若以反复呕吐，口渴欲饮为临床特点，予茯苓泽泻汤加减温阳利水，化饮降逆；症见气上冲至胸中，四肢麻木，面部如赤者，予桂苓五味甘草汤敛气平冲。

（五）少阴病痰饮

少阴病多为心肾虚衰，阴阳亏虚的全身虚弱性疾病。少阴病痰饮多因少阴心肾之阳气虚微，命门火衰，火不温土，而致水湿停聚，痰饮内生。代表方有真武汤等。以真武汤证为例。

本方症以肢体沉重、浮肿，心悸，头眩为主，伴有畏寒肢冷，神情倦怠，舌淡胖者，方选真武汤。《伤寒论·辨少阴病脉证并治》第316条："少阴病，二三日不已，至四五日，腹痛，小便不利，四肢沉重疼痛，自下利者，此为有水气。其人或咳，或小便利，或下利，或呕者,真武汤主之。"本证为邪入少阴,肾阳渐衰,阳虚寒盛,制水无权,水气不化,泛溢为患。当治以温补肾阳,化气行水。真武汤为治疗脾肾阳虚,水湿泛溢的基础方,方中以附子为君药,其性辛甘大热,温肾助阳,兼暖脾土,以温运水湿。臣以茯苓利水渗湿,使水邪从小便去;白术健脾燥湿。佐以生姜之温散,既助附子温阳散寒,又合苓、术宣散水湿。白芍亦为佐药,利小便以行水气,并能防止附子燥热伤阴,以利于久服缓治。全方从三脏二腑着眼,尤以芍药利肌里腠间水气为妙,既能活血以利水,又能开痹以泄络,如此三焦上下脏腑之水,肌腠表里内外之水,皆可一役而去。

此外,微饮乃脾、肾之痰饮,以喘促气短,脐下动悸,足跗浮肿,神疲肢冷为临床特点,属饮停日久,脾肾阳虚,饮凌心肺予肾气丸加减。《医宗金鉴》有云:"呼气之短,用苓桂术甘汤之轻清,以通其阳;吸气之短,用肾气丸之重降,以通其饮。"

(六)厥阴病痰饮

厥阴病情复杂,寒热虚实夹杂,厥阴病痰饮代表方为乌梅丸。以乌梅丸证为例。

本方证以下肢浮肿,四肢厥冷,身重而痛,时静时烦,呕吐,得食而呕吐更甚为主症,方用乌梅丸。本方具有滋阴清热、温阳通降、安蛔止痛之功。方中重用酸敛之乌梅,以补肝之体、泻肝之用,酸与甘合则滋阴,酸与苦合则清热。附子、干姜、川椒、细辛、桂枝之大辛大热以温经散寒,通阳破阴、宣通阻结之阴浊;黄连、黄柏苦寒,清热燥湿;人参健脾益气,当归补血养肝,白蜜甘缓和中,与桂枝合用可养血通脉,调和阴阳以解四肢厥冷。全方酸苦辛甘并投,寒温攻补兼用,可治寒热错杂、虚实互见之证,实为厥阴病寒热错杂证之主方。

　　痰饮的症状虽错综复杂,但从六经辨病思维出发,将痰饮按照六经病特点进行分类,选择相对应的方证,不仅能在理论上加深对痰饮的认识,更对临床辨证论治有一定的指导意义。

二十八、消渴

　　消渴是以多饮、多食、多尿、乏力、消瘦,或尿有甜味为主要临床表现的一种疾病。中医学对本病的认识最早,且论述甚详。消渴之名,首见于《素问·奇病论》,根据病机及症状的不同,《内经》还有"消瘅""肺消""膈消""消中"等名称的记载,认为五脏虚弱、过食肥甘、情志失调是引起消渴的原因,而内热是其主要病机。《外台秘要·消中消渴肾消》引《古今录验》说:"渴而饮水多,小便数……甜者,皆是消渴病也。"又说:"每发即小便至甜""焦枯消瘦",对消渴的临床特点做了明确的论述。汉·张仲景的《金匮要略》中专篇讨论了本病,并提出治疗方药,如白虎加人参汤、肾气丸等。隋·巢元方《诸病源候论·消渴候》论述其并发症说:"其病变多发痈疽。"刘河间对其并发症做了进一步论述,在《宣明论方·消渴总论》中提到:"消渴一证可变为雀目或内障"。元·张子和《儒门事亲·三消论》记载:"夫消渴者,多变聋盲、疮癣、痤痱之类""或蒸热虚汗,肺痿劳嗽"。明·戴思恭《证治要诀》明确将本病分为上、中、下三消。《证治准绳·消瘅》在前人论述的基础上,对三消的临床分类做了规范,"渴而多饮为上消(经谓膈消),消谷善饥为中消(经谓消中),渴而便数有膏为下消(经谓肾消)"。明清及其之后,对消渴的治疗原则及方药,有了更为广泛深入的研究。

消渴相当于现代医学的糖尿病，是一组由多病因引起的以慢性高血糖为特征的代谢性疾病，由胰岛素分泌和（或）作用缺陷所引起。长期糖类及脂肪、蛋白质代谢紊乱可引起多系统损害，导致眼、肾、神经、心脏、血管等组织器官慢性进行性病变、功能减退甚至衰竭；病情严重或应激时可发生急性严重代谢紊乱，如糖尿病酮症酸中毒、高渗高血糖综合征。临床诊断本病，通过血糖、血脂、糖化血红蛋白、尿糖、尿酮体及相关免疫指标，根据病情进行分型，选用不同的药物治疗。

（一）太阳病消渴

"太阳之为病，脉浮，头项强痛而恶寒。"太阳病为外邪侵袭太阳肤表，直中太阳经络，正邪交争，营卫失调，经输不利，从而出现恶寒发热、头痛项强、脉浮等反映太阳肤表、经络、气化方面病变的证候。太阳病消渴多见于太阳腑证，即太阳经邪热不解，内传膀胱所致，表现为口干渴、多饮等症。代表方有五苓散、桂枝茯苓丸等。

1. 五苓散证

本方证以口渴欲饮，伴微热汗出、烦躁、小便不利等太阳蓄水证为主，治以利水渗湿，温阳化气，选用五苓散加减治疗。《伤寒论·辨太阳病脉证并治》第71～74条集中论述五苓散证，如第71条："太阳病，发汗后，大汗出，胃中干，烦躁不得眠，欲得饮水者，少少与饮之，令胃气和则愈。若脉浮，小便不利，微热消渴者，五苓散主之。"方中重用泽泻，为君药，以其甘淡直达肾与膀胱，利水渗湿；臣以茯苓、猪苓之淡渗，增强其利水渗湿之力；佐以白术、茯苓健脾以运化水湿。《素问·灵兰秘典论》谓："膀胱者,州都之官,津液藏焉,气化则能出矣。"膀胱的气化有赖于阳气的蒸腾,故方中又佐以桂枝温阳化气以助利水,解表散邪,《伤寒论》示人服后当饮暖水,以助发汗,使水湿之邪从汗而解。本方的功效不仅仅是利小便,而是在于恢复膀胱的气化功能。方中茯苓与桂枝的相伍是恢复膀胱气化功能的经典之配,即著名的苓桂配伍。本方用散不用汤,也在于强调恢复气化功能的意义,所谓"散者,散也"。

患者,男,8岁,2018年7月12日就诊。患儿多饮多尿,就诊于当地医院检查尿比重为1.007,诊断为"尿崩症",治疗效果不佳,来门诊求治。时症见:多饮、多尿,汗出,略显烦躁,舌淡苔白滑,脉滑数。四诊合参,诊断太阳病五苓散证。给予五苓散原方:白术12 g,茯苓9 g,桂枝6 g,猪苓6 g,泽泻5 g。4剂,日一剂,水煎温服。复诊时家人来述,症状见轻,饮水已比来诊时减少二分之一,小便可,守原方7剂而愈。

2. 桂枝茯苓丸证

本证见多饮、消瘦、乏力,多伴腹部刺痛、夜间加重,或有面色紫暗,皮肤粗糙,舌质紫暗,有瘀斑等太阳蓄血证,治以活血化瘀,选用桂枝茯苓丸加减。此方本为治疗妇人妊娠杂病的主方,然而临床应用时无需拘泥于此,凡病机属气滞血瘀者均可使用。方中桂枝温阳通脉,桃仁、牡丹皮活血化瘀,赤芍调营养阴,茯苓利水渗湿,全方泻中寓补,活血化瘀而不伤正。血瘀作为消渴病的重要病机,贯穿本病的整个发病过程。在当今治法中,活血化瘀法亦得到了广泛的运用。

（二）阳明病消渴

"阳明之为病,胃家实是也。"阳明病属里实热证,阳明病消渴多属阳明经证,即典型的大热、大汗、大渴、脉洪大证。代表方有白虎加人参汤、竹叶石膏汤等。

1. 白虎加人参汤证

阳明病消渴若见口舌干燥,渴而多饮,微恶风寒,舌红苔燥者,应予白虎加人参汤,治以清热益气,养阴生津。白虎加人参汤见于《伤寒论·辨阳明病脉证并治》第 168 条:"伤寒若吐若下后,七八日不解,热结在里,表里俱热,时时恶风,大渴,舌上干燥而烦,欲饮水数升者,白虎加人参汤主之。"方中生石膏辛甘大寒,除阳明气分之热,透热出表;知母既助石膏清肺胃之热,又滋阴润燥,两者相须增强清热生津之力;粳米、炙甘草益胃生津,可防大寒伤中,且炙甘草有调和诸药之功。人参养阴生津,扶助正气,既防邪深入,亦能防止大寒之药伤脾胃。张锡纯《医学衷中参西录》中有云"以生山药代粳米,则其方愈稳妥,见效亦愈速",临床可做参考。消渴多为热盛伤津所致,用白虎加人参汤之意,一则清阳明之燥热,一则益气生津,故后世医家将本方奉为治疗糖尿病主方之一。

患者,男,60 岁。以乏力 1 月余为主诉就诊,症见口渴喜冷饮,饮后复渴,汗出较多,纳差,便干,小便黄,时有背部正中恶寒恶风,舌红津少无苔,脉洪大,既往有糖尿病史 3 年余,遂诊为阳明病白虎加人参汤证,给予原方 7 剂而诸症皆除,嘱其养成良好的饮食习惯,配合运动,坚持血糖监测,随访半年未再复发。

2. 竹叶石膏汤证

本方证可见口干喜饮,身热多汗、心胸烦热,气逆欲呕,气短神疲,舌红少苔,脉虚数等症,治以清热生津,益气和胃,予竹叶石膏汤。该方见于《伤寒论·辨阴阳易差后劳复病脉证并治》第397条:"伤寒解后,虚羸少气,气逆欲吐,竹叶石膏汤主之。"方中竹叶、石膏清热除烦为君;人参、麦冬益气养阴生津为臣;半夏降逆止呕为佐;甘草、粳米调养胃气为使。诸药合用,使热祛烦除,气复津生,胃气调和而诸症自愈。《古方选注》云:"竹叶石膏汤分走手足二经,而不悖于理者,以胃居中焦,分行津液于各脏,补胃泻肺,有补母泻子之义也。竹叶、石膏、麦冬泻肺之热,人参、半夏、炙甘草平胃之逆,复以粳米缓于中,使诸药得成清化之功,是亦白虎、越婢、麦冬三汤变方也。"

白虎加人参汤与竹叶石膏汤均为治疗阳明病消渴之要方,前者为白虎汤证进一步发展而来,因高热、汗出导致津液消耗过多而致气阴两伤;后者热势较前者已衰,但余热未尽,故而导致气津两伤。从方药组成来看,前者为白虎汤加人参;后者为白虎汤加人参、麦冬、竹叶、半夏,去知母,热既衰且胃气不和,故去苦寒质润的知母,加人参、麦冬益气生津,竹叶除烦,半夏和胃。其中半夏虽温,但配入清热生津药中,则温燥之性去而降逆之用存,且有助于输转津液,使参、麦补而不滞,此善用半夏者也。

赵某,女,52岁。自诉近来自觉神疲乏力,口渴多饮,小便量多,望其形体消瘦,舌红少津,脉细数,既往有糖尿病病史数年,血糖控制较差。诊为阳明病竹叶石膏汤证,方用竹叶石膏汤加味:竹叶12 g,生石膏30 g,麦冬12 g,法半夏6 g,甘草3 g,山药15 g,天花粉 12 g,北沙参 10 g,粳米一撮为引。4 剂,日一剂,水煎温服。服药后口渴明显减轻,体力健增。效不更方,续服 3 剂,诸症皆除。

此外,如阳明消渴,症见多饮易饥,形体消瘦,大便干燥,脉滑实有力者,可用玉女煎加黄连,或用增液承气汤清胃泻火、养阴增液。

(三)少阳病消渴

少阳病既不属于太阳表证,又不属于阳明的里证,而是邪从太阳传入阳明的中间阶段,此时外感病邪未除,正气已虚,病邪内侵,结于胆腑。少阳病消渴可见口渴多饮、多食易饥等症状,同时亦有胸胁苦满、心烦喜呕等少阳证表现。代表方为大柴胡汤。以大柴胡汤证为例。

本方证症见口渴多饮,多食,或腹胀便秘,大便干燥,苔黄,脉滑实有力等里实热证,伴有胸胁部疼痛,其痛攻撑难耐等少阳证,治以和解少阳,内泻热结,予大柴胡汤加减。该方见于《伤寒论·辨太阳病脉证并治》第 165 条:"伤寒发热,汗出不解,心中痞硬,呕吐而下利者,大柴胡汤主之。"方中重用柴胡为君药,配臣药黄芩和解清热,以除少阳之邪;轻用大黄配枳实以清热散结,行气消痞,亦为臣药。芍药甘寒,缓急止痛,与大黄相配可治腹中实痛,与枳实相伍可以理气和血,以除心下满痛;半夏和胃降逆,配伍大量生姜,以治呕逆不止,共为佐药。大枣与生姜相配,能和营卫而行津液,并调和脾胃,功兼佐使。

患者,男,46 岁,2017 年 12 月 13 日来诊。主诉:口渴多饮 1

年。现病史:1 年前体检时发现空腹血糖 9.0 mmol/L,未予重视和治疗。望其形体肥胖、面色晦暗,自诉口渴喜饮,身困乏力,心下痞硬不舒,两胁胀满,按压痛胀愈甚,烦热,汗出,小便频,大便干,舌质红,苔厚稍黄,脉弦微数。测空腹血糖 10.1 mmol/L。诊断为少阳病大柴胡汤证,给予大柴胡汤加减,处方:柴胡 15 g,黄芩 10 g,白芍 15 g,法半夏 10 g,枳实 10 g,大黄 6 g(后下),麦冬 15 g,五味子 10 g,生姜 10 g,大枣 10 g。7 剂,日一剂,水煎温服。复诊:自诉乏力、自汗出、烦热症状好转,空腹血糖 8.8 mmol/L,但小便仍频,夜尿 3~4 次,上方去麦冬、五味子,加乌药、益智仁,10 剂,药尽后,诸症悉除,血糖指标正常。

(四)少阴病消渴

“少阴之为病,脉微细,但欲寐也。”邪入少阴,心肾阳虚,阴寒内盛,以全身虚寒证候为多见,以“脉微细,但欲寐”为其基本特征。少阴病消渴表现为多饮,多尿,消瘦,腰膝酸软等症状。代表方有六味地黄丸、金匮肾气丸。

1.六味地黄丸证

本证以阴虚为主,症见口干唇燥,尿频量多,混浊如膏,腰膝酸软,头晕耳鸣,舌红少苔者,治以滋阴固肾,方用六味地黄丸加减。方中重用熟地黄,滋阴补肾,填精益髓,为君药。山萸肉补养肝肾,并能涩精;山药补益脾阴,亦能固精,共为臣药。三药相配,滋养肝脾肾,称为“三补”。但熟地黄的用量是山萸肉与山药两味之和,意在重补肾阴,补其不足以治本。配伍泽泻利湿泄浊,并防熟地黄之滋腻恋邪;牡丹皮清泻相火,并制山萸肉之温涩;茯苓淡渗脾湿,并助山药之健运。三药为"三泻",渗湿浊,清虚热,平其偏胜以治标,均为佐药。六味合用,三补三泻,其中补药用量重于泻药,以补为主;肝脾肾三阴并补,以补肾阴为主,为本方的配伍特点。

张某,女,57岁,于2015年9月初诊。患者两年前在当地医院体检时发现空腹血糖9.0 mmol/L,诊断为"2型糖尿病",口服阿卡波糖片、二甲双胍缓释片治疗,自诉血糖控制不佳。时症见:口渴多饮,尿频量多,乏力,视物模糊,盗汗,手脚心热,大便干结,纳眠可,舌红少苔,脉沉细。中医诊断为少阴病六味地黄丸证,处方:熟地黄30 g,炒山药15 g,山萸肉15 g,茯苓15 g,牡丹皮12 g,泽泻15 g,五味子15 g,石斛30 g,枸杞15 g。7剂,日一剂,水煎温服。复诊时,诉视物模糊明显改善,口渴、尿频均减轻,仍有乏力,测空腹血糖为7.9 mmol/L,上方加黄芪20 g,再进7剂。三诊时诉乏力基本消失,守上方继服10剂巩固疗效。

2. 金匮肾气丸证

少阴病消渴,若以阳虚为主,症见尿频量多,混浊如膏,腰膝酸软,四肢欠温,畏寒肢冷,阳痿者,治以滋阴温阳,补肾固涩,方用金匮肾气丸加减。本方见于《金匮要略·血痹虚劳病脉证并治第六》第15条:"虚劳腰痛,少腹拘急,小便不利者,八味肾气丸主之。"方中以六味地黄丸滋阴补肾,并用附子、桂枝以温补肾阳。主治阴阳两虚,尿频量多,腰酸腿软,形寒,面色黧黑等症。《医贯·消渴论》对本方在消渴病中的应用做了较好的阐述:"盖因命门火衰,不能蒸腐水谷,水谷之气,不能熏蒸上润乎肺,如釜底无薪,锅盖干燥,故渴。至于肺亦无所禀,不能四布水精,并行五经,其所饮之水,未经火化,直入膀胱,正谓饮一升溺一升,饮一斗溺一斗,试尝其味,甘而不咸可知矣。故用附子、肉桂之辛热,壮其少火,灶底加薪,枯笼蒸溽,稿禾得雨,生意维新。"

王女新琼,4 岁。病由吐泻而起,先失治理,后又治不适宜,延至 1 月而吐泻始已。无何尿多而渴,家人不以为意,几至形消骨立,不能起行,奄奄床第,又复多日,始来延治。按脉微细,指纹隐约不见,神志清明,晴光亦好,唇淡白,舌润无苔,语微神疲,口渴尿多,饮后即尿,尿后即饮,不可数计,肢冷恒喜被温,尿清长,无油脂,食可稀粥半盂,大便好。是病由于阴虚阳衰,不能蒸化津液,以致尿多渴饮;又因病久气虚,故神疲肢冷,已属阴阳两虚之极。差幸能食便好,脾胃功能健运,元气几微尚存,此为本病有转机之重大环节。此时滋阴扶阳均极重要,如阳极阴生,火能化水,津液四布,病则自已。因选用金匮肾气丸,借以蒸发肾水,升降阴阳。方中附子、肉桂温阳,熟地黄、山药滋阴,丹皮清虚热,山茱萸涩精气,茯苓健脾升化,泽泻补肾清利,用以治小儿脾泻而成阴亏阳微之口渴尿多证,将丸改作汤服。同时用蚕茧 15 g,洋参 3.5 g,山药 30 g,蒸作茶饮。服药 4 剂,渴尿减半,至 7 剂则诸证悉已。后以五味异功散加补骨脂、益智仁、巴戟天、枸杞等温补脾肾,调养 1 月而廖。(选自《治验回忆录》)

六味地黄丸证消渴,病机为肾阴亏虚,而金匮肾气丸证消渴,病机为肾阴亏虚,阴损及阳,导致阴阳两虚,以阳虚为主。在临床应用时,以阴、阳虚证各自表现为切入点,二者不难鉴别。若肾阴不足,阴虚火旺,症见烦躁失眠、遗精者,可加黄柏、知母、龟板;若尿量多而混浊,可合用缩泉丸;若气阴两虚,可酌加西洋参、黄芪等品。

（五）厥阴病消渴

"厥阴之为病,消渴,气上撞心,心中疼热,饥而不欲食,食则吐蛔,下之利不止。"厥阴病多为病程的后期,上热下寒、寒热错杂,阴阳虚损互见,肝胃症状皆俱,治疗上也应兼顾阴阳寒热虚实。代表方为乌梅丸。以乌梅丸证为例。

本证多见口渴多饮,多尿,且寒热错杂症状明显者,从临床实践来看,许多消渴病患者可见阴虚燥热之症,但若偏执于阴虚燥热之论进行辨治,过服寒凉清降之品,却有损伤脾胃之虞,尤其对于素体阳虚患者,久服则脾肾阳虚更甚,变证丛生。此病理过程正符合乌梅丸证之上热下寒,寒热错杂病机。治以滋阴清热,温阳通降,方用乌梅丸加减。本方见于《伤寒论·辨厥阴病脉证并治》第338条:"伤寒,脉微而厥,至七、八日,肤冷,其人躁无暂安时者,此为脏厥,非蛔厥也。蛔厥者,其人当吐蛔,今病者静,而复时烦者,此为脏寒,蛔上入其膈,故烦,须臾复止,得食而呕,又烦者,蛔闻食臭出,其人常自吐蛔,蛔厥者,乌梅丸主之。又主久利。"方中重用酸敛之乌梅,以补肝之体、泻肝之用,酸与甘合则滋阴,酸与苦合则清热。附子、干姜、川椒、细辛、桂枝之大辛大热以温经散寒,通阳破阴、宣通阴浊阻结;黄连、黄柏苦寒,清热燥湿;人参健脾益气,当归补血养肝,白蜜甘缓和中,与桂枝合用可养血通脉,调和阴阳以解四肢厥冷。全方酸苦辛甘并投,寒温攻补兼用,酸以安蛔,苦以下蛔,辛以伏蛔,为清上温下、安蛔止痛之良方。又因乌梅味酸入肝,兼具益阴柔肝、涩肠止泻的功效,故本方又可治寒热错杂、虚实互见之久利,实为厥阴病寒热错杂证之主方。

刘某,男,65岁。2017年5月2日来诊。1年前出现多饮、多食、多尿,3个月前体检时发现尿糖(+),至县人民医院诊治,诊断为2型糖尿病,给予格列齐特缓释片、阿卡波糖片口服治疗,血糖控制不佳。症见:食量倍增,多饮,多尿,时有下利,神疲乏力,微汗出,手足麻木,舌红苔黄微厚,脉弦滑。查血糖11.30 mmol/L,尿(+)。诊断为厥阴病乌梅丸证。处方:乌梅30 g,人参15 g,附片9 g,当归10 g,干姜12 g,肉桂9 g,黄连6 g,黄柏6 g,蜀椒3 g。7剂,日一剂,水煎温服。复诊时,下利、多饮、多尿好转,血糖降为8.80 mmol/L,尿糖(+)。守上方20剂,诸症均好转,血糖降至正常值,尿糖(-),继服10剂,以巩固疗效。

消渴病若治疗不及时,迁延日久,易发生多种并发症。在治疗本病的同时,宜积极治疗并发症,对于伴有白内障、雀盲、耳聋等症者,因肝肾精血不足,不能上承耳目所致,治宜滋补肝肾,益精补血,可用杞菊地黄丸或明目地黄丸;对于并发疮毒痈疽者,则治宜清热解毒,消散痈肿,用五味消毒饮加减。

本病除药物治疗外,患者的饮食生活调摄具有十分重要的意义。正如《儒门事亲·三消之说当从火断》所言:"不减滋味,不戒嗜欲,不节喜怒,病已而复作。能从此三者,消渴亦不足忧矣。"尤其是节制饮食,具有基础治疗的重要作用。糖尿病患者的饮食应注意以下几点:①限制主食,多食粗粮,如燕麦、玉米、黄豆、荞麦等,少食细粮如馒头、米饭和面条;②选择低脂肪肉类,如鱼类、海产品、家禽类等;③选择低脂无糖酸奶或低脂脱脂牛奶。此外,保持充足的睡眠、适量的运动、保持积极的心态以及定期监测血糖,按时服药都有助于疾病的控制和康复。

二十九、汗证

汗证是指人体阴阳失调,营卫不和,腠理不固引起津液外泄失常的病证。根据汗出的临床表现,不因外界环境因素的影响,白昼时时汗出,动辄益甚者为自汗;寐中汗出,醒后自止者为盗汗。其他还有战汗、黄汗和脱汗,如全身战栗,恶寒汗出者为战汗;汗出色黄,染色着衣者为黄汗;危重病过程中突然全身大汗淋漓,汗出如油者为脱汗。汗证在《内经》中即有对其生理、病理的论述,《素问》中记载"五脏化液,心为汗""阳加于阴,谓之汗",均指出汗为心之液,由阳气蒸化阴液而成。《灵枢》载有"天暑衣厚则腠理开,故汗出""故饮食饱甚,汗出于胃;惊而夺精,汗出于心;持重远行,汗出于肾;疾走恐惧,汗出于肝;摇体劳苦,汗出于脾",详细论述了汗出与外环境、脏腑之间的关系。《灵枢·经脉》篇亦有"六阳气绝,则阴与阳相离,离则腠理发泄,绝汗乃出"的记载。汉张仲景描述汗证有"自汗""大汗出""额上生汗""漐漐汗出""但头汗出"等不同,《伤寒论》:"太阳病,未解,脉阴阳俱停,必先振栗,汗出而解。"描述了战汗特点。《金匮要略》篇首次记载盗汗病名,认为其多由虚劳所致,亦指出"黄汗之为病,身体肿,发热汗出而渴,状如风水,汗沾衣,色正黄如柏汁""腰髋弛痛,如有物在皮中状,剧者不能食,身疼重,烦躁,小便不利",详细论述黄汗特点,为后世辨证论治提供依据。宋·陈无择《三因极—病证方论·自汗论治》云："无问昏醒,浸浸自出者,名曰自汗;或睡着汗出,即名盗汗,或云寝汗。若其饮食劳役,负重涉远,登顿疾走,因动汗出,非自汗也。"《丹溪心法》有载"自汗属气虚、血虚、湿、阳虚、痰","盗汗属血虚、气虚"。《医学正传》最早出现"汗证"一词,并将诸汗汇总为汗证专篇论述。《景岳全书》载有:"自汗、盗汗亦各有阴阳之证,不得谓自汗必属阳虚,盗汗必属阴虚也。"叶天士《临证指南医案》记载了自汗、盗汗治法,认为"阳虚自汗,治宜补气以卫外;阴虚盗汗,治当补阴以营内"。《瘟疫论》认为战汗可作为临床观察病情变化转归及预后的重要标志。王清任《医林改错》记载血瘀亦会导致自汗、盗汗,并提出治疗方药血府逐瘀汤。

现代医学中,汗证按病因可分为原发性多汗及继发性多汗,继发性多汗症可见于多种疾病,如甲状腺功能亢进、自主神经功能紊乱、糖尿病、结核病、风湿热、肝病、黄疸等某些传染病及特殊药物使用后。原发性多汗症发病机制尚不明确,西医认为其可能与交感神经兴奋有关,继发性多汗症以治疗原发病为主,两者治疗多为减轻症状,难以根除。

仲景《伤寒论》中有 70 余条关于汗证的记载,临床应用难以选择。以六经为纲,方证对应,归纳总结出汗证的六经辨病规律,可为临证参考。

(一)太阳病汗证

外邪侵袭人体,太阳首当其冲,正邪交争而致营卫失和,卫外失职,腠理不固,营阴外泄。太阳病汗证,除汗出外,亦可见发热、恶风、头痛、鼻塞等表证,其代表方有桂枝汤、桂枝加葛根汤、桂枝加附子汤、麻杏石甘汤、黄芪芍桂苦酒汤等。

1.桂枝汤证

本方证属太阳表虚证,以发热,汗出,恶风为主,伴有鼻塞、干呕、舌淡、苔白、脉浮缓或浮弱,治疗以解肌祛风,调和营卫为主,方用桂枝汤。本方见于《伤寒论·辨太阳病脉证并治》第 12 条:"太阳中风,阳浮而阴弱。阳浮者,热自发,阴弱者,汗自出。啬啬恶寒,淅淅恶风,翕翕发热,鼻鸣干呕者,桂枝汤主之。"第 13 条:"太阳病,头痛发热,汗出恶风,桂枝汤主之。"第 54 条:"病人脏无他病,时发热自汗出,而不愈者,此卫气不和也。先其时发汗则愈,宜桂枝汤。"第 95 条:"太阳病,发热汗出者,此为荣弱卫强,故使汗出,欲救邪风者,宜桂枝汤。"指出桂枝汤不仅可以治疗太阳表虚之自汗,亦可治疗杂病中营卫不和之自汗。方中桂枝辛温解表,长于散外感之风寒,芍药敛阴和营,两药相须为用,既治卫强,又调营弱;生姜性味辛温,既可助桂枝通阳解表,又能温胃止呕;大枣甘平,补脾生津,姜、枣相合,还可加强脾胃生发之气而调和营卫;炙甘草益气和中,与桂枝相合以解肌,与芍药相合以益阴。诸药相合,以收解肌发表、调和营卫之效。

患者,男,9 岁,2017 年 3 月 11 日来诊。以"发热、汗出 3 天"为主诉来诊。时症见:发热、汗出,恶寒,干呕,纳差,二便可。舌淡苔薄白,脉浮缓。诊断:太阳病桂枝汤证。方药:桂枝 12 g,白芍 10 g,炙甘草 6 g,生姜 9 g,大枣 10 g。3 剂,颗粒剂,日一剂,冲服,药尽病愈。

本方临床应注意以下几点。①使用禁忌:桂枝汤为解表和营之剂,若属表证发热汗不出,脉浮紧之太阳伤寒证,切不可与之。②服法和护理方法:药后啜热稀粥以助药力;温覆取微汗,不可发汗太骤或汗出过多伤及正气;获效即停药,以防过汗伤正;病症尤在则继服,注意观察病情变化。③服药期间忌生冷、黏滑、肉面、五辛、酒酪、臭恶等以防伤胃恋邪。

2. 桂枝加葛根汤证

本证以汗出恶风,项背拘紧不适为主,伴有头痛、舌淡、苔白、脉浮或浮迟等表现,治以解肌祛风,生津舒筋,方用桂枝加葛根汤。本方见于《伤寒论·辨太阳病脉证并治》第 14 条:"太阳病,项背强几几,反汗出恶风者,桂枝加葛根汤主之。"用于风寒袭表,营卫不和,卫失固密,经气不舒,经脉失养者。吴谦在《医宗金鉴》中言:"太阳病,项背强几几,无汗恶风者,实邪也。今反汗出恶风者,虚邪也,宜桂枝加葛根汤,解太阳之风,发阳明之汗也。"方中葛根既可升阳发表,助桂枝解肌,又能生津舒筋,解项背拘急。

白某,女,52 岁,2017 年 2 月 25 日来诊。汗出、恶风伴腰背疼痛 2 年,遇冷加重。时见:汗出、恶风,腰背僵硬疼痛,偶有头痛、腹痛,纳差。小便可,大便不畅,舌淡,苔白,脉浮迟。诊断为太阳病桂枝加葛根汤证。方药:桂枝 15 g,白芍 30 g,葛根 30 g,甘草 15 g,生姜 3 片。3 剂,日一剂,水煎温服。复诊患者诉症状明显改善,上方继服 4 剂而愈。

3. 桂枝加附子汤证

本证以汗漏不止,小便不畅,四肢微拘急为主,伴恶风等表证,治以扶阳解表,方选桂枝加附子汤。本方见于《伤寒论·辨太阳病脉证并治》第 20 条："太阳病,发汗遂漏不止,其人恶风,小便难,四肢微急,难以屈伸者,桂枝加附子汤主之。"用于太阳病发汗过多,表证未解,损阴伤阳而以阳虚为主者。汗出过多,阳随汗泄,津随汗失,阳虚不能固摄于外,肌腠失密,故汗出不止。阳虚气化无力,加之汗多耗阴,津液亏乏,故小便量少且排出难;阳虚,筋脉失煦,阴虚津亏,筋脉失养,故四肢微急,难以屈伸。成无己有云:"太阳病因发汗,遂漏不止而恶风者,为阳气不足。"

张某,男,62 岁,于 2018 年 5 月 17 日以"汗出不止 5 天"为主诉来诊,既往有糖尿病病史 10 余年,口服降糖药物治疗,血糖控制不理想。10 天前无明显诱因出现发热,肢体酸痛,咳嗽气急,伴胸部隐痛,至当地医院就诊,经检查诊断为糖尿病并发肺部感染,予抗感染治疗后,发热好转,但汗出不止,遂来门诊求治。时症见:患者面色虚浮,神疲乏力,汗出浸衣,每天需更换衣服数次,咳嗽痰稀,四肢冷,畏寒,小便量少,舌质淡胖,苔白滑腻脉沉细。诊为太阳病桂枝加附子汤证,予桂枝加附子汤加减:桂枝 12 g,炮附子 10 g,炒白芍 12 g,甘草 9 g,生黄芪 30 g,炒白术 12 g,防风 10 g,苦杏仁 10 g,白豆蔻 6 g,砂仁(后下)6 g,生姜为引。4 剂,水煎温服。复诊时,患者服药后汗渐止,精神较前明显好转,调整用药,诸症悉除。

4. 麻杏石甘汤证

本证以汗出而喘为主,伴发热甚或高热不退、咳嗽、咳黄黏痰、舌红、苔黄、脉滑数或洪等表现,治以清宣肺热,方选麻杏石甘汤。本方见于《伤寒论·辨太阳病脉证并治》第 63 条:"发汗后,不可更行桂枝汤,汗出而喘,无大热者,可与麻黄杏仁甘草石膏汤。"麻杏石甘汤治疗肺实热证,太阳中风若汗不如法或误用攻下之法,以致表热内陷,壅滞于肺,肺热蒸腾,迫津外泄,则见汗出。方中麻黄、石膏相配,宣肺平喘而不温燥,清泄肺热而不凉滞。杏仁宣肺降气平喘。甘草和中缓急,调和诸药。纵观全方,以清肺泻热,止汗平喘收效。

周某,女,57岁,2017年8月2日来诊。患者因受凉后出现汗出,咳嗽,发热,高热不退,至当地诊所治疗,效不佳。时症见:汗出,发热,咳嗽,咳黄黏痰,痰少不易咯出,呼吸喘促,舌苔腻,微黄,脉滑数。诊断为太阳病麻杏石甘汤证。方药:蜜麻黄12 g,苦杏仁20 g,石膏60 g,炙甘草12 g,桔梗10 g。3剂,日一剂,水煎温服。复诊时无发热、汗出,咳嗽减轻,守上方加橘红18 g,7剂乃愈。

此外,太阳病汗证,若症见烦躁,微热消渴,小便不利者,方用五苓散加减以通阳化气利水;症见汗出烦躁,其人如狂,面色多暗,少腹急结疼痛者,方用桃核承气汤或血府逐瘀汤加减以泻下瘀热;若汗黄如柏汁,身体浮肿,发热,口渴,脉沉者,方用黄芪芍桂苦酒汤加减以益气固表祛湿,调和营卫;若汗出恶风,易于感冒,体倦乏力,全身酸楚者,方用桂枝加黄芪汤加减以调和营卫,通阳散湿。

(二)阳明病汗证

阳明又称盛阳,为多气多血之经,邪入阳明,易从燥热而化。阳明病多见于外感热病邪热盛极阶段,属里热实证。里热炽盛,热从内发,迫液外出,发为汗证。阳明病汗证不可直接止汗,需溯本求源,其治疗主要用清、下两法,代表方有白虎汤、白虎加人参汤、大承气汤、茵陈蒿汤。

1. 白虎汤证

阳明病汗证,以身热、汗出,烦渴欲饮,脉洪大为主要表现者,治以清泄里热,除烦生津,方用白虎汤。本方见于《伤寒论·辨阳明病脉证并治》第 219 条:"三阳合病,腹满身重、难以转侧,口不仁,面垢,谵语遗尿。发汗则谵语,下之则额上生汗,手足逆冷。若自汗出者,白虎汤主之。"三阳合病,以阳明热盛为主,里热迫津外泄则自汗出,若误下,阴液衰竭,则阳无所依,出现额上汗出如油珠,手足逆冷之象。

刘某,女,11 岁。出麻疹后发热不退,周身大汗淋漓,口舌干燥,渴喜冷饮,舌质红,苔薄黄而干,脉滑大。阳明热邪弥漫内外,尚未敛结成实。但汗出多必然伤津,舌红而干,诊断为阳明病白虎汤证。处方:生石膏 30 g,知母 6 g,炙甘草 6 g,粳米 20 g,生地黄6 g。2 剂,日一剂,水煎温服。服药后,汗止热退。

2. 白虎加人参汤证

本证是在白虎汤证基础上进一步发展而来,因高热、汗出导致津液消耗过多而出现气阴两伤,症见:发热,汗出,心烦,微恶寒,口渴,乏力。治以清热益气,养阴生津,方用白虎加人参汤加减。本方见于《金匮要略·痉湿暍病脉证治第二》第 26 条:"太阳中热者,暍是也。汗出恶寒,身热而渴,白虎加人参汤主之。"方中生石膏辛甘大寒,除阳明气分之热,透热出表;知母既助石膏清肺胃之热,又滋阴润燥,两者相须增强清热生津之力;粳米、炙甘草益胃生津,可防大寒伤中,且炙甘草有调和诸药之功。人参养阴生津,扶助正气,既防邪深入,亦能防止大寒之药伤脾胃。

　　王某,男,60 岁,2014 年 7 月 12 日来诊,症见口渴喜冷饮,饮水仍不解渴,汗出,时有背部正中恶寒恶风,纳差,小便黄,便干,舌红津少无苔,脉洪大,既往有糖尿病史 3 年余。遂诊为阳明病白虎加人参汤证,给予原方 7 服而诸症皆除,嘱控制饮食,监测血糖,确保维持在正常范围。

3. 大承气汤证

　　本证以潮热汗出或烦躁谵语,腹胀便闭,满痛拒按,舌红,苔黄燥,脉沉实为主要表现,治以清泄邪热,荡涤燥结,方用大承气汤。本方见于《伤寒论·辨阳明病脉证并治》第 220 条:“二阳并病,太阳证罢,但发潮热,手足漐漐汗出,大便难而谵语者,下之则愈,宜大承气汤。”第 253 条:“阳明病,发热汗多者,急下之,宜大承气汤。”方中大黄泻热通便,荡涤肠胃,为君药,芒硝助大黄泻热通便,并能软坚润燥,为臣药,二药相须为用,峻下热结之力甚强;积滞内阻,则腑气不通,故以厚朴、枳实行气散结,消痞除满,并助硝、黄推荡积滞以加速热结之排泄,共为佐使。

4. 茵陈蒿汤证

　　本证以但头汗出,口渴欲饮,身黄鲜明如橘色为主,伴腹微满,小便不利,大便粘腻不爽,舌红,苔黄腻,脉滑数等表现者,治以清热利湿退黄,方用茵陈蒿汤。本方见于《伤寒论·辨阳明病脉证并治》第 236 条:“阳明病,发热汗出者,此为热越,不能发黄也。但头汗出,身无汗,剂颈而还,小便不利,渴引水浆者,此为瘀热在里,身必发黄,茵陈蒿汤主之。”方中茵陈、大黄、栀子皆为苦寒药,寒能清热,苦能燥湿。茵陈为君药,苦泄下降,善清热利湿,又有疏利肝胆的作用,为治疗黄疸要药;臣以栀子清热降火,通利三焦;佐以大黄泻热逐瘀,通利大便,导瘀热从大便而下。三药合用,利湿与泻热并进,通利二便,前后分消,湿邪得除,瘀热得去,黄疸自退,头汗自止。

(三)少阳病汗证

少阳居于半表半里之位,为人体阴阳气机升降出入开阖之枢。少阳病为外感病发展过程中由表及里阶段,主因少阳胆气失和,邪气侵犯或邪气内生而气机郁滞、胆火上炎。复因邪犯少阳,致枢机不利,阳郁不能宣达于全身,郁热外透不畅,独循阳位上越,迫津汗出故时见但头汗出。治疗以和解少阳为原则,代表方有小柴胡汤、柴胡桂枝干姜汤、柴胡加龙骨牡蛎汤。

1.小柴胡汤证

本方证以头汗出,低热为主,伴口苦,咽干,胸胁苦满,手足冷,心烦喜呕,不欲食,大便硬等症,方选小柴胡汤。本方见于《伤寒论·辨少阳病脉证并治》第148条:"伤寒五六日,头汗出,微恶寒,手足冷,心下满,口不欲食,大便硬,脉细者,此为阳微结……阴不得有汗,今头汗出,故知非少阴也。可与小柴胡汤。"小柴胡汤为和解少阳之方,少阳主疏泄,水火气机之通道,今少阳枢机不利,郁热外透不畅,独循阳位上越,迫津汗出,故以小柴胡汤以输转枢机,宣通内外。方中柴胡专入少阳、疏邪透表;黄芩清少阳胆腑之郁火,共为君药;气逆不降,以半夏降泄浊气,气郁不升,以生姜辛升宣散,兼制柴胡黄芩苦寒伤胃为臣药;正气虚,以人参补益中气,扶正抗邪为佐药;甘草益气和中,调和诸药。

曾某,女,31岁。2017年6月10日以"反复低热、汗出2月"为主诉就诊。患者自诉有甲亢病史5年,未规范治疗。2个月前出现低热,汗出症状,体温37℃左右,未治疗。今为求中医药治疗,来门诊求治,时症见:低热、汗出,自觉心慌,胸中满闷,眼球突出,面色黄黯无光,纳差,夜间梦多,小便可,大便不成形,舌体胖大,苔白,脉细数。诊断为少阳病小柴胡汤证。方以小柴胡汤加减:北柴胡12 g,清半夏10 g,党参10 g,甘草9 g,黄芩10 g,酸枣仁20 g,当归12 g,白芍12 g,川芎10 g,泽泻10 g,茯苓15 g,白术12 g,生姜3片,10剂,日一剂,水煎温服。复诊时查促甲状腺激素0.12 μIU/mL(0.27~4.20),T_3、T_4、FT_3、FT_4在正常范围,甲状腺彩超未见明显异常。心电图提示心率81次/分,窦性心律不齐。诉服药后食欲增加,出现饥饿感,汗出减轻,未诉心慌、身热,眠可,大便成形,体重增加1 kg。处方:北柴胡15 g,清半夏15 g,党参15 g,甘草9 g,黄芩10 g,茯苓15 g,炒白术15 g,当归12 g,白芍12 g,川芎10 g,泽泻15 g,15剂。三诊时复查甲状腺功能,结果显示均正常。患者诉服药后症状基本消失,精神明显改善,面色好转,睡眠可,脉数。予上方去黄芩加茯神20 g,15剂,水煎温服,巩固疗效。

2.柴胡桂枝干姜汤证

本证以寒热往来,但头汗出,胸胁满,心烦为主,伴口渴而不呕、小便不利,大便稀溏者,方选柴胡桂枝干姜汤。本方见于《伤寒论·辨少阳病脉证并治》第147条:"伤寒五六日,已发汗而复下之,胸胁满微结,小便不利,渴而不呕,但头汗出,往来寒热,心烦者,此为未解也,柴胡桂枝干姜汤主之。"本方所治之证,多因表证误下,邪入少阳,枢机不利,且误下损伤中阳,水饮与少阳邪热郁结于里,阳郁不能宣达于全身而蒸腾于上,故症见但头汗出而周身无汗。刘渡舟在《伤寒论十四讲》中云:"用本方和解少阳兼治脾寒,与大柴胡汤和解少阳兼治胃实相互发明,可见少阳为病影响脾胃时,需分寒热虚实不同而治之。"

3.柴胡加龙骨牡蛎汤证

本证以但头汗出,胸满,身重,烦躁易惊为主症,伴口苦,咽干,失眠多梦,谵语,便秘者,其治疗以和解少阳,通阳泻热,重镇安神,方选柴胡加龙骨牡蛎汤。《伤寒论·辨少阳病脉证并治》第107条云:"伤寒八九日,下之,胸满烦惊,小便不利,谵语,一身尽重,不可转侧者,柴胡加龙骨牡蛎汤主之。"本证因邪入少阳,枢机不利,郁热上越迫津外出则见但头汗出;胆胃之火上蒸扰乱心神则心烦;胆气不宁,肝魂不安则惊惕、谵语;胆热内郁则胸满;枢机不运三焦失职气机壅滞,经气不利则一身尽重不可转侧。方中以小柴胡汤和解少阳,宣畅枢机,加桂枝以温阳化气、通达郁阳;大黄泻热;龙骨、牡蛎、铅丹重镇安神;茯苓利水宁心。全方攻补兼施,寒温并用,肝胆调和,热去魂安则诸症自愈。

曹某,男,68岁,2016年12月24日来诊。因家人离世致情绪低落,害怕独居。症见:头部汗出、晨起及午后明显,胆怯易惊,胸闷,烦躁,口苦,纳差,嗳气,眠可,大便干结,3~5日一行,舌红,苔黄厚腻,脉弦数。诊断为少阳病柴胡加龙骨牡蛎汤证。处方:柴胡20 g,龙骨30 g,牡蛎30 g,清半夏15 g,黄连15 g,黄芩12 g,桂枝10 g,干姜10 g,瓜蒌30 g,陈皮12 g,竹茹12 g,枳实10 g,茯苓15 g,甘草12 g。7剂,日一剂,水煎温服。复诊:患者诉服药后症状均有明显好转,继以柴胡龙骨牡蛎汤为基础方加减,服药2个月后症状消失。

此外,若症见蒸蒸汗出,汗黏,汗液易使衣服黄染,面赤烘热,烦躁,口苦,小便黄,脉弦数者,此属少阳肝胆湿热,方选龙胆泻肝汤加减以清泻肝火,清利湿热。

(四)太阴病汗证

太阴为阴中至阴,其病机多为脾虚寒湿。太阴病汗证,多因脾虚运化失司,气血化生乏源,表虚卫弱,营卫失和而致腠理不固,津液外泄。太阴病汗证,代表方有归脾汤、理中汤、牡蛎散等。以归脾汤证为例。

太阴病汗证,若症以自汗、盗汗、心悸气短为主,伴头晕,神疲,倦怠乏力,纳差便溏,眠差,多梦者,方选归脾汤加减。心在液为汗,汗为心之液,若因心血耗伤,心液不藏,则汗液外泄。方中以黄芪、白术、人参甘温之品益气健脾,气盛则血旺;当归、龙眼肉补血活血,养心安神;酸枣仁、茯神、远志宁心定悸以安神;木香辛散,理气醒脾,以助中焦运化,同时与大量益气养血药为伍,防止补益药滋腻碍胃,使补益而不壅滞;生姜、大枣调养脾胃,以资气血生化之源。《正体类要》认为此方可治"心脾作痛,怠情嗜卧,怔忡惊悸,自汗,大便不调"。

此外,太阴病汗证,汗出特点以自汗,盗汗多见,夜卧尤其,久而不止为主,伴心悸惊惕者,方选牡蛎散以固敛止汗,益气固表;若中阳虚衰,脾失健运,自汗者可选用理中汤;若症见汗多神疲,体倦乏力,气短懒言,咽干口渴,舌干脉虚者,方选生脉散加减,治以益气生津,敛阴止汗,《医学启源》言此方"补肺中元气不足"。

（五）少阴病汗证

少阴病为心肾虚衰、阴阳气血不足的全身性虚损证,属里证、阴证。少阴为真阴真阳之脏,病理多表现为阴盛阳虚或阴虚阳亢,本证有寒化证、热化证两种。邪从寒化,本应无汗,但阳虚已极,阴寒内盛格阳于外,阳气扰动阴津则汗出,此为亡阳之汗,其特点是冷汗淋漓,方取四逆汤、通脉四逆汤等。邪从热化,虚热内生则汗出,方选黄连阿胶汤、当归六黄汤等。

1.四逆汤证

本方证以汗出,呕吐,四肢拘急,手足厥冷为主,伴下利清谷、内寒外热、脉微欲绝等,治疗以回阳救逆为主,方选四逆汤。本方见于《伤寒论·辨霍乱病脉证并治》第388条:"吐利汗出,发热恶寒,四肢拘急,手足厥冷,四逆汤主之。"第389条:"既吐且利,小便复利而大汗出,下利清谷,内寒外热,脉微欲绝者,四逆汤主之。"吐利交作,伤及脾肾阳气,真阳虚极不能固摄阴液则汗出。少阴属里属阴,本不当有汗,今少阴阳虚不固而汗出。虚阳浮越于外则身热,不温四肢则手足拘急逆冷。姜附大辛大热之品,两者相伍温热之性大增,且附子之走性与干姜之守性相互制约,防止药性偏激。炙甘草既能健运中阳之气,又助姜附以回阳,且能缓解附子毒性。《医宗金鉴》有云:"甘草得姜附,鼓肾阳,温中寒,有水中暖土之功,姜附得甘草,通关节,走四肢,有逐阴回阳之力,肾阳鼓,寒阴消,则阳气外达而脉升手足温矣。"

2.通脉四逆汤证

本证以冷汗淋漓,面赤,下利清谷,手足厥逆为主,伴腹痛、干呕、咽痛、小便色清、脉微欲绝等,治疗以破阴回阳,通达内外为主,方选通脉四逆汤。本方见于《伤寒论·辨少阴病脉证并治》第317条:"少阴病,下利清谷,里寒外热,手足厥逆,脉微欲绝,身反不恶寒,其人面色赤,或腹痛,或干呕,或咽痛,或利止脉不出者,通脉四逆汤主之。"通脉四逆汤用于少阴阴盛格阳证,阴盛格阳,阳在表而汗出,表之阳热为假,里寒为真。其病机与四逆汤相同,然真寒假热程度更重,重用姜附,驱寒回阳之力更强。

3. 黄连阿胶汤证

本方证以盗汗,心烦,眠差为主,伴咽干口渴、易怒、手足烦热、舌红苔少、脉细数或弦细等,治疗以滋阴泻火,交通心肾为主,方选黄连阿胶汤。此方见于《伤寒论·辨少阴病脉证并治》第303条:"少阴病,得之二三日以上,心中烦,不得卧,黄连阿胶汤主之。"本条论述了少阴阴虚火旺的证治,阴虚阳盛,阳蒸阴液,津液外出发为盗汗。黄连、黄芩相伍驱邪为主,清心火、除烦热;阿胶伍芍药、鸡子黄扶正为主,滋心肾阴。全方共奏交通心肾、敛阴和营之效。

方某,女,45岁,2017年5月18日来诊。时见:潮热汗出2个月,心烦,口苦,眠差,多梦,纳少,小便黄,大便干。舌红,苔黄,脉细数。诊断为少阴病黄连阿胶汤证。处方:黄连12 g,阿胶10 g(烊化),黄芩10 g,赤芍12 g,鸡子黄1枚。5剂,日一剂,水煎温服。复诊时诉烦躁汗出症状消失,睡眠好转,守原方继服7剂巩固疗效。

此外,若属阴虚火旺者,症见发热盗汗,面赤心烦,口干唇燥,大便干结,小便黄赤,舌红苔黄,脉数,治以清虚热,滋阴泻火,固表止汗,选用当归六黄汤。

（六）厥阴病汗证

厥阴属"两阴交尽，一阳初生"之阴气衰少渐向阳气转化阶段。厥阴病具有寒热混杂，或寒，或热，或厥热胜复等特殊病理及证候特征。邪犯厥阴，以致阴阳之气不相顺接，故厥阴病汗证以"寒热错杂"为特点，就汗出部位而言，多循厥阴肝经所过，如腘窝、下阴、腹股沟等，治疗以寒热共调为主，方用乌梅丸加减。

患者，蒋某，52 岁。患者自诉 2 年前绝经后出现头汗出不断，伴有汗后疲劳困重、恶风，白带增多，小便色黄，有异味，外阴瘙痒，给予口服西药以及外洗药，症状稍缓解，但病情易反复。时症见：间断性头部汗出，急躁易怒，纳可，眠差，大便不成形，小便稍黄，有泡沫、有异味，舌暗红，苔薄黄，舌下脉络迂曲紫暗，脉弦细涩。遂诊断为厥阴病乌梅丸证。处方：乌梅、黄芪各 30 g，党参 20 g，黄柏 12 g，当归 20 g，淡附子（先煎）12 g，丹参 12 g，防风 12 g，细辛 3 g，桂枝 12 g，花椒 10 g，干姜 10 g，黄连 5 g。4 剂，日一剂，水煎温服。复诊时，患者大喜，诉病情明显减轻，诸症均有所缓解，守上方 7 剂，诸症悉除。

三十、肥胖

肥胖是由于多种原因导致的体重异常增加,并伴有头晕乏力、神疲懒言、少动气短等症状的一类病证。关于肥胖记载最早见于《内经》,《素问·异法方宜论》云:"……其民华食而脂肥……"《素问·通评虚实论》载有:"……肥贵人则膏粱之疾也。"说明肥胖与饮食不节、先天禀赋等多种因素相关。《灵枢·卫气失常》首次提出人之肥、膏、肉三型及各自不同气血特点,成为后世肥胖分型依据。《灵枢·逆顺肥瘦》篇论述了形体的肥瘦壮幼,同时以此为基础采用不同针刺治疗法则,对于肥人有云:"年质壮大,血气充盈,肤革坚固,因加以邪,刺此者,深而留之,此肥人也。广肩腋,项肉薄,厚皮而黑色,唇临临然,其血黑以浊,其气涩以迟,其为人也,贪于取与,刺此者,深而留之,多益其数也。"同时,《内经》中已认识到肥胖与偏枯、痿厥、仆击等疾病的发生相关。《金匮要略》载有:"夫尊荣人,骨弱肌肤盛。"指出好逸恶劳与肥胖发病相关。《诸病源候论·消渴病诸侯》中记载了肥胖导致消渴的病机,认为"肥者令人内热,甘者令人中满,故其气上溢,转为消渴"。《仁斋直指方》认为肥人多寒湿。朱丹溪提出"肥人多痰湿"的观点。刘河间认为"血实气虚则肥"。李东垣《脾胃论》载有"脾胃俱旺,则能食而肥……或少食而肥,虽肥而四肢不举,盖脾实而邪气盛。"《景岳全书》认为肥人多气虚。《医学纲目·中风》记载肥胖与中风的关系,认为:"肥则腠理致密,而多郁滞,气血难以通利,若阳热又甚而郁结甚,故多卒中也。"《石室秘录·痰病》认为治痰必须以补气为先,而佐以消痰之品。《医宗金鉴》指出肥胖有虚实之别,虚胖与气虚痰湿关系密切。此外,也有医家认识到肥胖与其他多种病症有关,如《女科切要》:"肥白妇人,经闭而不通者,必是湿痰与脂膜壅塞之故也。"

现代医学将肥胖分为原发性和继发性两种类型,原发性肥胖多与遗传、生活方式等相关,继发性肥胖多与内分泌因素相关,下丘脑、垂体疾病、甲状腺功能减退、多囊卵巢综合征及药物因素等均可导致肥胖。肥胖不仅是危害健康的多因素慢性代谢性疾病,而且是多系统慢性非传染性疾病和社会心理障碍独立而重要的危险因素,是导致早死、致残、影响生命质量和增加政府财政负担的重大全球性公共卫生问题。其西药治疗短期疗效尚可,但副作用大且停药易反弹。

(一)太阳病肥胖

太阳为六经之首,主一身之表,外邪侵袭首犯太阳。太阳病为外感疾病初始阶段。太阳病肥胖,多因太阳表邪外侵,伤及肺脾,肺气郁闭,宣肃失司水液代谢紊乱,脾虚则无以运化水湿,发为肥胖,代表方有防己黄芪汤、苓桂术甘汤、桂枝茯苓丸、防风通圣散等。

1. 防己黄芪汤证

本方证以形体肥胖,汗出恶风为主症,伴肢体浮肿,身沉重,小便不利,脉浮者,治疗以益气固表,祛风除湿为主,方选防己黄芪汤。《金匮要略·痉湿暍病脉证治第二》第 22 条:"风湿,脉浮,身重,汗出,恶风,防己黄芪汤主之。"本证因太阳表虚不固,风湿之邪趁虚入侵,气虚无以运化津液,水湿之邪泛滥肌肤,日久发为肥胖。方中以黄芪、防己共为君药,防己祛风行水,黄芪益气固表,兼可利水,两者相合,祛风湿而不伤正,益气固表而不恋邪;臣以白术补气健脾祛湿,既助防己祛湿行水之功,又增黄芪益气固表之功;佐入姜、枣调和营卫。甘草和中,兼可调和诸药,是为佐使之用。诸药相伍,祛风湿与除湿健脾并用,扶正与祛邪兼顾。

2. 苓桂术甘汤证

太阳病肥胖,症见形体肥胖,腰腹部为甚,肢体浮肿,小便不利,舌淡胖,苔白,脉滑者,治以温阳健脾,利水祛湿为主,方选苓桂术甘汤加减。本证因损伤脾阳,脾虚无以正常输布水谷精微,酿生痰湿,日久聚于肌腠脏腑之间,形体渐充发为肥胖,其肥胖以腰腹部肥胖更为突出。方中茯苓健脾,实土以制水,且将水湿从小便去;桂枝温阳化气;白术健脾燥湿,甘草补益脾气,又能助桂枝以温阳。全方恰应"病痰饮者,当以温药和之"之意。脾阳既充,水湿已去,水谷津液代谢正常则肥胖得消。

3. 桂枝茯苓丸证

本证症见形体肥胖,腹部胀大,刺痛,痛处固定不移,伴面色紫黯,皮肤粗糙,口唇爪甲青紫,舌紫黯或有瘀斑者,方选桂枝茯苓丸,治以活血化瘀,温阳利水。桂枝茯苓丸出自《金匮要略·妇人妊娠病脉证并治第十二》:"妇人宿有癥病,经断未及三月,而得漏下不止,胎动在脐上者,为癥痼害……所以血不止者,其癥不去故也,当下其癥,桂枝茯苓丸主之。"本证多为太阳病表证未解,邪传入里,与血搏结,日久影响脏腑功能,气血津液运行异常,痰湿瘀血日益积聚,渐发为肥胖。方中桂枝温阳通脉,桃仁、丹皮活血化瘀,赤芍调营养阴,茯苓淡渗利湿,全方泻中寓补,活血化瘀而不伤正。

此外,若因水湿内停,津液运行不畅,泛溢肌表,症见尿少浮肿,汗出烦躁,心下痞满,或水入即吐,脉浮数者,方选五苓散加减;若风热壅盛,表里俱实,可用防风通圣散解表、清热、攻下。

(二)阳明病肥胖

"阳明之为病,胃家实是也。""胃家"指胃肠。肥胖胃之实者多为气实,胃喜润、通降为其主要特性,气实则受纳失常易发壅滞,久则化火生热,痰湿瘀滞,发为肥胖;或因胃强脾弱,脾失健运,饮食水谷不能化为营养物质输送全身,反成痰湿,纳食越多,痰湿越重,日久形体渐丰,发为肥胖。阳明病肥胖代表方有小承气汤、麻子仁丸等。

1. 小承气汤证

本证见形体肥胖,消谷善饥,脘腹胀满,口干、口苦,大便不通者,方选小承气汤。《伤寒论·辨阳明病脉证并治》第 209 条:"若不大便六七日,恐有燥屎,欲知之法,少与小承气汤,汤入腹中,转矢气者,此有燥屎也,乃可攻之;若不转矢气者,此但初头硬,后必溏,不可攻之,攻之必胀满不能食也。欲饮水者,与水则哕。其后发热者,必大便复硬而少也,以小承气汤和之。不转矢气者,慎不可攻也。"小承气汤不用芒硝,且三味同煎,又减枳实、厚朴用量,攻下之力较轻,主治痞、满、实而燥不明显之阳明热结轻证。小承气汤功善通腑泄热,行气散结,使胃热除,脾湿化,水谷精微归于正化。

2. 麻子仁丸证

阳明病肥胖,以形体肥胖多膏,便秘,小便数为主,伴口干、口苦、口臭,眠差,舌质红,苔黄少津,脉数者,治以泻热润肠通便,方选麻子仁丸。阳明胃热亢盛,脾阴亏虚,胃强脾弱,纳食虽多,但饮食水谷不能化为营养,反成痰湿。纳食越多,痰湿越重日久形体渐丰,发为肥胖。方中麻仁、杏仁、芍药、蜂蜜四药合用养阴滋燥以治脾弱,大黄、厚朴、枳实泻热通便,行气导滞以治胃热。

阳明病肥胖,若以形体肥胖,脘腹胀满,嗳腐吞酸,大便腐臭,舌苔厚腻为主症,可选用保和丸加减消食导滞和胃。

(三)少阳病肥胖

少阳为人体阴阳气机升降出入开阖的枢纽,胆腑功能疏泄正常则枢机运转,三焦通畅则水火气机升降自如。若邪犯少阳,不仅有碍于胆气功能的正常运转,也会影响三焦气机以及水道通利,三焦功能异常,水道不通,影响津液运行输布成痰停饮,日久发为肥胖。少阳病肥胖,代表方为大柴胡汤、龙胆泻肝汤、半夏泻心汤。以大柴胡汤证为例。

本方证症见腹胀便秘、呕吐、胁痛、胸胁苦满、往来寒热、不欲食,舌红苔白腻或黄腻,脉弦兼滑、紧、沉、数等,治疗以和解少阳,通下里实为主,方选大柴胡汤。本方在《伤寒论》及《金匮要略》中均有记载,分别见于《伤寒论·辨少阳病脉证并治》第 103 条:"太阳病,过经十余日,反二三下之,后四五日,柴胡证仍在者,先与小柴胡。呕不止,心下急,郁郁微烦者,为未解也,与大柴胡汤,下之则愈。"《伤寒论·辨太阳病脉证并治》第 136 条:"伤寒十余日,热结在里,复往来寒热者,与大柴胡汤……"《伤寒论·辨少阳病脉证并治》第 165 条:"伤寒发热,汗出不解,心中痞硬,呕吐而下利者,大柴胡汤主之。"《金匮要略·腹满寒疝宿食病脉证治第十》第 12 条:"按之心下满痛者,此为实也,当下之,宜大柴胡汤。"方中柴胡为少阳之引经药,功能疏邪透表,黄芩可清少阳郁热,柴芩合用以和解少阳;大黄泻下通腑,枳实行气除痞,二药合用可清热散结;芍药甘寒,功能缓急止痛,配大黄可治腹中实痛,伍枳实能调和气血,合柴、芩可清肝胆之热;半夏、生姜和胃降逆止呕;大枣益气和中,和营卫以行津液,兼能调和脾胃,以防枳实、大黄泻下而伤阴之弊。

此外,少阳病肥胖,若见形体肥胖,伴嗳气、恶心,胃脘部痞满,肠鸣腹泻等症,方选半夏泻心汤加减,此方寒热平调,使脾胃升降有序,水谷精微输布如常,水湿与膏脂自除;若症见形体肥胖,头痛目赤,胁痛口苦,或男子阴囊湿痒,妇女带下黄臭,舌苔黄腻,脉弦数者,证属肝胆湿热,治以清泻实火,清利湿热,方选龙胆泻肝汤加减。

(四)太阴病肥胖

太阴病属里证、寒证,以脾阳虚弱,寒湿阻滞为主要病机。脾主升清,将水谷精微上输于心肺头目滋养清窍,并通过心肺输布气血营养全身;脾主运化,将饮食水谷化为水谷精微转输至全身脏腑。脾气虚,脾阳不足,运化功能失常,水液不能正常输布代谢,致水湿痰饮内生,日久发为肥胖。其治疗代表方有理中丸、枳术丸、枳实消痞丸。

1. 理中丸证

太阴病肥胖,以形体虚胖,腹泻,自利益甚,口不渴为主,伴畏寒喜温、倦怠乏力、纳差,舌淡,苔白或白滑,脉沉细者,以温中散寒,健脾利湿,方选理中丸。方中干姜温中健脾;人参补气健脾;白术助人参补气健脾,且能温中燥湿;甘草缓中调和诸药,全方温补并用,温中阳,补脾气,助运化,则肥胖自减。

刘某,女,36岁,2018年12月22日来诊。患者3年来体重增加15 kg,后背及腰部疼痛,怕冷,手足发凉,疲乏,小便频数,舌质暗,边有齿痕,苔白,脉沉细。患者自诉平素生活工作压力大,疲劳倦怠。诊为太阴病理中丸证。方药:人参10 g,干姜9 g,白术12 g,炙甘草9 g,附子12 g,赤芍20 g,茯苓10 g,桂枝12 g,桃仁20 g,丹皮10 g,炒六神曲30 g。3剂,颗粒剂,日一剂,开水冲服。复诊时患者诉症状较前明显改善,小便明显减少,仍有手足发凉,舌质暗,苔黄,脉沉细。守上方继服1月,体重减少10 kg。

2. 枳术丸证

太阴病肥胖,以心下坚满或硬,脘腹痞满而胀为主,伴纳差、溏泻,舌苔厚,脉涩者,治以行气散结,健脾化饮,方选枳术丸。脾虚气滞,津液失于转输,水饮内聚痞结心下则坚满或硬,脘腹痞满等,痰饮日久蓄积肌肤脏腑发为肥胖。方中枳实行气散结消痞,白术健脾运湿,体现"水气同治"之法,水饮消散而肥胖自减。

若因脾胃虚弱,升降失职,以致寒热互结,气机壅滞,失其运化水湿停聚,寒湿内生,日久发为肥胖。其以心下痞满,纳差,倦怠乏力,大便不畅,苔微黄腻,脉弦为特征,治疗以消痞除满,健脾和胃,平调寒热为主,方选枳实消痞丸。方中枳实行气消痞,厚朴行气除满,两者合用行气消痞之功更佳。黄连清热燥湿,半夏和胃散结,干姜温中驱寒,三者辛开苦降,寒热平调,同时助枳实、厚朴行气消痞之效。麦芽和胃消食,人参、白术、茯苓、炙甘草益气健脾和中。

(五)少阴病肥胖

少阴病为心肾虚衰,阴阳气血不足的全身虚弱性疾病。肾为先天之本,主藏精、主水。肾虚则命门火衰,不能为脾阳蒸化水谷,运化失职,水液代谢失常则痰湿膏脂瘀结;肾阳虚衰,主水功能失常,加之肺、脾、三焦失于肾阳温煦,则使津液代谢失常,成痰成湿,日久蓄于肌肤脏腑之间发为肥胖。代表方为真武汤、四逆散等。

1.真武汤证

本证以肥胖,肢体浮肿,神疲倦卧,气短乏力,腹胀便溏为表现者,治以温肾助阳,化气行水,方用真武汤。本方见于《伤寒论·辨少阴病脉证并治》第316条:"少阴病,二三日不已,至四五日,腹痛,小便不利,四肢沉重疼痛,自下利者,此为有水气。其人或咳,或小便利,或下利,或呕者,真武汤主之。"邪入少阴,肾阳渐衰,阳虚寒盛,制水无权,水气不化,水饮内停,加之肺、脾、三焦失于肾阳温煦,则使津液代谢失常,成痰成湿。其治疗以温肾阳,化水气为主,方选真武汤。方中附子为君,辛甘性热,温肾助阳,化气行水,又能温脾运化水湿。茯苓、白术为臣,茯苓利水渗湿,使水饮从小便去,白术健脾燥湿。白芍,既利小便行水气,又能缓急止痛,敛阴舒筋解筋肉颤动,且能防附子燥热伤阴;生姜既助附子温阳散寒,又合茯苓、白术宣散水湿。

2.四逆散证

少阴病肥胖,以形体肥胖,四肢不温为主,伴咳嗽、心悸、腹痛、泻利下重,舌淡,苔白,脉弦,治以调畅气机,透达郁阳,方选四逆散。肝气郁结,气机郁滞,气滞则津不得行,津凝成痰,痰湿留滞肌肤脏腑,或气滞痰瘀互结日久发为肥胖。方中以柴胡疏肝解郁,升阳透邪;白芍即可养肝血、舒肝气,又能防柴胡升散耗伤阴血;枳实理气调畅气机,又能合白芍调畅气血;甘草调和诸药。全方合用,枢机条达,气血调畅,疾病则安。

肥胖对人体危害极大,是高血压、冠心病、糖尿病等疾病发生的高危因素。平素应积极预防,比如,坚持清淡饮食,低盐、低脂、低糖;参加体育锻炼,如慢跑、骑车、球类运动等。但减肥计划也要切实可行,严禁过度节食和骤减体重,应循序渐进,密切观察体重变化。

三十一、痹证

　　痹证是因感受风寒湿热之邪，闭阻经络，气血运行不畅，引起以肢体关节疼痛，肿胀，酸楚、麻木、重着以及活动不利为主要症状的病证。《内经》之中称为"痹"，关于痹证，古文献中有大量论述，认识较为深刻。《素问·痹论》云："所谓痹者，各以其时，重感于风寒湿者也。"又说："风寒湿三气杂至，合而为痹，其风气胜者为行痹，寒气盛者为痛痹，湿气盛者为着痹也。"《素问·四时刺逆从论》："厥阴有余病阴痹，不足病热痹。"《内经》还根据部位之异，将痹证分为皮痹、肌痹、脉痹、筋痹和肾痹五脏痹。汉代张仲景在《金匮要略·中风历节病脉证并治》将痹证另立为"历节病"，认为"历节病，不可屈伸""其痛如掣""诸肢节疼痛，身体尪羸，脚肿如脱"是其主症，病位在肝肾，病因是由于汗出入水中，风寒湿合而为邪，伤及血脉，水湿浸淫筋骨关节所致。《金匮要略》所载乌头汤、桂枝芍药知母汤、防己黄芪汤等对后世医家影响深远。唐代孙思邈所创独活寄生汤至今为临床常用方剂。元代朱丹溪则立"痛风"一名，认为其病因有血虚、血热、风、湿、痰、瘀之异，并拟以痛风通用方，分上下肢选择用药。明代张景岳认为痹证虽以风寒湿合痹为原则，但须分阴证、阳证。张氏认为痹证是"寒证多而热证少"。清代吴鞠通《温病条辨》认为痹证"大抵不外寒热两端，虚实异治"。

叶天士对于痹久不愈者,有"久病入络"之说。倡用活血化瘀及虫类药物,搜剔宣通络脉。

现代医学认为,痹证可见于风湿性关节炎、类风湿关节炎、骨关节炎、反应性关节炎、痛风、肩周炎、强直性脊柱炎等疾病。根据症状、体征、病史、辅助检查以明确诊断,分别给予抗炎、抗风湿、调节免疫、止痛及其他对症治疗。

(一)太阳病痹证

太阳为六经之首,主一身之肌表,外邪侵犯,太阳首先受之。太阳病多为表证、阳证。太阳病痹证,多因正气亏虚,卫外不固,腠理空虚,风寒湿邪侵袭人体,痹阻经络,气血凝滞所致。太阳病痹证,代表方有桂枝芍药知母汤、黄芪桂枝五物汤、防己黄芪汤、防风汤、桃红饮等。

1. 桂枝芍药知母汤证

本证见肢节疼痛,关节肿胀,头晕,倦怠乏力,气短,欲呕吐者,方用桂枝芍药知母汤加减。本方出自《金匮要略·中风历节病脉证并治第五》第 8 条:"诸肢节疼痛,身体尪羸,脚肿如脱,头眩短气,温温欲吐者,桂枝芍药知母汤主之。"本证因病久体虚,风寒湿侵入筋骨关节,营卫不利,气血凝涩所致。风寒湿侵入日久,有渐次化热之象,寒热错杂,故用桂枝芍药知母汤,治以祛风除湿、通阳散寒、佐以清热。本方为麻黄汤、桂枝汤、甘草附子汤诸方化裁而成。方用麻黄、桂枝、防风温散寒湿于表,芍药、知母和阴行痹于里,附子、白术助阳除湿于内,甘草、生姜调和脾胃于中。诸药合而用之,寒热并用,表里兼顾,气血同治,阴阳并调,实为治风湿历节反复发作之良方。

任某,男,54岁,于2019年6月19日来诊。自诉近七年来膝关节疼痛,初起轻微,逐渐加重,屈伸不利,遇冷则甚,需扶杖行走。盛夏时节也需穿棉裤御寒,扪之两腿脚依然发凉,舌淡苔白,脉迟缓,诊为太阳病桂枝芍药知母汤证,处方:桂枝20 g,白芍10 g,甘草10 g,知母10 g,防风10 g,麻黄15 g,淡附子20 g。4剂,日一剂,水煎温服。服药后,疼痛大减,腿脚凉也较前减轻,下肢活动轻健,不需拐杖,唯屈伸仍有疼痛,上方加制川乌6 g,继服7剂以巩固治疗。

耿某,初诊:一身肢节疼痛,脚痛,足胫冷,日晡所发热,脉沉而滑。此为历节,宜桂枝芍药知母汤:予川桂枝五钱、肥知母五钱、赤白芍各三钱、生甘草三钱、生麻黄三钱、熟附子五钱、生白术各五钱、青防风五钱、生姜一块(打)。二诊:腰痛略减,日晡所热度较低,唯手足酸痛如故。仍宜前法:川桂枝五钱、赤白芍各五钱、生甘草三钱、净麻黄四钱、苍白术各五钱、肥知母五钱、青防风四钱、生姜一块、咸附子三钱(生用勿泡)(选自《经方实验录》)。

2.黄芪桂枝五物汤证

本方证可见肢体关节麻木、疼痛,身体不仁,乏力,微恶风寒等症,治以益气温经,和血通痹,方用黄芪五物桂枝汤。《金匮要略·血痹虚劳病脉证并治第六》第2条:"血痹阴阳俱微,寸口关上微,尺中小紧,外证身体不仁,如风痹状,黄芪桂枝五物汤主之。"本证以四肢麻木,肌肤不仁为辨证要点,实为血痹之证,多因阳气不足,营卫不和,复感风邪,致营血运行不畅,痹阻于肢体肌肤所致。黄芪桂枝五物汤乃治疗血痹之常用方剂,方中黄芪为君,甘温益气,补在表之卫气;桂枝散风寒而温经通痹,与黄芪配伍,益气温阳,和血通经,桂枝得黄芪益气而振奋卫阳,黄芪得桂枝,固表而不致留邪,芍药养血和营而通血痹,与桂枝合用,调营卫而和表里,两药为臣。生姜辛温,疏散风邪,以助桂枝之力;大枣甘温,养血益气,以资黄芪、芍药之功;与生姜为伍,又能和营卫,调和诸药,以为佐使。全方由桂枝汤去甘草倍生姜加黄芪而成,即用桂枝汤调和营卫,畅行气血,去甘草之壅滞,且倍生姜加黄芪,目的在于走表益卫,通阳逐痹,此《内经》所谓"阴阳形气俱不足,勿取以针,而调以甘药"之意。

此外,太阳病痹证,若症见汗出恶风,关节疼痛,身重浮肿,腰以下重甚,小便不利者,治以益气祛风,健脾利水,方选防己黄芪汤加减;若症见肢体关节疼痛酸楚,屈伸不利,游走性疼痛,恶风,发热者,治以祛风通络,散寒除湿,方选防风汤加减。若属败血入络证,症见四肢麻木刺痛,肌肤甲错,舌质暗、有瘀斑,治以活血祛瘀,祛风利痹,方选桃红饮加减。

(二)阳明经痹证

《素问·阴阳离合论》曰:"太阳为开,阳明为合,少阳为枢。"阳明为三阳之终,阳气最盛,邪犯阳明,易从热而化。阳明病痹证,因素体阳气偏盛,风寒湿邪侵袭,至于阳明,从阳化热,而发为风湿热痹。阳明病痹证代表方为白虎加桂枝汤、《温病条辨》宣痹汤。以白虎加桂枝汤证为例。

本方证以关节游走性疼痛,局部红肿灼热为主,伴发热,汗出,心烦,口渴等症,方选白虎加桂枝汤。《金匮要略·疟病脉证并治

第四》第4条:"温疟者,其脉如平,身无寒但热,骨节疼烦,时呕,白虎加桂枝汤主之。"本证因风寒湿邪侵袭,传入阳明,寒湿之邪从阳化热,发为风湿热痹,而见关节红肿灼热疼痛之症。故以白虎加桂枝汤清热和络,祛风除湿。方中石膏辛寒清热,知母苦寒养阴清热,甘草、粳米益胃养阴,共奏清热养阴之效,加桂枝解表祛寒,调营卫、通经络以治骨节疼痛。

此外,阳明病痹证,若症见寒战发热,骨节疼痛,面色萎黄,小便短赤,舌苔黄腻者,方选《温病条辨》宣痹汤加减,治以清化湿热、宣痹通络;若痹证日久,关节刺痛、僵硬变形,伴肌肤紫暗,舌有瘀斑,舌下脉络迂曲者,证属痰瘀互结,方选双合汤加减,治以化痰行瘀,蠲痹通络。

(三)太阴病痹证

"太阴之为病,腹满而吐,食不下,自利益甚,时腹自痛。若下之,必胸下结硬。"太阴病以脾阳虚弱,寒湿阻滞为主要病机,脾阳不足,运化无力,湿邪内生,复感风寒,故发为着痹。代表方为薏苡仁汤、白术附子汤等。以薏苡仁汤证为例。

本证以肢体酸痛、重着、麻木为主要特点,症见肢体关节、肌肉肿胀散漫,活动不利,舌淡,苔白腻,脉濡缓。治以除湿通络,祛风散寒,方用薏苡仁汤加减。方中薏苡仁、苍术健脾渗湿;苍术配防风、羌活、独活祛风胜湿;川乌、麻黄、桂枝、生姜温经散寒,除湿止痛,通络搜风;当归、川芎辛散温通,养血活血兼以行气,有"治风先治血,血行风自灭"之意;甘草健脾和中。全方以散寒除湿、温经止痛为主,佐以健脾之品,诸药合用,共奏祛风、散寒、除湿之功。凡湿邪偏盛,关节疼痛肿胀重着之痹证,均可在本方的基础上灵活加减应用。

此外,太阴病痹证,若以肢节疼痛为主,伴见肢体困重乏力,大便坚硬,小便自利者,治以温阳除湿,方用白术附子汤。

（四）少阴病痹证

少阴病属里证、阴证。"少阴之为病,脉微细,但欲寐也",多为心肾虚衰,阴阳气血不足,少阴病痹证因肾阳不足,寒湿内盛,气血凝滞,痹阻筋脉关节所致。其代表方有桂枝附子汤、甘草附子汤、乌头汤、独活寄生汤等。

1. 桂枝附子汤证

症见肢体疼痛,不能屈伸,四肢不温,恶寒发热者,治以祛风除湿,温经散寒,方用桂枝附子汤。原方出自《金匮要略·痉湿暍病脉证病治第二》第23条:"伤寒八九日,风湿相搏,身体疼痛,不能转侧,不呕不渴,脉浮虚而涩者,桂枝附子汤主之。"因素体阳虚,卫阳不固,风湿之邪侵袭,留着于肢体经络,气血痹阻,发为本病。桂枝附子汤为治风寒湿痹之要方,方中桂枝散风寒,通经络,附子祛风除湿,温经散寒,二药相配,散风寒湿邪而止痹痛;生姜、大枣调和营卫,甘草补脾和中。五味合用,共奏温经散寒、祛风胜湿之功。曹颖甫云:"病情至此,非重用透发肌理之桂枝,不足以疏外风;非重用善走之附子,不足以行里湿;外加生姜、甘草、大枣以扶脾而畅中,使之由里达表,而风湿解矣。"

黄某,女,24岁。下肢关节疼痛1年余,曾经中西医治疗,效果不明显,现病情仍重,尤以右膝关节疼痛为甚,伸屈痛剧,行走困难,遇阴雨天疼痛难忍,胃纳尚可,大便时结时溏,面色苍白,苔白润滑,脉弦紧而重按无力,诊为寒湿痹证。处方:桂枝尖30 g,炮附子24 g,炙甘草18 g,生姜18 g,生甘草12 g,大枣4 枚,3 剂。复诊:服药后痛减半,精神食欲转佳。处方:桂枝尖30 g,炮附子30 g,生姜24 g,大枣6 枚,连服10 剂,疼痛完全消失。(选自《秦伯未医案》)

2.甘草附子汤证

本证乃风湿相搏所致,症见肢节疼痛,不得屈伸,恶风,心悸气短,小便不利者,方用甘草附子汤加减。《金匮要略·痉湿暍病脉证病治第二》第24 条:"风湿相搏,骨节疼烦,掣痛不得屈伸,近之则痛剧,汗出短气,小便不利,恶风不欲去衣,或身微肿者,甘草附子汤主之。"阳气不足,风寒湿邪侵入筋骨关节,致营卫不利,气血凝滞,经脉痹阻,进而发为本病。故以甘草附子汤温阳散寒,祛湿止痛。方中附子用量较桂枝附子汤量小,意在缓行,术附同用,则健脾燥湿,温阳化气;桂甘同用,振奋心阳,治短气、小便不利。药仅四味,实为治疗风湿痹痛之良方。《古方选注》云:"甘草附子汤,两表两里之偶方,风淫于表,湿流关节,阳衰阴盛,治宜两顾。白术、附子顾里胜湿,桂枝、甘草顾表化风,独以甘草冠其名者,病深关节,义在缓而行之,徐徐解救也。"

杨某,男,42 岁,患关节炎已3 年,最近加剧,骨节疼痛,手不可近,伴有心慌气短,胸中发憋。每到夜晚则加重。切其脉缓弱无力,视其舌胖而嫩。辨为心肾阳虚,寒湿留于关节之证。方用甘草附子汤:附子15 g,白术15 g,桂枝10 g,炙甘草6 g,茯苓皮10 g。服3 剂而痛减其半,心慌等症亦有所缓解。转用桂枝去芍药

加附子汤。又服 3 剂则病减其七。乃疏丸药而治其顽痹而终获愈。(选自《刘渡舟医案》)

3. 乌头汤证

本证以关节剧烈疼痛,不能屈伸为主要特点,治以温经散寒,除湿止痛,方用乌头汤加减。本方见于《金匮要略·中风历节病脉证并治第五》第 10 条:"病历节不可屈伸,疼痛,乌头汤主之。"方中乌头温经散寒,除湿止痛;麻黄发汗宣痹,以逐寒湿;芍药、甘草酸甘柔筋,缓急止痛;黄芪益气固卫,具有扶正祛邪之效;蜂蜜甘缓,止疼痛而安脏气,减乌头之毒,并缓诸药之燥。诸药合用,使得寒湿之邪随汗出而解。

4. 独活寄生汤证

本证以痹证日久,关节屈伸不利,肌肉削瘦,腰膝酸软,或畏寒肢冷,或骨蒸潮热,心烦口干,舌淡红,苔薄白,脉细数等症状为主者,治以祛风湿,止痹痛,益肝肾,补气血,方选独活寄生汤。本方为治疗肝肾两虚、气血不足之久痹常用方。方中重用独活为君,辛苦微温,善治伏风,除久痹,且性善下行,以祛下焦与筋骨间的风寒湿邪。臣以细辛、防风、秦艽、桂心,细辛入少阴肾经,长于搜剔阴经之风寒湿邪,又除经络留湿;秦艽祛风湿,舒筋络而利关节;桂心温经散寒,通利血脉;防风祛一身之风而胜湿,君臣相伍,共祛风寒湿邪;痹证日久而见肝肾两虚,气血不足,遂佐入桑寄生、杜仲、牛膝以补益肝肾而强壮筋骨,且桑寄生亦可祛风湿,牛膝尚能活血以通利肢节筋脉;当归、川芎、地黄、白芍养血和血,人参、茯苓、甘草健脾益气,以上诸药合用,具有补肝肾、益气血之功。且白芍与甘草相合,尚能柔肝缓急,以助舒筋;当归、川芎、牛膝、桂心活血,寓"治风先治血,血行风自灭"之意;甘草调和诸药。

痹证的发生多与气候和生活环境相关,平素应注意避免风寒湿邪入侵机体;加强体育锻炼,增强体质。在痹证初期,应当积极治疗,找准病因,速起沉疴;长期卧床者,要经常变换体位,保持肢体功能位;病久伴情绪低落者,宜多开导、沟通,保持乐观的心态,有助于疾病的治疗和康复。

三十二、腰痛

腰痛是因感受外邪，或久病内伤，或跌扑损伤后所致腰部气血运行不畅，气血郁滞不通或失于濡养，引起的腰部一侧或两侧疼痛为主的一种病证。古医籍中有较多关于本病的论述。《素问·脉要精微论》中记载："腰者肾之府，转摇不能，肾将惫矣。"首次提出肾脏与腰部疾病的关系，认为腰为肾之府，由肾之精气所溉，腰部病变与肾脏关系密切，提出了肾虚腰痛的病因病机。《诸病源候论·腰背病诸候》言："凡腰痛有五。一曰少阴，少阴肾也，七月万物阳气伤，是以腰痛。二曰风痹，风寒着腰，是以痛。三曰肾虚，役用伤肾，是以痛。四曰（突然）腰，坠堕伤腰，是以痛。五曰寝卧湿地，是以痛。"认为肾虚、风寒、劳役以及侵卧湿地均可导致腰痛。《素问·举痛论》进一步指出腰痛与肾虚感受风寒有关，如"寒气客于背俞之脉则脉泣，脉泣则血虚，血虚则痛"。此外《景岳全书》谓："跌仆伤而腰痛者，此伤在筋骨而血脉凝滞也。"跌仆闪挫，导致腰部气滞血瘀，经脉壅滞，血脉凝涩，不通则痛。《丹溪心法·腰痛》指出："腰痛主湿热、肾虚、瘀血、挫闪，有痰积。"归纳了腰痛的病机。《证治准绳·腰痛》载："有风，有湿，有寒，有热，有闪挫，有瘀血，有滞气，有痰积，皆为标也，肾虚其本也。"总结出腰痛的病因中风寒、湿热、外伤、气滞血瘀、痰凝等为标，肾虚为本。腰痛的治疗,《证治汇补·腰痛》谓:"治惟补肾为先,而后随邪之所见者以施治,标急则治标,本急则治本,初痛宜疏邪滞,理经隧,久痛宜补真元,养血气。"明确提出了标本缓急的治疗原则,临床中根据证型选用相应的治法,如散寒除湿、清热利湿、活血化瘀、补养肝肾等。

现代医学认为,腰痛常见于腰背部肌肉及其软组织疾病、腰椎及脊神经病变,如腰肌劳损、腰椎间盘突出症、腰肌纤维炎、腰椎骨质增生、强直性脊柱炎等;也见于腹腔、盆腔内病变,如泌尿系疾病、妇科疾病。现代医学治疗腰痛常采用保守治疗和手术治疗。保守治疗包括中药、理疗、针灸、外用膏药、非甾体类止痛药等,若保守疗法效果不佳时,可考虑手术治疗。

(一)太阳病腰痛

太阳病属阳证、表证。外邪侵袭人体,太阳首当其冲。太阳病腰痛是因风寒之邪侵袭太阳经脉,而腰脊部为太阳经脉循行所过之处,经气运行不畅,故而腰痛。太阳病腰痛,代表方有葛根汤、桂枝附子汤、身痛逐瘀汤等。

1.葛根汤证

本方证以腰部冷痛、酸痛,寒冷天加重为特点,兼有项背强直不舒,恶寒而无汗,脉浮紧,舌淡苔白,治以辛温解表,生津舒经,方用葛根汤。多因感受风寒之邪,太阳受邪,经气不利,气血运行不畅,筋脉失养所致。葛根汤见于《伤寒论·辨太阳病脉证并治》第31条:"太阳病,项背强几几,无汗恶风,葛根汤主之。"本方由桂枝汤加麻黄、葛根而成。方中葛根为君药,以升津液,舒筋脉为功,又助麻、桂解肌发表;配麻黄以增强桂枝汤解表发汗之力。主要合用既能收发汗生津之效,又无过汗之虞,且方中之芍药、大枣、炙甘草又可补养阴血,补充津液生发之源。全方药味配伍精当,具有解表散寒、生津舒经止痛之功效,辛温发汗,邪随汗去,经脉濡养而畅通,故疼痛得以解除。

赵某,男,35 岁,以"腰背酸痛 3 天"为主诉来诊。患者 3 天前因受凉出现腰部酸痛,头痛,未予治疗,病情渐重。现症见:恶寒发热,头痛,颈项肌肉僵硬,腰酸痛,鼻塞,纳眠可,二便正常,舌质淡,苔白微腻,脉弦紧。诊断为太阳病葛根汤证,处方:麻黄 20 g,桂枝 12 g,葛根 30 g,白芍 15 g,生姜 15 g,炙甘草 9 g。4 剂,日一剂,水煎温服。药尽后,诸症消除。

2. 桂枝附子汤证

本证以腰痛,腰膝酸软,肢冷乏力,身体烦疼,舌淡,脉细或虚浮为辨证要点,治以温经助阳,祛风除湿,方用桂枝附子汤加减。本方见于《金匮要略·痉湿暍病脉证治第二》第 23 条:"伤寒八九日,风湿相搏,身体疼烦,不能转侧,不呕不渴,脉浮虚而涩者,桂枝附子汤主之。"本证腰痛为风湿外侵,日久伤阳,阳虚生寒,与湿相并,阻滞经脉所致。方中重用桂枝、附子,桂枝通阳祛风,祛在表之风邪,行营卫之气;炮附子温经助阳,散表之寒湿;姜、枣、草以和中外达,调和营卫,共奏散风除湿、扶阳祛寒之效。

杨某,女,60 岁。既往有风湿痛史。1974 年 8 月初,身觉不适,畏寒头晕,身痛。某日弯腰时,忽感腰部剧烈疼痛,不能伸直,头上直冒冷汗,遂倒床不起。刻诊:腰痛如割,不能转侧,身觉阵阵畏寒发热,手脚麻木。面色青黯唇乌,舌质微红,苔白滑腻,触双手背微凉,脉浮虚。此为太阳证,风湿相搏,卫阳已虚。法宜温经散寒、祛风除湿。桂枝附子汤主之。处方：桂枝 15 g，制附子 60 g（久煎），炙甘草 10 g，生姜 30 g，红枣 30 g。4 剂。上方连服 4 剂后，诸症悉减。再服 4 剂，基本痊愈。从此行走，劳动如常。（选自《范中林医案》）

若腰痛如刺，痛有定处，疼痛拒按，日轻夜重，舌质暗紫，或有瘀斑，脉涩者，方用身痛逐瘀汤加减以活血化瘀，通络止痛。

（二）阳明病腰痛

阳明病腰痛为里热之邪与湿互结，或湿蕴生热而滞于腰府，经脉不畅所致，多属里证、实证、热证。症状以腰部疼痛，重着而热，身体困重，苔黄腻，脉濡数或弦数为主。代表方为四妙丸。以四妙丸证为例。

本方证症见腰部疼痛，以腰部疼痛，重着而热，暑湿阴雨天气加重，活动后减轻，身体困重，小便短赤，苔黄腻，脉濡数或弦数者，治以清热利湿，舒筋止痛，方用四妙丸加减。本方出自张秉成《成方便读》，由二妙丸加牛膝、薏苡仁而成，主治湿热下注之证。方中黄柏苦寒，取其寒以胜热，苦以燥湿，且善除下焦湿热，为君药。苍术、薏苡仁健脾燥湿除痹，共为臣药。牛膝活血通经络，补肝肾，强筋骨，且引药直达下焦，为佐药。诸药合用，共奏清热利湿，舒筋通络止痛之功。如张秉成所云："湿热之邪虽盛于下，其始未曾不脾胃而起，故治病者必求其本，清流者必洁其源。方中苍术苦而温，芳香而燥，直达中州，为燥湿强脾之主药。但病既传于下焦，又非治中可愈，故以黄柏苦寒下降之品，入肝肾直清下焦之湿热，标本并治，中下两宣……牛膝补肝肾强筋骨，领苍术黄柏如下焦而祛湿热也。苡仁独入阳明祛湿热利筋络。”

(三)少阳病腰痛

少阳病属半表半里证。邪入少阳,枢机不利,胆气失和,胆火内郁,故而少阳病腰痛,常虚实互见,而出现一身尽重,腰痛不可转侧等症状,其代表方有柴胡加龙骨牡蛎汤、大柴胡汤。

1. 柴胡加龙骨牡蛎汤证

本方证以腰痛,转侧不利为主,伴有胸胁满闷,身重,失眠多梦,易惊醒,烦躁,谵语,口苦,咽干,腹满,便秘,舌质红,苔黄腻,脉弦,兼有细数,治以和解少阳,镇惊安神,通阳化气,益气止痛。柴胡加龙骨牡蛎汤见于《伤寒论·辨少阳病脉证并治》第107条:“伤寒八九日,下之,胸满烦惊,小便不利,谵语,一身尽重,不可转侧者,柴胡加龙骨牡蛎汤主之。”邪气内犯少阳,累及三阳。太阳腑气不化则小便不利,少阳受邪则胸满烦惊,阳明胃热则谵语。三阳合病,气机升降不利,故一身尽重,不可转侧;气血不通,留滞腰部经脉,不通则痛,则发为腰痛。本方由小柴胡汤去甘草加龙骨、牡蛎、桂枝、茯苓、大黄、磁石而成,有和解少阳,调畅气机,重镇安神之功效。成无己解释:“与柴胡汤以除满而烦,加龙骨、牡蛎、铅丹,收敛神气而镇惊,加茯苓以行津液,利小便;加大黄以逐胃热,止谵语;加桂枝以行阳气而解身重。错杂之邪,斯悉愈已。”

2. 大柴胡汤证

本方证以腰痛主,伴有胸胁部疼痛,连及背部,其痛攻撑难耐,腹胀便秘,或呕吐不利,舌红苔白腻或黄腻,脉弦等症,治以和解少阳,兼泻热通腑,方用大柴胡汤加减。本方见于《伤寒论·辨太阳病脉证并治》第136条:"伤寒十余日,热结在里,复往来寒热者,与大柴胡汤……"《伤寒论·辨少阳病脉证并治》第165条:"伤寒发热,汗出不解,心中痞硬,呕吐而下利者,大柴胡汤主之。"此少阳热聚成实,兼入阳明之证,实热壅遏,经脉不畅,筋脉失舒,发为腰痛。少阳病不解,则不可下,而阳明里实,又不得不下,遂用大柴胡汤和解与通下并行,使得少阳、阳明之邪共解。本方由小柴胡汤去人参、甘草,加大黄、枳实、芍药而成。方中柴胡为少阳之引经药,功能疏邪透表,黄芩可清少阳郁热,柴芩合用以和解少阳;大黄泻下通腑,枳实行气除痞,二药合用可清热散结;芍药甘寒,功能缓急止痛,配大黄可治腹中实痛,伍枳实能调和气血,合柴芩可清肝胆之热;半夏、生姜和胃降逆止呕;大枣益气和中,和营卫以行津液,兼能调和脾胃,以防枳实、大黄泻下而伤阴之弊。全方共奏和解少阳,通下里实之功,实为少阳阳明双解之剂。

(四)太阴病腰痛

太阴病属虚证、寒证,多因脾阳素虚,外邪直犯中焦;或脾胃虚弱,运化失司;或阳经病误治,损伤脾阳,转为太阴。脾虚生湿,湿邪留滞,阻遏阳气,阳虚生寒,寒湿互结,气血痹阻,腰府失和而致腰痛。其代表方有甘姜苓术汤。以甘姜苓术汤证为例。

本证症见腰部沉重、冷痛,遇冷后加重,如坐水中,小便自利,舌苔白腻,脉沉者,治以散寒祛湿,通络止痛,选用甘姜苓术汤加减。本方见于《金匮要略·五脏风寒积聚病脉证并治第十一》第16条:"肾着之病,其人身体重,腰中冷,如坐水中,形如水状,反不渴,小便自利,饮食如故,病属下焦,身劳汗出,衣里冷湿,久久得之,腰以下冷痛,腰重如带五千钱,甘姜苓术汤主之。"因寒湿病邪入侵机体,阳气不化,留注腰部,气血痹阻,运行不畅而致腰痛。如《金匮要略心典》所言:"肾着之病,皆冷湿着重,而阳气不化之征也。然其病不在肾中之脏,而在肾之外腑。故其治法,不在温肾,而在燠土以胜水。甘、姜、苓、术,辛温甘淡,本非肾药,名肾着者,原其病也。"方中干姜性辛热,温里散寒,为君药;白术、茯苓健脾利湿为臣;甘草补气和中,调和诸药为佐使。诸药合用,使得阳气温行,寒去湿除,腰痛自愈。

任某,男,56 岁,2018 年 10 月 21 日以"腰部及以下疼痛 1 年"为主诉来诊。患者 1 年前受凉后出现腰痛,腰以下出冷汗,曾多方诊治疗效不佳,今来我门诊求治。现症见:腰背部发紧、拘急不舒,腰痛,怕冷,腰部以下出冷汗,头晕,头懵,舌淡,苔白腻,脉沉。诊断为太阴病甘姜苓术汤证,给予甘姜苓术汤加减:干姜 9 g,茯苓 20 g,炒白术 20 g,甘草 12 g,葛根 30 g。4 剂,每日一剂,水煎温服。复诊时,患者诉服药后腰痛、怕冷较前减轻,腰背部发紧、拘急不舒明显缓解,头晕、头懵好转。守上方继服 7 剂,诸症皆愈。

(五)少阴病腰痛

少阴病属阴证、里证,以心肾阴阳俱虚,全身性虚寒、虚热或阳郁为特点,其腰痛以肾阳虚衰为多见。少阴病腰痛,多起病缓慢,病程较长,其症以腰部冷痛沉重,拘急强直,不可俯仰,或痛连下肢,隐隐作痛为特点,代表方有附子汤、真武汤等。

1. 附子汤证

本证以腰部疼痛、恶寒,身体痛,骨节痛,手足寒,脉沉迟,舌淡苔白为辨证特点,方选附子汤加减以温阳化湿,祛寒止痛。本方见于《伤寒论·辨少阴病脉证并治》第304条:"少阴病,得之一二日,口中和,其背恶寒者,当灸之,附子汤主之。"第305条:"少阴病,身体痛,手足寒,骨节痛,脉沉者,附子汤主之。"肾阳虚衰,温煦失司,不荣则痛;寒湿内盛,气血阻滞,不通则痛。成无己在《伤寒明理论》中亦提到:"阳气不足,阴寒气盛,则背为之恶寒。若风寒在表而恶寒者,则一身尽寒矣。但背恶寒者,阴寒气盛可知也,经所谓少阴病一二日,口中和而背恶寒者,当灸之。处以附子汤者是矣。"强调附子汤可治阴寒内盛、阳气不足之证。方中炮附子为君药,温补元阳,祛寒镇痛;人参大补元气,配白术、茯苓健脾渗湿,脾肾同补,正气乃扶,佐芍药和营血,通血痹,柔肝缓急以止痛;全方和用,共奏温阳化湿,祛寒止痛之效。

2. 真武汤证

本方证以腰部隐痛,局部发凉,喜温为主,伴有心悸,头眩,肢体沉重浮肿,或口不渴,或渴不欲饮,小便不利,或腹痛,或咳喘,或下利,或呕,舌质淡,舌体胖边有齿痕,苔白滑或白厚,脉沉细或沉迟无力等症,治以温阳化气止痛,方用真武汤加减。本方见于《伤寒论·辨少阴病脉证并治》第316条:"少阴病,二三日不已,至四五日,腹痛,小便不利,四肢沉重,自下利者,此为有水气,其人或咳,或小便利,或下利,或呕者,真武汤主之。"邪入少阴日久,肾阳渐衰,阳虚腰府失于温煦,故腰痛;阴寒内盛,制水无权,水气不化,泛溢周身而致咳喘、呕吐、下利、四肢沉重等症。方中附子辛甘性热,既能温肾助阳,化气行水,又能温脾运化水湿;茯苓利水渗湿,使水饮从小便去,白术健脾燥湿;芍药活血脉,利小便,且能缓急止痛;生姜助附子温阳散寒,合茯苓、白术宣散水湿。全方共奏温补肾阳,化气行水之功,使得腰府得温而疼痛自止,水气温散而诸症悉除。

　　袁某,男,52岁,于2018年11月19日以"腰部疼痛5年,加重1周为主诉"来诊。患者5年前劳累后出现腰部疼痛,反复发作,未予正规治疗。素体阳虚,易患感冒,常见眼睑浮肿,检查尿常规、肾功能均正常。1周前因气温骤变腰部疼痛加重,经中西医治疗,效不佳,遂来门诊求治。时症见:腰背冷痛,伴头晕耳鸣,四肢沉重,面浮色白,舌淡,脉沉迟。诊为少阴病真武汤证,处方:炮附子15 g,白术12 g,干姜9 g,茯苓20 g,白芍10 g,桂枝12 g,泽泻15 g,怀牛膝9 g,杜仲15 g。4剂,日一剂,水煎温服。复诊时,腰痛缓解,诸症均有所减轻,原方加减继服1个月以巩固疗效,腰痛痊愈。复查尿常规提示无明显异常。

　　此外,少阴病腰痛,症见腰部隐隐作痛,心烦不眠,口干咽燥,五心烦热,证属肾阴亏虚,方选左归丸加减以滋补肾阴,濡养筋脉;若肾阴虚伴虚火旺者,可酌加大补阴丸送服;若以腰部隐痛,肢体发凉,畏寒怕冷为主,证属肾阳亏虚,方选右归丸加减以补肾壮阳,温煦经脉;若腰痛日久不愈,阴阳俱虚者,可服用青娥丸补肾壮腰。

　　腰痛病的预防十分重要,在日常生活中要注意保护腰部肌肉。如避免久坐,劳逸适度,勿强力负重,注意保暖,防止寒湿外邪入侵等。若出现急性腰痛者,需及时就医治疗。

常用方剂汇总

二画

1. 二陈汤(《太平惠民和剂局方》)

组成:半夏、橘红、茯苓、炙甘草、生姜、乌梅。

2. 八珍汤(《正体类要》)

组成:人参、白术、茯苓、炙甘草、当归、白芍、川芎、熟地黄。

3. 八正散(《太平惠民和剂局方》)

组成:木通、车前子、萹蓄、瞿麦、滑石、甘草、大黄、山栀子仁、灯心草。

4. 十枣汤(《伤寒论》)

组成:芫花、大戟、甘遂、大枣。

5. 十灰散(《十药神书》)

组成:大蓟、小蓟、侧柏叶、荷叶、茜根、白茅根、山栀、大黄、牡丹皮、棕榈皮。

6. 人参汤(《金匮要略》)

组成:人参、干姜、白术、生甘草。

7. 人参蛤蚧散(《卫生宝鉴》)

组成:蛤蚧、苦杏仁、炙甘草、人参、茯苓、川贝、桑白皮、知母。

三画

1. 三甲复脉汤(《温病条辨》)

组成:炙甘草、干地黄、生白芍、麦冬、阿胶、麻仁、生牡蛎生鳖甲、生龟板。

2. 三子养亲汤(《医方考》)

组成:紫苏子、白芥子、莱菔子。

3. 三仁汤(《温病条辨》)

组成:杏仁、飞滑石、白通草、白豆蔻、竹叶、厚朴、生薏苡仁、半夏。

4. 小建中汤(《伤寒论》)

组成:桂枝、生姜、芍药、胶饴、炙甘草、大枣。

5. 小青龙汤(《金匮要略》)

组成:麻黄、芍药、细辛、干姜、炙甘草、桂枝、五味子、半夏。

6. 小青龙加石膏汤(《金匮要略》)

组成:麻黄、桂枝、芍药、甘草、干姜、细辛、半夏、五味子、石膏。

7. 小柴胡汤(《伤寒论》)

组成:柴胡、黄芩、人参、半夏、炙甘草、生姜、大枣。

8. 小半夏汤(《外台秘要》)

组成:半夏、生姜。

9. 小半夏加茯苓汤(《金匮要略》)

组成:半夏、生姜、茯苓。

10. 小蓟饮子(《医方考》)

组成:小蓟、生地黄、滑石、通草、炒蒲黄、藕节、淡竹叶、当归、炒栀子、甘草。

11. 大青龙汤(《伤寒论》)

组成:麻黄、桂枝、杏仁、炙甘草、石膏、生姜、大枣。

12. 大建中汤(《金匮要略》)

组成:蜀椒、干姜、人参、胶饴。

13. 大柴胡汤(《伤寒论》)

组成:柴胡、黄芩、芍药、半夏、生姜、炙枳实、大枣、大黄。

14. 大承气汤(《伤寒论》)

组成:大黄、炙厚朴、炙枳实、芒硝。

15. 大黄甘草汤(《金匮要略》)

组成:大黄、甘草。

16. 大黄附子汤(《金匮要略》)

组成:大黄、炮附子、细辛。

17. 大黄硝石汤(《金匮要略》)

组成:大黄、黄柏、硝石、栀子。

18. 大黄蛰虫丸(《金匮要略》)

组成:大黄、黄芩、甘草、桃仁、杏仁、芍药、干地黄、干漆、虻虫、水蛭、蛴螬、蛰虫。

19. 大补元煎(《景岳全书》)

组成:人参、炒山药、熟地黄、杜仲、枸杞、当归、山茱萸、炙甘草。

20. 大补阴丸(《丹溪心法》)

组成:知母、黄柏、熟地黄、龟板、猪脊髓。

21. 己椒苈黄丸(《金匮要略》)

组成:防己、椒目、葶苈、大黄。

22. 干姜芩连人参汤(《伤寒论》)

组成:干姜、黄芩、黄连、人参。

23. 川芎茶调散(《太平惠民和剂局方》)

组成:川芎、荆芥、白芷、羌活、炙甘草、细辛、防风、薄荷。

24. 千金苇茎汤(《外台秘要》)

组成:苇茎、瓜瓣、薏苡仁、桃仁。

四画

1. 止嗽散(《医学心悟》)

组成:桔梗、荆芥、紫菀、百部、白前、甘草、陈皮。

2. 五磨饮子(《医方考》)

组成:乌药、沉香、槟榔、枳实、木香。

3. 五苓散(《伤寒论》)

组成:猪苓、泽泻、茯苓、桂枝、白术。

4. 五皮饮(《医学心悟》)

组成:桑白皮、陈皮、生姜皮、大腹皮、茯苓皮。

5. 六君子汤(《医学正传》)

组成:陈皮、半夏、茯苓、甘草、人参、白术、生姜、大枣。

6. 六郁汤(《医学集成》)

组成:香附、苍术、神曲、炒栀、川芎、半夏。

7. 六磨汤(《金匮翼》)

组成:沉香、木香、槟榔、乌药、枳壳、大黄。

8. 六味地黄丸(《小儿药证直诀》)

组成:熟地黄、山药、山萸肉、茯苓、丹皮、泽泻。

9. 文蛤散(《伤寒论》)

组成:文蛤。

10. 丹参饮(《时方歌括》)

组成:丹参、檀香、砂仁。

11. 丹栀逍遥散(《方剂学》)

组成:丹皮、山栀、当归、白芍、柴胡、茯苓、白术、甘草、薄荷、生姜。

12. 乌梅丸(《伤寒论》)

组成:乌梅、细辛、干姜、黄连、当归、炮附子、蜀椒、桂枝、人参、黄柏。

13. 木防己汤(《金匮要略》)

组成:木防己、石膏、桂枝、人参。

14. 木防己汤去石膏加茯苓芒硝汤(《金匮要略》)

组成:木防己、桂枝、人参、芒硝、茯苓。

15. 天王补心丹(《校注妇人良方》)

组成:人参、玄参、丹参、茯苓、五味子、远志、桔梗、当归、天冬、麦冬、柏子仁、酸枣仁、生地黄、朱砂、竹叶。

16. 少腹逐瘀汤(《医林改错》)

组成:小茴香、干姜、元胡、当归、川芎、官桂、赤芍、蒲黄、灵脂、没药。

17. 化积丸(《杂病源流犀烛》)

组成:三棱、莪术、阿魏、海浮石、香附、雄黄、槟榔、苏木、瓦楞子、五灵脂。

18. 化肝煎(《景岳全书》)

组成:青皮、陈皮、丹皮、栀子、芍药、泽泻、土贝母。

19. 无比山药丸(《丹溪心法》)

组成:山药、苁蓉、熟地黄、山茱萸、茯苓、菟丝子、五味子、赤石脂、巴戟、泽泻、杜仲、牛膝。

20. 天麻钩藤饮(《杂病证治新义》)

组成:天麻、钩藤、石决明、川牛膝、桑寄生、杜仲、栀子、黄芩、益母草、朱茯神、夜交藤。

21. 乌头赤石脂丸(《金匮要略》)

组成:蜀椒、乌头、附子、干姜、赤石脂。

22. 乌头汤(《金匮要略》)

组成:麻黄、芍药、黄芪、川乌、炙甘草。

23. 风引汤(《金匮要略》)

组成:龙骨、牡蛎、赤石脂、白石脂、紫石英、石膏、寒水石、滑石、大黄、干姜、甘草、桂枝。

五画

1. 四神丸(《内科摘要》)

组成:补骨脂、肉豆蔻、吴茱萸、五味子、生姜、大枣。

2. 四逆汤(《伤寒论》)

组成:炙甘草、干姜、附子。

3. 四逆散(《伤寒论》)

组成:炙甘草、枳实、柴胡、芍药。

4. 四七汤(《太平惠民和剂局方》)

组成:半夏、茯苓、紫苏叶、厚朴、生姜、大枣。

5. 四逆加人参汤(《伤寒论》)

组成:附子、干姜、人参、炙甘草。

6. 左归丸(《景岳全书》)

组成:大熟地、山药、山茱萸肉、菟丝子、枸杞子、川牛膝、鹿角胶、龟板胶。

7. 左金丸(《丹溪心法》)

组成:黄连、吴茱萸。

8. 右归丸(《景岳全书》)

组成:熟地、山药、山茱萸、枸杞子、杜仲、菟丝子、制附子、肉桂、当归、鹿角胶。

9. 右归饮(《景岳全书》)

组成:熟地、山药、山茱萸、枸杞子、炙甘草、杜仲、肉桂、制附子。

10. 桔梗汤(《伤寒论》)

组成:桔梗、甘草。

11. 甘草干姜汤(《伤寒论》)

组成:炙甘草、干姜。

12. 甘草泻心汤(《伤寒论》)

组成:炙甘草、黄芩、半夏、大枣、黄连、干姜。

13. 甘麦大枣汤(《金匮要略》)

组成:甘草、小麦、大枣。

14. 白术附子汤(《金匮要略》)

组成:白术、炮附子、炙甘草、生姜、大枣。

15. 白虎汤(《伤寒论》)

组成:知母、石膏、炙甘草、粳米。

16. 白虎加人参汤(《金匮要略》)

组成:知母、石膏、炙甘草、粳米、人参。

17. 白虎加桂枝汤(《金匮要略》)

组成:知母、石膏、炙甘草、粳米、桂枝。

18. 白通加猪胆汁汤(《伤寒论》)

组成:葱白、干姜、附子、人尿、猪胆汁。

19. 玉女煎(《景岳全书》)

组成:石膏、熟地黄、麦冬、知母、牛膝。

20. 玉屏风散(《世医得效方》)

组成:黄芪、白术、防风。

21. 龙胆泻肝汤(《医方解集》)

组成:龙胆草、黄芩、栀子、泽泻、木通、当归、生地黄、柴胡、生甘草、车前子。

22. 甘姜苓术汤(《金匮要略》)

组成:甘草、白术、干姜、茯苓。

23. 甘遂半夏汤(《金匮要略》)

组成:甘遂、半夏、芍药、炙甘草、蜜。

24. 甘草附子汤(《伤寒论》)

组成:炙甘草、炮附子、白术、桂枝。

25. 归脾汤(《济生方》)

组成:白术、茯神、黄芪、龙眼肉、炒酸枣仁、人参、木香、炙甘草、当归、远志、生姜、大枣。

26. 归芍六君子汤(《笔花医镜》)

组成:归身、白芍、人参、白术、茯苓、陈皮、半夏、炙甘草。

27. 半夏泻心汤(《伤寒论》)

组成:半夏、黄芩、人参、干姜、炙甘草、黄连、大枣。

28. 半夏厚朴汤(《金匮要略》)

组成:半夏、厚朴、茯苓、生姜、干苏叶。

29. 半夏干姜散(《金匮要略》)

组成:半夏、干姜。

30. 半夏白术天麻汤(《医学心悟》)

组成:半夏、白术、天麻、橘红、茯苓、甘草、生姜、大枣。

31. 失笑散(《太平惠民和剂局方》)

组成:蒲黄、五灵脂。

32. 生脉散(《医学启源》)

组成:人参、麦冬、五味子。

33. 代抵当汤(《血证论》)

组成:大黄、莪术、红花、山甲珠、桃仁、丹皮、当归、夜明砂、牛膝。

34. 代抵挡丸(《证治准绳》)

组成:大黄、桃仁、当归尾、生地黄、穿山甲、芒硝、桂枝。

35. 石韦散(《外台秘要》)

组成:石韦、葵子、瞿麦、滑石、车前子。

36. 加味四物汤(《金匮翼》)

组成:白芍、当归、生地黄、川芎、蔓荆、甘菊、黄芩、炙甘草。

37. 白头翁汤(《伤寒论》)

组成：白头翁、黄连、黄柏、秦皮。

38. 平胃散（《简要济众方》）

组成：苍术、厚朴、陈皮、甘草。

39. 达原饮（《瘟疫论》）

组成：槟榔、厚朴、草果仁、知母、芍药、黄芩、甘草。

六画

1. 当归龙荟丸（《丹溪心法》）

组成：当归、龙胆草、栀子、黄连、黄芩、黄柏、大黄、芦荟、木香、麝香。

2. 当归六黄汤（《兰室秘藏》）

组成：当归、生地黄、熟地黄、黄连、黄柏、黄芩、黄芪。

3. 补中益气汤（《医学心悟》）

组成：黄芪、白术、人参、当归、炙甘草、升麻、柴胡、陈皮、生姜、大枣。

4. 芍药汤（《素问·病机气宜保命集》）

组成：黄芩、芍药、甘草、黄连、大黄、槟榔、当归、木香、官桂。

5. 防风汤（《宣明论方》）

组成：防风、甘草、当归、赤茯苓、杏仁、官桂、黄芩、秦艽、葛根、麻黄、生姜、大枣、杏仁。

6. 防风通圣散（《宣明论方》）

组成：防风、川芎、当归、芍药、大黄、芒硝、连翘、薄荷叶、麻黄、石膏、桔梗、黄芩、白术、栀子、荆芥、滑石、甘草、生姜。

7. 防己黄芪汤（《金匮要略》）

组成:防己、黄芪、白术、甘草、生姜、大枣。

8.防己茯苓汤(《金匮要略》)

组成:防己、桂枝、黄芪、茯苓、甘草。

9.交泰丸(《韩氏医通》)

组成:生川连、肉桂心。

10.竹叶石膏汤(《伤寒论》)

组成:竹叶、石膏、麦冬、人参、半夏、甘草、粳米。

11.朱砂安神丸(《医学发明》)

组成:朱砂、黄连、炙甘草、生地黄、当归。

12.百合地黄汤(《金匮要略》)

组成:百合、生地黄汁。

13.血府逐瘀汤(《医林改错》)

组成:当归、生地黄、桃仁、红花、枳壳、赤芍、柴胡、甘草、桔梗、川芎、牛膝。

14.芎芷石膏汤(《医宗金鉴》)

组成:川芎、白芷、石膏、菊花、藁本、羌活。

15.耳聋左慈丸(《饲鹤亭集方》)

组成:熟地黄、山萸肉、茯苓、山药、丹皮、泽泻、磁石、柴胡。

16.地黄饮子(《黄帝素问宣明方论》)

组成:熟地黄、山萸肉、巴戟天、肉苁蓉、炮附子、肉桂、石斛、麦门冬、五味子、石菖蒲、远志、白茯苓、生姜、大枣、薄荷。

17.芍药甘草汤(《伤寒论》)

组成:芍药、炙甘草。

七画

1. 杏苏散(《温病条辨》)

组成:苏叶、半夏、茯苓、前胡、杏仁、苦桔梗、枳壳、橘皮、甘草、生姜、大枣。

2. 皂荚丸(《金匮要略》)

组成:皂荚。

3. 麦门冬汤(《金匮要略》)

组成:麦冬、人参、半夏、炙甘草、粳米、大枣。

4. 附子粳米汤(《内经拾遗》)

组成:炮附子、粳米、半夏、甘草、大枣。

5. 附子汤(《伤寒论》)

组成:炮附子、茯苓、人参、白术、芍药。

6. 附子理中汤(《三因极一病证方论》)

组成:附子、人参、干姜、甘草、白术。

7. 吴茱萸汤(《伤寒论》)

组成:吴茱萸、人参、生姜、大枣。

8. 身痛逐瘀汤(《医林改错》)

组成:秦艽、川芎、桃仁、红花、甘草、羌活、没药、当归、香附、灵脂、牛膝、地龙。

9. 良附丸(《良方集腋》)

组成:高良姜、香附。

10. 沉香散(《金匮翼》)

组成:沉香、石韦、滑石当归、橘皮、白芍、葵子、甘草、王不留行。

11. 沉香降气散(《御药院方》)

组成:沉香、木香、丁香、藿香叶、人参、甘草、白术、白檀、肉豆蔻、缩砂仁、桂花、槟榔、橘皮、青皮、白豆蔻、白茯苓、川姜、枳实。

12. 赤石脂禹余粮汤(《伤寒论》)

组成:赤石脂、禹余粮。

13. 羌活胜湿汤(《内外伤辨惑论》)

组成:羌活、独活、川芎、蔓荆子、炙甘草、防风、藁本。

14. 诃梨勒散(《金匮要略》)

组成:诃梨勒。

15. 牡蛎散(《太平惠民和剂局方》)

组成:牡蛎、黄芪、麻黄根、小麦。

16. 沙参麦冬汤(《温病条辨》)

组成:沙参玉竹、甘草、冬桑叶、麦冬、扁豆。

八画

1. 抵当汤(《伤寒论》)

组成:水蛭、虻虫、桃仁、大黄。

2. 实脾饮(《严氏济生方》)

组成:厚朴、白术、木瓜、木香、草果仁、大腹子、炮附子、白茯苓、干姜、炙甘草。

3. 泻白散(《小儿药证直诀》)

组成:桑白皮、地骨皮、炙甘草、粳米。

4. 知柏地黄丸(《医宗金鉴》)

组成:知母、黄柏、熟地黄、山萸肉、山药、茯苓、丹皮、泽泻。

5. 参苏饮(《太平惠民和剂局方》)

组成:人参、紫苏叶、葛根、前胡、半夏、茯苓、枳壳、陈皮、桔梗、木香、甘草、生姜、大枣。

6. 参苓白术散(《太平惠民和剂局方》)

组成:人参、白术、茯苓、甘草、山药、莲肉、扁豆、砂仁、薏苡仁、桔梗。

7. 参附汤(《世医得效方》)

组成:人参、熟附子、生姜。

8. 苓桂术甘汤(《金匮要略》)

组成:茯苓、桂枝、白术、甘草。

9. 苓桂甘枣汤(《金匮要略》)

组成:茯苓、桂枝、炙甘草、大枣。

10. 苓甘五味姜辛汤(《金匮要略》)

组成:茯苓、甘草、五味子、细辛、干姜。

11. 炙甘草汤(《伤寒论》)

组成:炙甘草、人参、桂枝、麦冬、麻仁、生姜、阿胶、生地黄、大枣。

12. 泽泻汤(《金匮要略》)

组成:泽泻、白术。

13. 泽漆汤(《金匮要略》)

组成:半夏、紫参、泽漆、生姜、白前、甘草、黄芩、人参、桂枝。

14. 青娥丸(《金匮翼》)

组成:补骨脂、杜仲、胡桃肉。

15. 青蒿鳖甲汤(《温病条辨》)

组成:青蒿、鳖甲、知母、生地、丹皮。

16. 驻车丸(《备急千金要方》)

组成:黄连、阿胶、当归、干姜。

17. 金匮肾气丸(《金匮要略》)

组成:桂枝、炮附子、干地黄、山萸肉、薯蓣、茯苓、牡丹皮、泽泻。

18. 厚朴麻黄汤(《金匮要略》)

组成:厚朴、麻黄、半夏、五味子、细辛、干姜、杏仁、石膏、小麦。

19. 厚朴大黄汤(《金匮要略》)

组成:厚朴、大黄、枳实。

九画

1. 枳实薤白桂枝汤(《金匮要略》)

组成:枳实、厚朴、薤白、桂枝、栝楼实。

2. 栀子豉汤(《伤寒论》)

组成:栀子、香豉。

3. 栀子生姜豉汤(《伤寒论》)

组成:栀子、生姜、香豉。

4. 栀子柏皮汤(《伤寒论》)

组成:栀子、炙甘草、黄柏。

5. 栀子厚朴汤(《伤寒论》)

组成:栀子、厚朴、枳实。

6. 栀子大黄汤(《金匮要略》)

组成:栀子、大黄、枳实、豆豉。

7. 厚朴大黄汤(《金匮要略》)

组成:厚朴、大黄、枳实。

8. 茵陈蒿汤(《伤寒论》)

组成:茵陈蒿、栀子、大黄。

9. 茵陈术附汤(《医学心悟》)

组成:茵陈、白术、附子、干姜、炙甘草、肉桂。

10. 茵陈四苓散(《杏苑生春》)

组成:茵陈、泽泻、白术、枳实、猪苓、山栀仁。

11. 茵陈五苓散(《金匮要略》)

组成:茵陈蒿、桂枝、茯苓、白术、泽泻、猪苓。

12. 茵陈四逆汤(《伤寒微旨论》)

组成:茵陈蒿、干姜、附子、甘草。

13. 保和丸(《丹溪心法》)

组成:山楂、神曲、半夏、茯苓、陈皮、连翘、莱菔子。

14. 茯苓泽泻汤(《金匮要略》)

组成:茯苓、泽泻、桂枝、白术、生姜、甘草。

15. 茯苓杏仁甘草汤(《金匮要略》)

组成:茯苓、杏仁、甘草。

16. 茯苓桂枝甘草大枣汤(《伤寒论》)

组成:茯苓、桂枝、炙甘草、大枣。

17. 茯苓戎盐汤(《金匮要略》)

组成:茯苓、白术、戎盐。

18. 茯苓四逆汤(《伤寒论》)

组成：茯苓、人参、干姜、甘草、附子。

19. 香苏散（《太平惠民和剂局方》）

组成：香附炙、紫苏叶、陈皮、炙甘草。

20. 香附旋覆化汤（《温病条辨》）

组成：生香附、旋覆花、苏子、霜广皮、半夏、茯苓、薏苡仁。

21. 荆防达表汤（《时氏处方》）

组成：荆芥、防风、苏叶、白芷、橘红、杏仁、赤苓、生姜、葱头、炒神曲。

22. 荆防败毒散（《摄生众妙方》）

组成：荆芥、防风、羌活、独活、前胡、柴胡、桔梗、枳壳、茯苓、川芎、甘草。

23. 茜根散（《医方类聚》）

组成：茜根、黄芩、阿胶、侧柏叶、生地黄、炙甘草。

24. 济生肾气丸（《济生方》）

组成：附子、车前子、山茱萸、山药、牡丹皮、牛膝、熟地黄、肉桂、茯苓、泽泻。

25. 济川煎（《景岳全书》）

组成：当归、牛膝、肉苁蓉、泽泻、升麻、枳壳。

26. 神圣复气汤（《兰室秘藏》）

组成：干姜、黑附子、防风、人参、郁李仁、当归身、半夏、升麻、藁本、甘草、柴胡、羌活、白葵花。

27. 草豆蔻丸（《内外伤辨惑论》）

组成：煨草豆蔻、枳实、白术、麦芽、半夏、黄芩、神曲、干姜、橘红、青皮、炒盐。

28. 胃苓汤（《丹溪心法》）

组成：炙甘草、赤茯苓、苍术、陈皮、白术、肉桂、泽泻、猪苓、厚朴、生姜、大枣。

29. 独活寄生汤（《备急千金药方》）

组成：独活、桑寄生、秦艽、防风、细辛、当归、川芎、干地黄、芍药、杜仲、牛膝、人参、茯苓、甘草、肉桂心。

30. 宣痹汤（《温病条辨》）

组成：防己、杏仁、连翘、滑石、薏苡仁、半夏、蚕砂、赤小豆皮、山栀。

31. 宣白承气汤（《温病条辨》）

组成：石膏、大黄、杏仁、瓜蒌。

32. 枳术丸（《内外伤辨惑论》）

组成：枳实、白术、荷叶。

十画

1. 桂枝汤（《伤寒论》）

组成：桂枝、芍药、炙甘草、生姜、大枣。

2. 桂枝甘草汤（《伤寒论》）

组成：桂枝、炙甘草。

3. 桂枝甘草龙骨牡蛎汤（《伤寒论》）

组成：桂枝、炙甘草、龙骨、牡蛎。

4. 桂枝茯苓丸（《金匮要略》）

组成：桂枝、茯苓、芍药、丹皮、桃仁。

5. 桂枝加芍药汤（《伤寒论》）

组成:桂枝、芍药、甘草、生姜、大枣。

6. 桂枝加厚朴杏子汤(《伤寒论》)

组成:桂枝、炙甘草、生姜、芍药、大枣、厚朴、杏仁。

7. 桂枝加葛根汤(《伤寒论》)

组成:葛根、桂枝、芍药、生姜、炙甘草、大枣。

8. 桂枝加附子汤(《伤寒论》)

组成:桂枝、炮附子、芍药、炙甘草、生姜、大枣。

9. 桂枝加黄芪汤(《金匮要略》)

组成:桂枝、黄芪、芍药、生姜、炙甘草、大枣。

10. 桂枝加大黄汤(《伤寒论》)

组成:桂枝、大黄、芍药、生姜、炙甘草、大枣。

11. 桂枝加龙骨牡蛎汤(《金匮要略》)

组成:桂枝、芍药、生姜、甘草、大枣、龙骨、牡蛎。

12. 桂枝去芍药汤(《伤寒论》)

组成:桂枝、炙甘草、生姜、大枣。

13. 桂枝去芍药加附子汤(《伤寒论》)

组成:桂枝、炙甘草、生姜、大枣、炮附子。

14. 桂枝去桂加茯苓白术汤(《伤寒论》)

组成:芍药、炙甘草、生姜、茯苓、白术、大枣。

15. 桂枝去芍药加蜀漆牡蛎龙骨救逆汤(《伤寒论》)

组成:桂枝、炙甘草、生姜、大枣、牡蛎、龙骨、蜀漆。

16. 桂枝生姜枳实汤(《金匮要略》)

组成:桂枝、生姜、枳实。

17. 桂枝芍药知母汤(《金匮要略》)

组成:桂枝、芍药、甘草、麻黄、白术、知母、防风、炮附子、生姜。

18. 桂枝人参汤(《伤寒论》)

组成:桂枝、炙甘草、白术、人参、干姜。

19. 桂苓五味甘草汤(《金匮要略》)

组成:茯苓、桂枝、炙甘草、五味子。

20. 栝楼薤白白酒汤(《金匮要略》)

组成:栝楼、薤白、白酒。

21. 栝楼薤白半夏汤(《金匮要略》)

组成:栝楼实、薤白、半夏、白酒。

22. 栝楼瞿麦丸(《金匮要略》)

组成:栝楼根、薯蓣、茯苓、瞿麦、炮附子。

23. 柴枳半夏汤(《医学入门》)

组成:柴胡、半夏、黄芩、瓜蒌仁、枳壳、桔梗、杏仁、青皮、甘草。

24. 柴胡加芒硝汤(《伤寒论》)

组成:柴胡、黄芩、半夏、人参、生姜、大枣、炙甘草、芒硝。

25. 柴胡疏肝散(《景岳全书》)

组成:柴胡、陈皮、枳壳、芍药、炙甘草、香附、川芎。

26. 柴胡桂枝汤(《伤寒论》)

组成:柴胡、桂枝、黄芩、人参、甘草、半夏、芍药、大枣、生姜。

27. 柴胡桂枝干姜汤(《伤寒论》)

组成:柴胡、桂枝、干姜、黄芩、瓜蒌根、牡蛎、炙甘草。

28. 柴胡加龙骨牡蛎汤(《伤寒论》)

组成:柴胡、龙骨、牡蛎、黄芩、铅丹、人参、桂枝、茯苓、半夏、大黄、大枣、生姜。

29. 柴葛解肌汤(《伤寒六书》)

组成:柴胡、葛根、白芷、桔梗、羌活、石膏、黄芩、白芍、甘草、大枣、生姜。

30. 柴平汤(《景岳全书》)

组成:柴胡、姜半夏、厚朴、炙甘草、黄芩、茯苓、苍术、陈皮、生姜。

31. 真武汤(《伤寒论》)

组成:茯苓、芍药、白术、生姜、炮附子。

32. 桔梗汤(《伤寒论》)

组成:桔梗、甘草。

33. 桑杏汤(《温病条辨》)

组成:桑叶、香豉、杏仁、象贝、沙参、梨皮、栀皮。

34. 桃核承气汤(《伤寒论》)

组成:桃仁、大黄、桂枝、芒硝、炙甘草。

35. 桃仁红花煎(《陈素庵妇科补解》)

组成:丹参、赤芍、桃仁、红花、香附、延胡索、青皮、当归、川芎、生地、乳香。

36. 桃花汤(《伤寒论》)

组成:赤石脂、干姜、粳米。

37. 桃红饮(《类证治裁》)

组成:桃仁、红花、川芎、当归尾、威灵仙。

38. 通脉四逆汤(《伤寒论》)

组成:生附子、干姜、炙甘草。

39. 通窍活血汤(《医林改错》)

组成:赤芍、川芎、桃仁、红花、老葱、鲜姜、红枣、麝香。

40. 逍遥散(《太平惠民和剂局方》)

组成:柴胡、白术、白芍药、当归、茯苓、炙甘草、薄荷、煨姜。

41. 桑菊饮(《温病条辨》)

组成:桑叶、菊花、薄荷、杏仁、桔梗、生甘草、连翘、苇根。

42. 调胃承气汤(《伤寒论》)

组成:大黄、炙甘草、芒硝。

43. 益气聪明汤(《东垣试效方》)

组成:黄芪、甘草、芍药、黄柏、人参、升麻、葛根、蔓荆子。

44. 侯氏黑散(《金匮要略》)

组成:菊花、牡蛎、桔梗、黄芩、矾石、人参、茯苓、当归、白术、川芎、干姜、防风、桂枝、细辛。

45. 涤痰汤(《奇效良方》)

组成:茯苓、半夏、甘草、枳实、竹茹、橘红、人参、南星、石菖蒲、生姜。

46. 真武汤(《伤寒论》)

组成:炮附子、白术、茯苓、芍药、生姜。

47. 真人养脏汤(《太平惠民和剂局方》)

组成:人参、当归、白术、煨肉豆、蔻诃子、罂粟壳、木香、肉桂、白芍、炙甘草。

十一画

1. 理中汤(《伤寒论》)

组成:人参、白术、干姜、甘草。

2. 麻子仁丸(《伤寒论》)

组成:麻子仁、芍药、枳实、大黄、厚朴、杏仁、蜜。

3. 麻黄豆蔻丸(《兰室秘藏》)

组成:木香、青皮、红花、厚朴、苏木、荜澄茄、升麻、半夏、麦蘖面、砂仁、黄芪、白术、陈皮、柴胡、炙甘草、吴茱萸、当归、身益智仁、神曲、麻黄草、豆蔻仁。

4. 麻黄汤(《伤寒论》)

组成:麻黄、杏仁、桂枝、炙甘草。

5. 麻黄附子甘草汤(《伤寒论》)

组成:麻黄、炮附子、炙甘草。

6. 麻黄细辛附子汤(《伤寒论》)

组成:麻黄、细辛、炮附子。

7. 猪苓汤(《伤寒论》)

组成:猪苓、茯苓、泽泻、阿胶、滑石。

8. 麻杏石甘汤(《伤寒论》)

组成:麻黄、杏仁、石膏、炙甘草。

9. 麻黄升麻汤(《伤寒论》)

组成:麻黄、升麻、当归、知母、黄芩、葳蕤、芍药、天门冬、桂枝、茯苓、炙甘草、石膏、白术、干姜。

10. 麻黄连翘赤小豆汤(《伤寒论》)

组成:麻黄、连翘根、杏仁、赤小豆、生梓白皮、甘草、生姜、大枣。

11. 麻黄附子汤(《金匮要略》)

组成:麻黄、炮附子、甘草。

12. 银翘散(《温病条辨》)

组成:金银花、连翘、苦桔梗、薄荷、牛蒡子、竹叶、荆芥穗、淡豆豉、生甘草、鲜芦根。

13. 控涎丹(《三因极—病证方论》)

组成:甘遂、紫大戟、白芥子。

14. 清胃散(《兰室秘藏》)

组成:黄连、升麻、生地黄、当归身、牡丹皮。

15. 黄芩汤(《伤寒论》)

组成:黄芩、芍药、炙甘草、大枣。

16. 黄芩加半夏生姜汤(《伤寒论》)

组成:黄芩、芍药、炙甘草、大枣、半夏、生姜。

17. 黄芪汤(《金匮翼》)

组成:黄芪、陈皮、大麻仁、白蜜。

18. 黄芪建中汤(《金匮要略》)

组成:黄芪、桂枝、芍药、炙甘草、胶饴、大枣、生姜。

19. 黄芪桂枝五物汤(《金匮要略》)

组成:黄芪、桂枝、芍药、大枣、生姜。

20. 黄连汤(《伤寒论》)

组成:黄连、炙甘草、干姜、桂枝、人参、半夏、大枣。

21. 黄连温胆汤(《六因条辨》)

组成:半夏、陈皮、茯苓、炙甘草、枳实、竹茹、黄连、大枣。

22. 黄连阿胶汤(《伤寒论》)

组成:黄连、黄芩、芍药、阿胶、鸡子黄。

23. 黄土汤(《金匮要略》)

组成：甘草、干地黄、白术、炮附子、阿胶、黄芩、灶心土。

24. 黄芪芍桂苦酒汤(《伤寒论》)

组成：黄芪、芍药、桂枝、苦酒。

25. 射干麻黄汤(《金匮要略》)

组成：射干、麻黄、生姜、细辛、紫菀、款冬花、五味子、大枣、半夏。

26. 旋覆代赭汤(《伤寒论》)

组成：旋覆花、代赭石、人参、甘草、半夏、生姜、大枣。

27. 清肺饮(《医方解集》)

组成：杏仁、贝母、茯苓、桔梗、甘草、五味子、橘红、生姜。

28. 萆薢分清饮(《医学心悟》)

组成：川萆薢、车前子、茯苓、白术、莲子心、石菖蒲、黄柏、丹参。

29. 滑石白鱼散(《金匮要略》)

组成：滑石、白鱼、乱发。

30. 鹿茸补涩丸(《杂病源流犀烛》)

组成：人参、黄芪、菟丝子、桑螵蛸、莲肉、茯苓、肉桂、山药、附子、鹿茸、桑皮、龙骨、补骨脂、五味子。

十二画

1. 葛根汤(《伤寒论》)

组成：葛根、麻黄、桂枝、生姜、炙甘草、芍药、大枣。

2. 葛根芩连汤(《伤寒论》)

组成：葛根、黄芩、黄连、甘草。

3.葛根加半夏汤(《伤寒论》)

组成:葛根、麻黄、炙甘草、芍药、桂枝、生姜、半夏、大枣。

4.疏凿饮子(《重订严氏济生方》)

组成:茯苓皮、椒目、木通、泽泻、赤小豆、大腹皮、商陆、槟榔、羌活、秦艽、生姜。

5.葱豉桔梗汤(《重订通俗伤寒论》)

组成:鲜葱白、淡豆豉、苏薄荷、焦山栀、苦桔梗、青连翘、生甘草、鲜淡竹叶。

6.硝石矾石散(《金匮要略》)

组成:硝石、矾石。

7.犀角散(《备急千金要方》)

组成:犀角、黄连、升麻、山栀、茵陈。

8.温胆汤(《三因极一病症方论》)

组成:半夏、枳实、竹茹、橘皮、白茯苓、炙甘草、生姜、大枣。

9.温脾汤(《备急千金要方》)

组成:甘草、附子、人参、芒硝、当归、大黄、干姜。

10.椒目瓜蒌汤(《校注医醇剩义》)

组成:椒目、瓜蒌果、葶苈子、桑皮、苏子、半夏、茯苓、橘红、蒺藜、生姜。

11.痛泻要方(《丹溪心法》)

组成:炒陈皮、炒白术、炒白芍药、防风。

12.紫参汤(《圣济总录》)

组成:紫参、黄芩、茜根、赤芍、阿胶、蒲黄、鸡苏叶、小蓟根、青竹茹。

13. 葶苈大枣泻肺汤(《金匮要略》)

组成:葶苈、大枣。

14. 越婢加半夏汤(《金匮要略》)

组成:麻黄、石膏、生姜、大枣、甘草、半夏。

15. 越婢汤(《金匮要略》)

组成:麻黄、石膏、生姜、甘草、大枣。

16. 越鞠丸(《丹溪心法》)

组成:香附、川芎、苍术、神曲、栀子。

17. 尊生润肠丸(《沈氏尊生书》)

组成:麻子仁、桃仁、当归梢、大黄、羌活。

十三画

1. 新加香薷饮(《温病条辨》)

组成:香薷、金银花、鲜扁豆花、厚朴、连翘。

2. 蒲灰散(《金匮要略》)

组成:蒲灰、滑石。

3. 黑锡丹(《太平惠民和剂局方》)

组成:黑锡、硫黄、川楝子、胡芦巴、木香、附子肉豆蔻、补骨脂、沉香、小茴香、阳起石、肉桂。

十四画

1. 缩泉丸(《景岳全书》)

组成:乌药、益智。

2. 酸枣仁汤(《金匮要略》)

组成：酸枣仁、知母、川芎、茯苓、甘草。

3. 膏淋汤(《医学衷中参西录》)

组成：生山药、生芡实、生龙骨、生牡蛎、大生地、潞党参、生杭芍。

4. 膈下逐瘀汤(《医林改错》)

组成：五灵脂、当归、川芎、桃仁、丹皮、赤芍、乌药、延胡索、甘草、香附、红花、枳壳。

十五画

1. 增液汤(《温病条辨》)

组成：元参、麦冬、细生地。

2. 增液承气汤(《温病条辨》)

组成：元参、麦冬、细生地、大黄、芒硝。

十六画

1. 橘枳姜汤(《金匮要略》)

组成：橘皮、枳实、生姜。

2. 薏苡附子散(《金匮要略》)

组成：薏苡仁、大附子。

3. 薏苡仁汤(《类证治裁》)

组成：薏苡仁、当归、川芎、生姜、桂枝、羌活、独活、防风、白术、甘草、麻黄、川乌。

十七画

黛蛤散(《医说》)

组成:青黛、蛤粉。

十九画

1. 藿香正气散(《太平惠民和剂局方》)

组成:藿香、厚朴、紫苏、陈皮、大腹皮、白芷、茯苓、白术、半夏曲、桔梗、炙甘草、生姜、大枣。

2. 藿朴夏苓汤(《医原·理气论》)

组成:藿香川朴、姜半夏、茯苓、杏仁、薏苡仁、白蔻仁、猪苓、淡豆豉、泽泻、通草。

二十画

鳖甲煎丸(《金匮要略》)

组成:鳖甲、乌扇、黄芩、柴胡、鼠妇、干姜、大黄、芍药、桂枝、葶苈、石韦、厚朴、丹皮、瞿麦、紫葳、半夏、人参、蟅虫、阿胶、蜂房、赤硝、蜣螂、桃仁。

参考文献

[1]李培生,刘渡舟.伤寒论讲义[M].上海:上海科学技术出版社,1985.

[2]皇甫谧.针灸甲乙经[M].黄龙祥,整理.北京:人民卫生出版社,2005.

[3]班固.汉书艺文志讲疏[M].顾实,整理.上海:上海古籍出版社,2009.

[4]程士德,孟景春.内经讲义[M].上海:上海科学技术出版社,1985.

[5]岳美中.岳美中医学文集[M].陈可冀,整理.北京:人民卫生出版社,2005.

[6]刘洋.徐灵胎医学全书[M].北京:中国中医药出版社,2018.

[7]周海平,申洪砚.灵枢经考证新释[M].北京:中医古籍出版社,2009.

[8]尤在泾,伤寒贯珠集[M].李玉清等,校注.北京:中国医药科技出版社,2011.

[9]成无己,注解伤寒论[M].汪济川,校.北京:人民卫生出版社,2012.

[10]吴谦.医宗金鉴[M].北京:中国医药科技出版社,2001.

[11]翟双庆.内经选读[M].9版.北京:中国中医药出版社,2013.

[12]张仲景.伤寒论[M].钱超尘,郝万山,整理.北京:人民卫生出版社,2005.

[13]崔书克.经方图骥[M].郑州:郑州大学出版社,2018.

[14]孔子.论语[M].钱小北,注释.南京:江苏凤凰文艺出版社,2018.

[15]刘渡舟.伤寒论十四讲[M].王庆国,刘燕华,整理.北京:人民卫生出版社,2013.

[16]张伯臾.中医内科学[M].上海:上海科学技术出版社,2013.

[17]周仲瑛.中医内科学[M].北京:中国中医药出版社,2014.

[18]徐蓉娟.内科学[M].北京:中国中医药出版社,2002.

[19]李冀.方剂学[M].北京:中国中医药出版社,2012.

[20]吴江.神经病学[M].北京:人民卫生出版社,2005.

[21]陈无择.三因极一病证方论[M].侯如艳,校注.北京:中国医药科技出版社,2011.

[22]国家卫生健康委员会.国家卫生健康委关于修订新型冠状病毒肺炎英文命名事宜的通知[EB/OL].[2020-02-22].http://www.nhc.gov.cn/yzygj/s7653p/202002/33393aa53d984ccdb1053a52b6bef810.shtml.

[23]国家卫生健康委员会.关于印发新型冠状病毒肺炎诊疗方案(试行第七版)的通知[EB/OL].[2020-03-04].http://www.nhc.gov.cn/yzygj/s7653p/202003/46c9294a7dfe4cef80dc7f5912eb1989.shtml.

[24]崔书克.脑卒中防治一点通[M].郑州:郑州大学出版

社,2015.

[25]惠纪元.方剂学[M].北京:中国中医药出版社,1999.

[26]徐海青,贾妮.论银翘散现代临床应用[J].辽宁中医药大学学报,2020,22(02):164-167.

[27]赵静.透表解毒法治疗呼吸道病毒性疾病的作用与机理研究[D].哈尔滨:黑龙江中医药大学,2004.

[28]陈宇,倪青.倪青教授应用藿朴夏苓汤的横向比较研究[J].中医临床研究究,2018,10(20):103-105.

[29]黄晓洁,魏刚,张龙,等.麻杏石甘汤的药理作用和临床应用研究进展[J].广东药学院学报,2014,30(31):110-114.

[30]寇俊萍,禹志领,龚树强,等.小承气汤、厚朴大黄汤及厚朴三物汤药理作用[J].中成药,2004(01):59-61.

[31]惠纪元.方剂学[M].北京:中国中医药出版社,1999.